面向人民健康
提升健康素养

十万个为什么 健康为什么丛书

面向人民健康
提升健康素养

十万个健康为什么丛书

健康一生系列

中医养生智慧

主编 王耀献

人民卫生出版社
·北京·

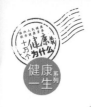

丛书专家指导委员会

主 任 委 员　陈竺

副主任委员　李　斌　王培安　王陇德　白书忠

委　　　员　（院士名单按姓氏笔画排序）

王　辰　王松灵　田金洲　付小兵　乔　杰

邱贵兴　沈洪兵　张伯礼　陆　林　陈可冀

陈孝平　陈君石　陈赛娟　尚　红　郎景和

贺福初　贾伟平　夏照帆　顾东风　徐建国

黄荷凤　葛均波　董家鸿　韩雅玲　詹启敏

丛书工作委员会

主 任 委 员　李新华

副主任委员　徐卸古　何　翔　冯子健　孙　伟

孙　巍　裴亚军　武留信　王　挺

委　　　员　（按姓氏笔画排序）

王凤丽　王丽娟　皮雪花　朱　玲　刘　彬

刘召芬　杜振雷　李　祯　吴　非　张春月

庞　静　强东昌　鲍鸿志　谭　嘉

陈竺院士
说健康

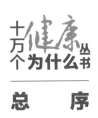

总　序

人民健康是现代化最重要的指标之一，也是人民幸福生活的基础。党的二十大报告明确到 2035 年建成健康中国。社会各界，尤其是全国医疗卫生工作者，要坚持以人民为中心的发展思想，把保障人民健康放在优先发展的战略位置，加快推进健康中国建设，全方位全周期保障人民健康，为实现"两个一百年"奋斗目标、实现中华民族伟大复兴的中国梦打下坚实健康基础，为共建人类卫生健康共同体作出应有的贡献。

为助力健康中国建设，提升人民健康素养，人民卫生出版社（以下简称"人卫社"）联合相关学（协）会、平台、媒体共同策划，整合各方优势、创新传播途径，打造高质量的纸数融合立体化传播健康知识普及出版物《十万个健康为什么丛书》（以下简称"丛书"）。丛书通过图书、新媒体、互联网平台等全媒体，努力为人民群众提供全生命周期的健康知识服务。在深入了解丛书的策划方案、组织管理和工作安排后，我欣然接受了邀请，担任丛书专家指导委员会主任委员，主要基于以下考虑：

建设健康中国，人人享有健康。党的十八大以来，以习近平同志为核心的党中央一直高度重视、持续推动健康中国建设。2016 年党中央、国务院印发的《"健康中国 2030"规划纲要》指出，推进健康中国建设，是全面建成小康社会、基本实现社会主义现代化的重要基础，是全面提升中华民族健康素质、实现人民健康与经济社会协调发展的国家战略。健康中国的主题是"共建共享、全民健康"，共建共享是基本路径，

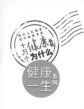

全民健康是根本目的。人人参与、人人尽力、人人享有，实现全民健康，需要全社会共同努力。党的二十大对新时代新征程上推进健康中国建设作出新的战略部署，赋予了新的任务使命，提出"把保障人民健康放在优先发展的战略位置，完善人民健康促进政策"。丛书建设抓住了健康中国建设的核心要义。

提升健康素养，需要终身学习。 健康素养是人的一种能力：它能够帮助个人获取和理解基本的健康信息和服务，并能运用其作出正确的判断和决定，以维持并促进自己的健康。2008 年 1 月，卫生部发布《中国公民健康素养——基本知识与技能（试行）》，首次以政府文件的形式界定了居民健康素养，我很高兴签发了这份文件。此后，我持续关注该工作的进展和成效。经过多年的不懈努力，我国健康素养促进工作蓬勃发展，居民健康素养水平从 2009 年的 6.48% 上升至 2021 年的25.4%，人民健康状况和基本医疗卫生服务的公平性、可及性持续改善，主要健康指标居于中高收入国家前列，为以中国式现代化全面推进中华民族伟大复兴奠定了坚实的健康基础。健康素养需要持续地学习和养成，丛书正是致力于此。

健康第一责任人，是我们自己。 2019 年 12 月，十三届全国人大常委会第十五次会议通过了《中华人民共和国基本医疗卫生与健康促进法》，该法第六十九条提出"公民是自己健康的第一责任人，树立和践行对自己健康负责的健康管理理念，主动学习健康知识，提高健康素养，加强健康管理。倡导家庭成员相互关爱，形成符合自身和家庭特点的健康生活方式。"从国家法律到健康中国战略，都强调每个人是自己健康的第一责任人。只有人人都具备了良好的健康素养，成为自己健康的第一责任人，健康中国才有了最坚实的基础。丛书始终秉持了这一理念，能够切实帮助读者承担起自己的健康责任。

接受丛书编著邀请后，我多次听取了丛书工作委员会和人卫社的汇报，提出了一些建议，并录制了"院士说健康"视频。我很高兴能以此项工作为依托，为人民健康多做些有意义的工作。丛书工作委员会和人卫社的同仁们一致认为，这件事做好了，对提高国民特别是青少年健康素养意义重大！

2022 年 11 月，在丛书启动会议上，我提出丛书建设要做到心系于民、科学严谨、质量第一、无私奉献四点希望。2023 年 9 月，丛书第一个系列"健康一生系列"将正式出版！近一年来，丛书建设者们高度负责、团结协作，严谨、创新、务实地推进丛书建设，让我对丛书即将发挥的作用充满了信心，也对健康科普工作有了更多的思考。

一是健康科普工作需把社会责任放在首位。丛书为做好顶层设计，邀请一批院士担任专家指导委员会的成员。院士们的本职工作非常繁忙，但他们仍以极高的热情投入丛书建设中，指导把关、录制视频，担任健康代言人，身体力行地参与健康科普工作。全国广大医务工作者也要积极行动起来，把社会责任放在首位，践行习近平总书记提出的"科技创新、科学普及是实现创新发展的两翼"之工作要求，把健康科学普及放在与医药科技创新同等重要的位置，防治并重，守护人民健康。

二是健康科普工作应始终心系于民。健康科普需要找准人民群众普遍关心的健康问题，有针对性地开展工作，方能事半功倍。丛书第一个系列开展的健康问题征集活动，收集了两万余个来自大众的健康问题，说明人民群众的健康需求是旺盛的，对专家解答是企盼的。丛书组织专家对这些问题进行了认真的整理、分析和解答，并在正式出版前后组织群众试读活动，以不断改进工作，提升质量，满足人民健康需求，这些都是服务于民的重要体现。丛书更是积极尝试应用新技术新方法，为科

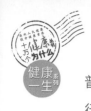

普传播模式创新赋能，强化场景化应用，努力探索克服健康科普"知易行难"这个最大的难题。

三是健康科普工作须坚持高质量原则。高质量发展是中国式现代化的本质要求之一。健康科普工作事关人民健康，须遵从"人民至上、生命至上"的理念，把质量放在最重要的位置，以人民群众喜闻乐见的方式，传递科学的、权威的、通俗易懂的健康知识，要在健康科普工作中塑造尊重科学、学习科学、践行科学之风，让"伪科学""健康谣言""假专家"无处遁形。丛书工作委员会、各编委会坚持了这一原则，将质量要求落实到每一个环节。

四是健康科普工作要注重创新。不同的时代，健康需求发生着变化，健康科普方式也应与时俱进，才能做到精准、有效。丛书建设模式创新也是耳目一新，比如立足不同的应用场景，面向未来健康需求的无限可能，设计了"1+N"的丛书系列开放体系，成熟一个系列就开发一个；充分发挥专业学（协）会和权威专家作用，对每个系列的分册构建进行充分研讨，提出要从健康科普"读者视角"着眼，构建具有中国特色的国民健康知识体系；精心设计各分册内容结构和具有中华民族特色的系列 IP 形象；针对人民接受健康知识的主要渠道从纸媒向互联网转移的特点，设计纸数融合图书与在线健康知识问答库结合，文字、图片、视频、动画等联动的全媒体传播模式，全方位、全媒体、全生命周期服务人民健康等。

五是健康科普工作需要高水平人才队伍。人才是所有事业的第一资源。丛书除自身的出版传播外，着眼于健康中国建设大局，建立编写团队组建、遴选与培养的系列流程，开展了编写过程和团队建设研究，组建来自全国，老、中、青结合的高水平编者团队，且每个分册都通过编写过程的管理努力提升作者的健康科普能力。这项工作非常有意义。希望未来，越来越多的卫生健康工作者能以高度的社会责任感、职业使命感，以无私奉献的精神参与到健康科普工作中，以更多更好的健康科普精品，服务人民健康。

衷心希望，通过驰而不息的建设，丛书能让健康中国、健康素养、健康第一责任人的理念深入人心，并转化为建设健康中国的重要动力，成为国民追求和促进健康的重要支撑。

衷心希望，能以大型健康科普精品丛书为依托，培养一支高水平的健康科普作者队伍，增强文化自信的建设力量，从而更好地为中华民族现代文明贡献健康力量。

衷心希望，读者朋友们积极行动起来，认真汲取《十万个健康为什么丛书》中的健康知识，把它们运用到自己的生活里，让自己更健康，也为健康中国建设作出每个公民的贡献！

中国红十字会会长
中国科学院院士
丛书专家指导委员会主任委员

2023 年 7 月

十万个健康为什么丛书
出版说明

　　健康是幸福生活最重要的指标，健康是 1，其他是后面的 0，没有 1，再多的 0 也没有意义。提升健康素养，是提高全民健康水平最根本、最经济、最有效的措施之一。党的二十大报告要求，加强国家科普能力建设，深化全民阅读活动。习近平总书记指出，科技创新、科学普及是实现创新发展的两翼，要把科学普及放在与科技创新同等重要的位置。在这一重要指示精神的指引下，人民卫生出版社（以下简称"人卫社"）努力探索让科学普及这"一翼"变得与科技创新同样强大，进而助力创新型国家建设。经过深入调研，团结广大医学科学家、健康传播专家、学（协）会、媒体、平台，共同策划出版《十万个健康为什么丛书》（以下简称"丛书"）。

　　为了帮助读者更好地了解和使用丛书，特将出版相关情况说明如下。

一、丛书建设目标

　　丛书努力实现五个建设目标，即：高质量出版健康科普精品，培养优秀的健康科普团队，创新数字赋能传播模式，打造知识共建共享平台，最终提升国民健康素养，服务健康中国行动落实和中华民族现代文明建设。

二、丛书体系构建

　　1. 丛书各系列分册设计遵从人民至上的理念，突出读者健康需求和

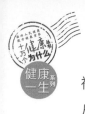

视角。各系列的分册设计经过多轮专家论证、读者健康需求调研，形成从读者需求入手进行分册设计的共识，更好地与读者形成共鸣，让读者愿意读、喜欢读，并能转化为自身健康生活方式和行为。

比如，丛书第一个系列"健康一生系列"，既不按医学学科分类，也不按人体系统分类，更不按病种分类，而是围绕每个人在日常生活中会遇到的健康相关问题和挑战分类。这个系列分别针对健康理念养成，到人生面临的生、老、病问题，再到每天一睁眼要面对的食、动、睡问题，最后到更高层次的养、乐、美问题，共设立 10 个分册，分别是《健康每一天》《健康始于孕育》《守护老年健康》《对疾病说不》《饮食的健康密码》《运动的健康密码》《睡眠的健康密码》《中医养生智慧》《快乐的健康密码》和《美丽的健康密码》。

2. 丛书努力构建从健康知识普及到健康行为指导的全生命周期全媒体的健康知识服务体系。依靠权威学（协）会和专家的反复多次研究论证，从读者的健康需求出发，丛书构建了"1+N"系列开放体系，即以"健康一生系列"为"1"；以不同人群、不同场景的不同健康需求或面临的挑战为"N"，成熟一个系列就开发一个系列。目前已初步策划了"主动健康系列""应急急救系列""就医问药系列"和"康养康复系列"等多个系列，将在"十四五"期间陆续启动和出版。

3. 丛书建设有力贯彻落实"两翼论"精神，推动健康科普高质量创新发展。丛书除自身的出版传播外，还建立编写团队组建、遴选与培养的系列流程，开展了编写过程和团队建设研究，组建来自全国，老、中、青结合的高水平编者团队，并通过编写过程的管理努力提升作者的健康科普能力。丛书建设部分相关内容还努力申报了国家"十四五"主动健康和人口老龄化科技应对重点专项；以"《十万个健康为什么丛书》策划出版为基础探索全方位、立体化大众科普类图书出版新模式"为题，成功获得人卫研究院创新发展研究项目支持。

三、 丛书创新特色

1. 体现科学性、权威性、严谨性。为做好丛书的顶层设计、项目实施和编写出版工作，保障科学性，成立丛书专家指导委员会、工作委员会和各分册编委会。

第十二届、十三届全国人大常委会副委员长，中国红十字会会长陈竺院士担任丛书专家指导委员会主任委员，国家卫生健康委员会副主任李斌、中国计划生育协会常务副会长王培安、中华预防医学会名誉会长王陇德院士、中国健康促进基金会荣誉理事长白书忠等担任副主任委员，二十余位院士应邀担任委员。专家们积极做好丛书顶层设计、指导把关工作，录制"院士说健康"视频，审阅书稿，甚至承担具体编写工作……他们率先垂范，以极高的社会责任感投入健康科普工作中，为全国医务工作者参与健康科普工作树立了榜样。

人民卫生出版社、中国健康促进基金会、中国计划生育协会、中华预防医学会、中国科普研究所、全国科学技术名词审定委员会、健康报、新华网客户端《新华大健康》等机构负责健康科普工作的领导和专家组成了丛书工作委员会，并成立了丛书工作组，形成每周例会、专题会、组建专班等工作机制，确保丛书建设的严谨性和高质量推进。

来自相关学（协）会、医学院校、研究机构等 90 余家单位的 200 余位在相关领域具有卓越影响力的专家组成了"健康一生系列"10 个分册的编委会。专家们面对公众健康需求迫切，但优秀科普作品供给不足、科普内容良莠不齐的局面，均以极大的热忱投入丛书建设与编写工作中，召开编写会、审稿会、定稿会等各类会议数十次，对架构反复研究，对

内容精益求精，对表达字斟句酌，为丛书的科学性、权威性和严谨性提供了可靠保证。

2. 彰显时代性、人民性、创新性。习近平总书记在文化传承发展座谈会上发表重要讲话，强调"在新的起点上继续推动文化繁荣、建设文化强国、建设中华民族现代文明，是我们在新时代新的文化使命"。丛书以"同中国具体实际相结合、同中华优秀传统文化相结合"理念为指导，彰显时代性、人民性、创新性。

丛书高度重视调查研究工作，各个系列都会开展面向全社会的问题征集活动，并将征集到的问题融入各个分册。此外，在"健康一生系列"即将出版之际专门开展试读工作，以了解读者的真实感受，不断调整、优化工作思路和方法，实现内容"来自人民，根植人民，服务人民"。

在丛书整体设计和 IP 形象设计中，力求用中国元素讲好中国健康科普故事。丛书在全程管理方面始终坚持创新，在书稿撰写阶段，即采用人卫投审稿平台数字化编写方式，从源头实现"纸数融合"。在图书编写过程中，同步建设在线知识问答库。在图书出版后，实现纸媒、电子书、音频、视频同步传播，为不同人群的不同健康需求提供全媒体健康知识服务。

3. 突显全媒性、场景性、互动性。丛书采取纸电同步方式出版，读者可通过数字终端设备，如电脑、手机等进行阅读或"听书"；同时推出配套数字平台服务，读者可通过图书配套数字平台搜索健康知识，平台将通过文字、语音、直播等形式与读者互动。此外，丛书通过对内容的数字化、结构化、标引化，建立与健康场景化语词的映射关系，构建场景化知识图谱，利用人们接触的各类健康数字产品，精准地将健康知识推送至需求者的即时应用现场，努力探索克服健康科普"知易行难"这个最大的难题。

四、 丛书的读者对象、内容设计和使用方法

参照《中国公民健康素养66条》锁定的目标人群，丛书读者对象定为接受九年义务教育及具备以上文化水平的人群，采用问答形式编写，重点选择大众日常生活中"应知道""想知道""不知道"和"怎么办"的问题。丛书重在解决"怎么办"，突出可操作性，架起大众对"预防为主"和"一般健康问题"从"为什么"到"怎么办"的桥梁，助力从"以治病为中心"向"以健康为中心"转变。

丛书是一套适合普通家庭阅读、查阅和收藏的健康科普书，覆盖日常生活中会遇到的常见健康问题。日常阅读，可以有效提升健康素养；遇到健康问题时查阅对应内容，可以达到答疑解惑、排忧解难的目的。此外，"健康一生系列"还配有丰富的富媒体资源，扫码观看视频即可接收来自专家针对具体健康问题的进一步讲解。

《庄子·内篇·养生主》提醒我们："吾生也有涯，而知也无涯，以有涯随无涯，殆已！"如何有效地让无穷的医学知识转化为有限的健康素养，远远不止"授人以渔"这么简单，这需要以大型健康科普精品出版物为依托，培养一支高水平的健康科普作者队伍；需要积极推进相关领域教育、科技、人才三位一体发展，大力弘扬科学精神和科学家精神；还需要社会各界积极融健康入万策，并在此基础上努力建设健康科学文化，增强文化自信的建设力量，从而更好地为中华民族现代文明建设贡献健康力量。

衷心感谢丛书建设者们和读者们的大力支持，让我们共同努力，为健康中国建设和中华民族现代文明建设作出力所能及的贡献。

丛书工作委员会

2023 年 7 月

前　言

中医药学是中国古代科学的瑰宝，凝聚着深邃的哲学智慧和中华民族几千年的健康养生理念及其实践经验，具有独特的生命观、健康观、疾病观、防治观，在健康中国建设中显示出重大的历史和现实意义。中医养生理论博大精深，方法多种多样，吸收与承载了中国传统文化的众多内容和形式，不仅探讨生命健康与自然、社会的关系，还强调修身养性、涵养道德的养德养生观，对于构建人类卫生健康共同体具有重要意义。坚守中华文化立场，挖掘中医养生智慧，讲好中医防病故事，展现中医自信形象，用好现代传播方式，惠及大众健康，这是我们当代中医人的责任和使命。

《十万个健康为什么丛书——中医养生智慧》分册的基本思路可概括为贯穿一条主线、达到两个目标、坚持三个结合。贯穿一条主线，即坚守中华文化立场；达到两个目标，即提炼中医养生精髓要义，传播中医养生实用技术；坚持三个结合，即与弘扬中国优秀传统文化相结合，与挖掘中医药学健康养生智慧相结合，与人民群众养生保健实际需求相结合。

全书分为 4 章，从前期面向全社会征集的 580 个和中医养生相关的健康问题中凝练近 200 个读者关注度高的话题，紧密围绕中医理论，以"养"为核心，以"道、法、术、器"为纲，道以明理、法以指路、术以解难、器以除痛。内容涵盖通俗的医药医理、日常生活

王庆国国医大师
说健康

起居提示、常见误区解析以及简单易学的中医适宜技术等，兼具知识性与实用性，设置"关键词""专家说""健康加油站""健康术语"等栏目，同时为了增加科学性和指导性，设有"国医大师说健康"和"健康云课堂"等视频内容。

本书语言通俗易懂，图文并茂，具有初中及以上文化水平者即可顺畅阅读，便于非专业人士学习中医药养生保健的基本原理和知识。如广大读者能在闲暇之余，经常抚卷在手，勤加翻阅，学而习之，知而行之，对个人及家人的健康都将带来无尽益处。对于专业性较强的问题，如具体疾病的防治和中医实用技术的操作，建议在医生的指导下进行。

因笔者水平有限，文中难免会出现错误和纰漏，敬请同道和广大读者提出宝贵意见。

王耀献

2023 年 7 月

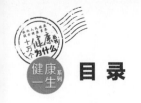

目 录

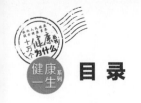**第一章　养生之道**

四 未病先防   41

第二章 养生之法

一 食饮有节   56

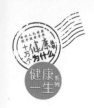

二　起居有常

三　精神内守

四　动静结合

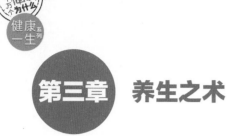

第三章　养生之术

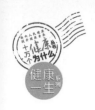

四 怡情畅志

第四章　养生之器

一　针灸、推拿

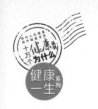

二　砭石、药浴

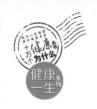

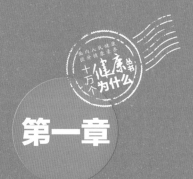

第一章

养生之道

道法自然

1. 为什么中医养生要
顺应天道

唐代诗人李白在《五鹤西北来》中云："愿餐金光草，寿与天齐倾"，表达了古人"人与天共老"的美好愿望。那"天"为何物？养生为什么一定要顺应天道？顺天而为和人的健康长寿有什么必然的关系吗？

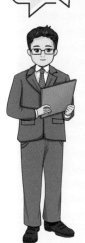

广义的"天"是指浩瀚无垠的宇宙，无边无际；中国智慧的古人以地球为中心，观测到至少有七颗星，包括太阳、月亮和金、木、水、火、土五星，距离地球较近，构成狭义的"天"。这七颗星沿着相对固定的轨道周而复始地运动，且相互影响，这种运动产生的时空交互，对地球上万物（包括人类）的生、长、壮、老、已起着决定性作用。古人把他们观察到的天、地、人之间的种种规律写入经典，留与后人，护佑着人类的繁衍生息。

《道德经》云："人法地，地法天，天法道，道法自然。"《黄帝内经》云："人以天地之气生，四时之法成""人与天地相参也，与日月相应也"。这表明，天、人虽都自成体系，但又是不可分割的整体。在两者之间，天是决定性的存在，所谓"顺天者昌，逆天

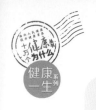

者亡"。天道失常，灾难横生，地球上的生物生存的基本环境可以毁灭于瞬间。

在天和地之间，人是微小的存在，时刻禀受天地之气的影响。人又是智慧的存在，能够预测和感知天地之气，有的人非常敏感，能够通过自己的躯体不适推测出天气的变化，如膝盖痛了，预示着明天会降温。

人的智慧还体现在懂得趋利避害，顺势而为，保全自己。比如真正懂得养生的人会顺应天时，把自己融入天地，他们会把"日出而作，日入而息"作为自己的作息法则，会把"冬吃萝卜夏吃姜"的应时应季作为自己的饮食法则，他们不用医生反复叮嘱，也会主动远离烟酒、不暴饮暴食，不会过度追求物质享受，会珍视人类赖以生存的基本物质，包括空气、水、土壤等，会主动保护环境，做绿水青山的守护人。

所谓"天道"并不是迷信，而是自然与人类生存、生产活动之间所存在的规律，如"动作以避寒，阴居以避暑"、二十四节气养生法、八段锦、五禽戏……"天道"所含的规律包罗万千，需要我们用一生的时间去学习并实践。

（于国泳）

2. 为什么中医养生要 "法于阴阳，和于术数"

关键词

阴阳　术数　养生

"法于阴阳，和于术数"出自《黄帝内经素问·上古天真论》，黄帝与天师岐伯在探讨古今之人的寿命和健康状况为何会产生天壤之别。岐伯总结出上古真人养生的 20 字箴言，即"法于阴阳，和于术数，食饮有节，起居有常，不妄作劳"。在这 20 字箴言中，"法于阴阳，和于术数"是总则，那么为什么要"法于阴阳"？什么是"术数"？怎样做才能"和于术数"？

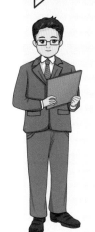

专家说

为什么要"法于阴阳"　《黄帝内经素问·阴阳应象大论》说："阴阳者，天地之道也，万物之纲纪，变化之父母，生杀之本始"。要说清楚天地之道，是一件很困难的事情，智慧的古人历经数千年的观察、总结与凝练，把宇宙万物周期性运行变化的复杂规律用阴与阳两个象态来表示，二者之间互为根本，持续不断地进行着消长、转化运动。阴阳的动态变化决定着万物（包括人类）的出生、发育、老化和死亡，这是不以人的意志为转移的自然规律。只有把握了阴阳变化规律这把金钥匙，才有可能打开通向"天年"之路。所谓天年，《黄帝内经》中的说法是人可以活两个甲子，即 120 年。

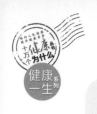

　　什么是"术数"　"术数"是天地阴阳的具体体现，是遵循自然规律之理数而形成的相应养生之术。如河图、洛书、天干、地支、五行生克制化之理，称为"数"；依数而形成的养生之术，称为术数。

　　怎样做才能"和于术数"　马莳《素问注证发微》有言："术数者，修养之法则也。"养生的术数，也就是养生的法则非常多，如《黄帝内经素问·四气调神论》关于养生、养长、养收、养藏之道，《黄帝内经素问·生气通天论》提到的阴平阳秘，《黄帝内经素问·阴阳应象大论》论述的七损八益，《黄帝内经灵枢·本神》要求的顺四时而适寒暑，和喜怒而安居处，节阴阳而调刚柔，这些都需要我们学习并在养生道路中予以实践和体悟。

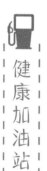

健康加油站

河图洛书

　　"河图洛书"语出易经《系辞·上》，"河出图，洛出书"。河，黄河；洛，洛水。河图和洛书是中国古人智慧的结晶，蕴含着宇宙星象之数理，也可称为数字太极图。河图 1~10 数是天地生成数，洛书 1~9 数是天地变化数，它们之间巧妙组合，融于一体，建构了宇宙时空合一，万物生成演化的运行模式。

（王耀献）

3. 为什么说
阴阳调和才健康

万事万物皆有阴阳，人自然也有阴阳。人的健康与阴阳有什么关系？为什么说阴阳调和才健康？

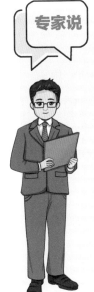

专家说

《黄帝内经素问·阴阳应象大论》说："阴阳者，天地之道也，万物之纲纪，变化之父母，生杀之本始，神明之府也。"阴阳在人体既可以描述组织结构，如背为阳，腹为阴；头部为阳，足部为阴；六腑为阳，五脏为阴；五脏中心、肝为阳，肺、脾、肾为阴；又可以描述生理功能状态，人体正常状态的维持，靠的是脏腑阴阳的协调，"阴平阳秘，精神乃治""阴阳离决，精气乃绝"。

"阴者，藏精而起亟也；阳者，卫外而为固也。"打个比方，阴是收藏，是存钱；阳是发散，是花钱，经济良性发展自然需要收支平衡。在人体，阴阳调和才能保持健康。阴胜于阳，会出现机体的消极状况，显现出寒象，如出现畏寒、怕冷、手脚冰凉、消化不良、舌淡苔白、大便溏稀等症状；阳胜于阴，就会出现机体功能亢进的表现，显现出热象，如口腔溃疡、口咽干燥、舌红苔黄、大便干燥等症状，类似

于大家常说的"上火"。当然，阴阳在人体中的表现是非常复杂的，当阴阳不协调超过人体自身的调节能力后，就会出现疾病状态，这时就需要找医生进行专业的判断与诊治。

健康的状态需要阴阳平衡，"阴平阳秘，精神乃治"，阴阳充沛、稳定且相互协调，人才会健康。

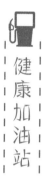

健康加油站

阴阳的内涵

阴阳是中国古代哲学术语，是古人认识世界的方法论创新。太虚寥廓，从混沌状态到太极，再到分为阴阳，一分为二后才有二生三，三生万物……即便人类认识世界的水平和能力得到不断提升，认知更为深刻，但最初的认识仍然来自阴阳的划分。

阴阳是事物产生变化的两种象态。"阳"代表从小到大，从弱到强的发展态势，相反，"阴"则代表从大到小，从盛到衰的发展态势。阴阳代表的不只是非黑即白的一个点，而是一个动态演进的过程。阴阳为一体两面，彼此互藏，相感替换，不可执一而定象。

（于国泳）

4. 为什么中医讲究
四时养生

古人观天象，以"岁"记录一个时间周期，又根据气象、物象的不同，将一岁一分为四。春、夏、秋、冬，四时寒热温凉，各有所主，分属掌管着万物的生、长、收、藏。那么四时所主真的会对人体的健康产生影响吗？中医为什么讲究四时养生？

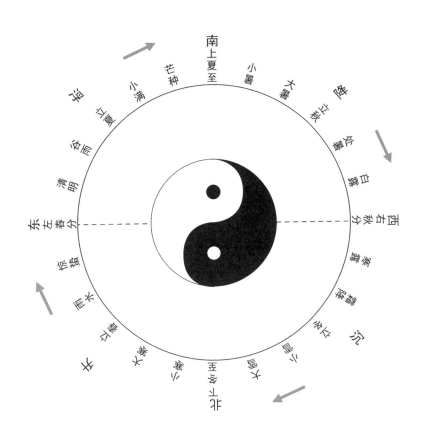

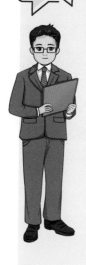

中医学始终遵循天人合一、天人相应的整体观。人居气交之中，与天地一体，春、夏、秋、冬，不同的季节气候变换必然会对人体的生理、病理状态产生不同影响。顺应天地的变化规律，与天地同频，从起居、运动、饮食和情志等方面主动调整，则更易收获健康。

《黄帝内经灵枢·本神》中说："智者之养生也，必顺四时而适寒暑……如是则辟邪不至，长生久视。"智者养生能够达到"长生久视"的境界，其关键在于一个"顺"字，把握四时特点，顺势而为。

春主生长，顺生长之势养生　在起居上入夜即睡，天亮起床。保持心情舒缓，衣着宽松，可在公园中散步。吃些甘味之品，如山药、大枣、红薯，补养脾胃。

夏主长养，顺长养之势养生　在起居上同春季，入夜即睡，天亮就起床，不要赖床。保持心情愉快，乐观积极，多参加社交活动。可跑跑步，适度汗出，不能大汗淋漓。少吃冷饮，可适当吃些西瓜等解暑的应季瓜果。

秋主收敛，顺收敛之势养生　在起居上早睡早起。保持情志安宁，多做和缓运动，如瑜伽、太极拳。多食用秋梨水、百合银耳粥等润燥之品；少食用辛辣刺激之品，保护津液。

冬主闭藏，顺闭藏之势养生 起居上早睡晚起，可等到太阳出来再起床。精神内守，多晒阳光，可在室内练习八段锦、五禽戏等。冬季可适当进补如食用膏方，同时可食用白萝卜汤等顺气之品。

（于国泳）

燮理阴阳

5. 为什么说
"春夏养阳，秋冬养阴"

关键词

春夏　养阳　秋冬　养阴

春、夏、秋、冬四季更替，年复一年，周而复始，其中春、夏属阳，秋、冬属阴。中医养生学认为，人体应顺应四时阴阳消长规律，调整自身阴阳，与自然保持动态平衡。那么怎样做才能实现"四时相保，不失于道"呢？

专家说

《黄帝内经素问·四气调神大论》中云："夫四时阴阳者，万物之根本也。所以圣人春夏养阳，秋冬养阴，以从其根，故与万物沉浮于生长之门。"在顺时养生中，古代先贤紧紧抓住了养生的根本大法，即"春夏养阳，秋冬养阴"。简单地说，就是春夏之季注意促进人体的生发、成长之阳气，秋冬之季注意保养人体的肃降、收藏之阴气。

如何才能"春夏养阳，秋冬养阴" "春夏之时，阳盛于外而虚于内……故春夏养阳要补内虚之阳"。在饮食上应少苦寒，节冷饮，宜选用辛甘微温之品，如山药、莲子等，可进食葱、姜、豆芽、秧苗尖等助力阳气舒展生发。早春之际，不要过早换下保暖的冬衣。起居上早睡早起，多晒太阳、多参加户外活动，可以打太极拳，练习八段锦、站桩功，以保证机体处在一个相对活跃的平衡状态。夏季户

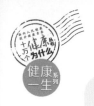

外运动应避开高温、强光，多摄入水分，避免中暑。

"秋冬之时，阴盛于外而虚于内……秋冬养阴要养内虚之阴"。在饮食上应避免过食辛辣、温燥之品，宜以滋阴润燥的食物及水果为主，如食用秋梨膏滋阴润肺，鸭肉粥养阴生津等。起居上应早睡晚起，跟着太阳走。户外运动应避免暴汗，防止过度耗伤津液。

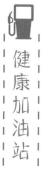

标准站桩法

双脚与肩同宽或稍宽，脚尖内扣；屈膝、沉肩、坠肘，双手呈抱球状态，脊椎、头部成一条直线；下颌微收，舌抵上腭，眼睛微微下垂；关注呼吸，放空精神。根据自身情况站 5~30 分钟，循序渐进。

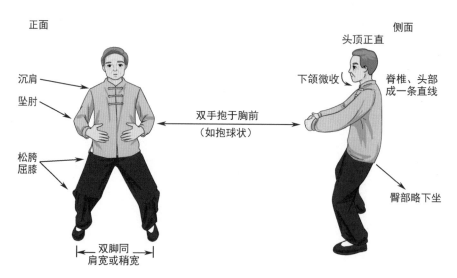

（于国泳）

6. 为什么要"**春捂秋冻**"

俗话说："春捂秋冻，疾病难碰"，这是老百姓在日常生活中总结出来的养生经验。春天捂一捂，秋天冻一冻，就能远离疾病，是不是真的有道理呢？

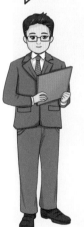

人们在生活中发现，虽然春季、秋季没有夏季的炎热、冬季的严寒，体感较为舒适，但是却经常出现一些慢性疾病发作和加重的情况，尤其是早春和初秋时节，是呼吸道和肠道传染病好发的时间。仔细分析这种情况出现的原因，真是大有乾坤。

早春时节，草长莺飞，冰河解冻，天气回暖，万物复苏，蛰虫萌动，此时天地之间的阳气和人体的阳气开始逐渐上升，但是在这个阶段气候还很不稳定，可能会有寒潮反复来袭，也就是我们说的"倒春寒"。此时过早减衣，不利于阳气生发，很容易受寒邪侵袭而致病。

同理，初秋时节，燥金之阴气初降，天气由炎热逐渐转向凉爽，天高气清，早晚转凉，气候开始变得干燥，但是这个阶段气候仍是不稳定的，可能会出现气温反复上升，也就是我们常说的"秋老虎"。此时，过早加衣，不利于阴气收敛，很容易因出汗多而生病。

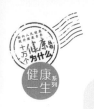

一般情况下，在春秋两季温度相对稳定 1~2 周后，可以开始减衣或加衣，春天一般以 15℃为限，秋天一般以 20℃为限。

"春捂"的重点部位恰恰是"秋冻"时要加以保护不能受寒的部位。上腹部，受凉容易导致胃部不适；下腹部，受凉容易诱发女性痛经和月经不调；双足，号称"人体的第二心脏"，很多人会有"脚冷冷全身"的感受；颈项，俗称脖子，受凉易感冒，诱发颈椎病、头痛；肩关节及其周围组织气血相对比较弱，易受寒气损伤引发疼痛等不适。

体质偏热之人，以及孕妇、产妇，不要受困于"春捂秋冻"的养生观念，要根据个体体质和所处状态来顺应季节变化；体质偏寒之人、幼儿、老年人和一些特殊群体，如器官移植者、免疫功能低下者则不宜秋冻。另外，心脑血管疾病患者若刻意"秋冻"可能会加重病情。

（于国泳）

7. 为什么说
"**冬病夏治**"是有道理的

"冬病夏治"是中医理论与疗法中的瑰宝，因效果显著，颇受广大患者群体的欢迎。冬病夏治为什么会受到老百姓的钟爱？在良好疗效的背后有什么科学道理呢？

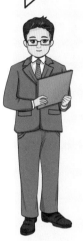

冬病夏治是"治未病"思想的典型实践，简单而言是在夏天治疗某些冬天好发的疾病，一般是"择三伏之时"治疗，可以通经脉、起沉疴、复阳气。冬病夏治的最初理论基础来自《黄帝内经》，充分体现了"天人合一"、顺时养生的保健观。

"冬病"是指好发于冬季或会在冬季加重的虚、里、阴、寒类病症，主要是由于肺、脾、肾三脏阳气亏虚，感受阴寒之邪后在体内形成"伏邪宿根"，导致肢体经络不通，病程缠绵难愈，易反复发作。常见于哮病、喘证、咳嗽、寒痹、冻疮、泄泻、畏寒症等。

"夏治"是指夏季，最好在三伏时令，为自然界阳气最为旺盛之时，顺应自然，通过温阳补益的治疗手段祛除内伏寒邪，提高人体正气，以治疗及预防上述虚寒里阴病症。

冬病夏治的治疗方法很多，包括穴位贴敷、艾灸、药物注射、埋线、针刺、刮痧、拔罐、口服中药、熏蒸疗法等，其中以三伏贴和三伏灸应用较为广泛，其操作简单，价格便宜，在治疗过敏性鼻炎、哮喘、慢性关节疼痛、调节免疫功能等方面效果显著。

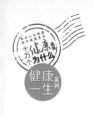

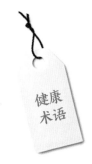

健康术语

三伏天

"伏"是指天气太热，宜伏不宜动。此时，阴气受阳气所迫藏伏于地下。三伏是初伏、中伏、末伏的合称，是一年中温度最高、最潮湿闷热的时段，一般出现在二十四节气的小暑与处暑之间。"夏至三庚便数伏"，从夏至日开始往后数，数到第三个庚日为初伏，第四个庚日为中伏，立秋后第一庚日为末伏。初伏和末伏每伏 10 天，由于每年夏至后第三个庚日出现的时间不同，中伏的天数可能是 10 天，也可能是 20 天。

（于国泳）

8. "日出而作，日入而息" 有道理吗

"日出而作，日入而息"出自先秦时期一首恬淡古朴的民谣《击壤歌》，山村农夫在闲暇时边击壤边吟唱："日出而作，日入而息。凿井而饮，耕田而食。帝力于我何有哉？"大致意思是："我们日出后开始劳作，日落后休息，开凿井饮泉水，耕田地种粮食，这样的日子非常自在，不用去羡慕帝王的权力。"这体现了当时劳动人民顺应天时、恬淡虚无、劳作休息的养生智慧。

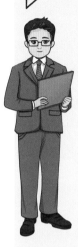

先秦时期的先祖处于农耕社会，人们的生产和生活节律与大自然的季节轮回息息相关，日月轮回，星移斗转，于是有四季循环，春华秋实，大自然的节律同时也成为人们普遍的生活节律。人们通过体力劳动获得相对富足的生活，把大部分时间用在农耕、渔猎、家务上面，呼吸着自然界的清新空气，饮用着清澈甘甜的自然之水，在日出时外出劳作，日落后归家休息，过着单纯、平静、欢愉的日子。

进入现代社会，物质生活极大丰富，随着生活节奏的加快，城市高楼林立，繁华而拥挤。工业化进程、现代科技发展，带来了环境污染，空气变得混浊，绿色无公害的食物变得相对稀有。

外在环境改变还是次要的，人们的习惯改变是主要的。信息时代，人们热衷于喧闹；味蕾需求高，喜欢肥甘厚腻的食饮；为了追逐成功，每个人都殚精竭虑，久思少动，点灯熬夜。"日出而作，日入而息"的良好作息被打破，身心健康受到较大影响，很多疾病呈现出年轻化趋势。

（于国泳）

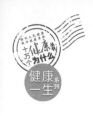

9. 为什么**男女**养生有**区别**

汉代乐府民歌《孔雀东南飞》中有云："君当作磐石，妾当作蒲苇。蒲苇纫如丝，磐石无转移。"这段话形象地描绘出了男子刚强、坚毅，女子柔弱、婉约的特点。事实上，男子和女子无论是在形体特征、解剖结构上，还是在性格特点上均有明显的差异。中医认为，在阴阳归属上，男子属阳，女子属阴，故而在养生方面也应该各有侧重。

专家说

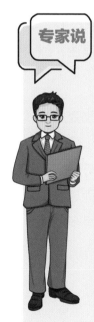

中医专家普遍认为男子以肾为本，女子以肝为本。"肾为先天之本"首见于明代李中梓撰写的《医宗必读》，"女子以肝为先天"是清代著名医家叶天士提出的，并载于其著作《临证指南医案》中。

男子养生，强调以补肾为先。男性若肾气充足，则精力旺盛，耳聪目明；肾气不足，则免疫功能低下，出现腰酸、背痛、乏力、耳鸣等症状。

女子养生，强调以养肝为先。女性具有经、带、胎、产等特殊生理现象，而经、孕、产、乳均以血为物质基础，肝藏血，当肝气、肝血不足时会影响女性正常的生理功能。

所以，男女在养生时确实各有侧重，男子应注重养肾，女子应注重养肝。

男子在饮食上可以多食一些偏咸味或黑色食物，因为咸入肾，肾主色为黑，适当多食咸味、黑色的饮食可以补肾。但要注意，中医讲的"咸"是抽象概念，并不是指含盐分多的食物，如海产品大多归为咸味。肾开窍于耳，耳与肾密切相关，因此应注意保护听力。此外，男子在日常生活中可以多做八段锦中的"双手攀足固肾腰"动作，以及按摩涌泉穴，都能起到养肾的作用。

女子在饮食上要注意减少寒凉之品的摄入，可以多食一些酸味食物，因酸入肝，多食酸可以养肝。肝开窍于目，目与肝密切相关，因此平时要注意避免用眼过度损伤肝血。怒极伤肝，忧郁阻滞肝气，因此女子应避免生气急躁、抑郁。女子可以通过按摩大敦、太冲、肝俞等穴位来起到养肝的作用。

健康加油站

中医的肝与西医的肝有哪些区别

中医讲的脏器是一个功能集合体，而西医讲的脏器则是解剖学的实体，两者有着很大差别。

西医讲的肝是人体内最大的消化腺，大部分位于右季肋区和腹上区，小部分位于左季肋区，具有分泌胆汁等重要功能。

中医讲的肝是一个功能集合体，在维护人体健康中发挥着重要作用。肝主疏泄，负责调畅全身气机，调节血液运行和津液代谢，促进饮食消化和胆汁分泌排泄，调畅精神情志，通调排精与排卵；肝主藏血，

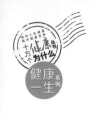

人动则血运于诸经，人静则血归于肝脏，肝的藏血功能体现在贮藏血液、调节血量和防止出血方面；肝主筋，能够维持肢体、关节的弛、张、收、缩功能。

在中医看来，肝功能失常，除了表现为转氨酶、胆红素水平异常以及凝血功能异常、肝脏大小和质地异常外，还会表现为指甲失去光泽、干枯而脆裂，视物不清、烦躁易怒。

中医所说的肝具有以下功能：①肝主疏泄；②肝主藏血；③肝主筋，其华在爪；④肝开窍于目；⑤怒为肝之志；⑥泪为肝之液。

（于国泳　谢院生）

修身养性

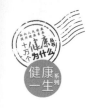

10. 为什么说

"我命在我不在天"

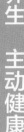

寿命　养生　主动健康

　　"我命在我不在天"出自东晋中医药学家葛洪的《抱朴子内篇·黄白》，看起来似乎是对"死生有命，富贵在天"宿命论的反驳，但这句话的本意是寿命的长短取决于"我"自己，而不是取决于所谓的上天、天命，强调了个体"我"的主观能动性在健康和长寿中的重要作用。中医养生学借鉴了这一观点，并赋予了它丰富的内涵，是一种积极主动的健康观。

专家说

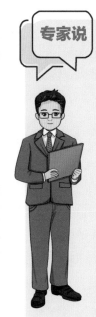

　　"我命在我不在天"表达了古人相信通过自己的努力可以影响自身寿命的观点，这句话放在现代社会仍然具有十分重要的现实意义，提示我们每个人都是自己健康的第一责任人，这是十分宝贵的养生信念和思想。

　　世界卫生组织研究发现，个人行为与生活方式因素对健康的影响约占 60%，这些因素都是可以自己掌握、自己改变的。健康需要管理，健康掌握在自己手中。针对影响现代人健康的不良行为与生活方式，世界卫生组织提出了"健康四大基石"理论：合理膳食、科学运动、戒烟限酒、心理平衡。因此，每个人都是自己健康的第一责任人，对家庭和社会都负有健康责任。

人民健康是民族昌盛和国家富强的重要标志。健康中国行动，每个人都要行动起来，从我做起。提升健康素养是增进全民健康的前提，国家大力推进健康知识普及工作，就是为了提高全民健康素养，普及中医药知识也是其中的重要内容。中医药守护了中华民族几千年的生命与健康，具有丰富的防病治病、养生保健方法和技术，并作为一种文化深入人心，一代一代在传承，一代一代在受益。

健康加油站

《健康中国行动（2019—2030 年）》中的健康知识普及行动针对个人和家庭提出了七个方面建议。

一是正确认识健康。每个人是自己健康的第一责任人，提倡主动学习健康知识，养成健康生活方式，自觉维护和促进自身健康，理解生老病死的自然规律，了解医疗技术的局限性，尊重医学和医务人员，共同应对健康问题。

二是养成健康文明的生活方式。注重饮食有节、起居有常、动静结合、心态平和。讲究卫生、积极参加健康有益的文体活动和社会活动。

三是关注健康信息。要积极主动获取健康相关信息，要提高理解、甄别和应用健康信息的能力。

四是掌握必备的健康技能。包括在平时和紧急时刻所需要掌握的健康技能。

五是科学就医。早诊断、早治疗，选择合适的医疗机构就医，不相信"神医""神药"。

六是合理用药，遵医嘱按时、按量使用药物。

七是营造健康家庭环境。家庭成员要主动学习健康知识，家庭和谐，邻里互助。

（王耀献）

11. 为什么说
"正气存内，邪不可干"

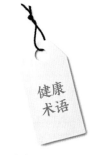

健康术语

先天之气

也叫元气，是先天之精所化生的。

后天之气

也叫宗气，是由水谷精微所化生的水谷之气和自然界的清气共同组成的。

"正气存内，邪不可干"这句话出自《黄帝内经素问·刺法论》，常常被医家用来指导大众养生。那么，这里的"正气"指的是什么呢？在中医理论中，气被视为人体生命活动的重要物质和基础，对于保持身体健康和预防疾病具有重要意义。从这个意义上来说，"气"就类似于机体的正常免疫力。

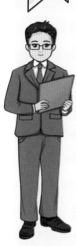

气由先天之气和后天之气组成，其中后天之气大部分来源于脾胃所化生的水谷之气，水谷之气还可以按照功能分为营气、卫气，营在脉中，卫在脉外。卫气是顾护卫表之气，是保护人体免受外邪侵害的一种气，符合"正气存内，邪不可干"中"正气"的含义。

狭义理解，如果一个人正气充足，就能够抵御风、寒、暑、湿、燥、火六淫邪气和疫疠之邪。广义理解，"正气"是具有保持人体健康和预防疾病功能的气的总和，不同来源、不同功能的气组成了人体的防御屏障，共同作用以维持机体的健康运转。

气是构成人体和维持人体生命活动的基本物质之一。气运行不息，推动和调控着人体内的新陈代谢，维系着人体的生命进程。中医理论中"肾藏精"的生理功能对于气的生成至关重要。现代人由于工作和生活节奏加快，劳心、劳神、劳身，动静不能调和，使得"精气"耗散，因此要牢记"起居有常，不妄作劳"的养生要诀，才能保持气血充沛。

《黄帝内经素问·上古天真论》记载："虚邪贼风，避之有时"，避免邪气的侵袭，也是预防疾病发生的重要环节。

"正气存内，邪不可干"，意味着要保持身体健康，就必须通过多种途径来增强正气的储备，从而抵御外来的邪气，预防疾病的发生。中医养生就是通过各种方法调理气机、平衡阴阳来维护和增强人体的正气，从而达到保健和治疗疾病的目的。

（刘　涓）

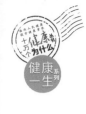

12. 为什么**修身养性**
有利于健康

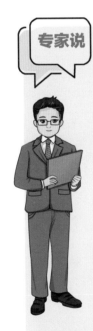

修身

养性

健康

修身养性，通常是指儒家"修齐治平"的伦理政治观，如孔子养内省之心，孟子养浩然之气。在中医理念中"修身养性"是指养生理念。二者的共同点在于追求身心的和谐与完美状态。

专家说

养生的第一重境界是修身，时刻反省自己是否自律，是否顺应自然而非放纵自己的欲望，以保持体内的精气充沛。人出生之后，先天之本虽为定数，然后天调摄仍可影响寿数。

《黄帝内经》中岐伯对于不能修身养性、不知养生之道的人有着生动的形容："以酒为浆，以妄为常，醉以入房，以欲竭其精，以耗散其真，不知持满，不时御神，务快其心，逆于生乐，起居无节，故半百而衰也。"明代医学家万密斋认为养生之术有四大准则："寡欲，慎动，法时，却疾"。因此，保持良好的生活习惯，坚持健康的饮食和适度的锻炼，及时地医治身体的不适，使肾精充、脏精旺，自然会拥有健康的体魄。

养生的第二重境界是养性，塑造良好的品德和修养，培养内在的气质和素养。人是精神与物质的统一体，养性即养心、养德，坚持正道，以仁心行善事，时刻对自己的意识及思维进行控制和调节，达到心态平和，情绪稳定。

情志会影响人整体的健康状态，所谓喜伤心、恐伤肾、悲伤肺、思伤脾、怒伤肝。孔子所论君子三戒中的"戒得"即看淡得失，不以物喜，不以己悲。当人们拥有健康的心态，体内的血脉、经络也会通畅，心定则气和，气和则血顺，血顺则精足而神旺，如《黄帝内经素问·上古天真论》中所述："恬淡虚无，真气从之，精神内守，病安从来。"

现代科学研究发现，人的大脑中能够分泌内啡肽，有利于放松情绪。良好的精神状态有利于调节神经功能，能够改善和加强人体的免疫系统。

故善养生者身勿妄行，心勿妄动，修身养性修去的是过度的欲望及无法释怀的情绪，养的是自我心灵的宁静。能克己，方能成己，养心有道，保养得宜，使正气充内，便可拒邪气于外，身心康健。

（王耀献）

13. 为什么说
"养生先养德"

养生先养德，是因为德行与健康之间存在着密切的关系，德行的培养对于人的身心健康有着积极的影响。孔子解释"仁者，爱人。""仁者"即待人宽厚大度，有高尚的道德修养。《中庸》曰："故大德者，必得其位，必得其禄，必得其名，必得其寿"。"仁者寿"，这一观点强调了仁德可以影响一个人的身心健康和寿命。

专家说

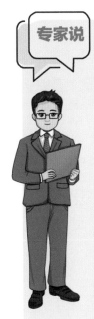

世界卫生组织关于健康的定义指出：只有在躯体健康、心理健康、社会适应良好和道德健康四方面都健全的人才是完全健康的人。这里所说的"道德健康"是指不以损害他人利益来满足自己的需要，有辨别真伪、善恶、荣辱、美丑等是非的观念，能按社会认可的规范标准来约束和支配自己的思维和行为。

把道德健康纳入人的健康的一个重要方面，是世界卫生组织关于人的健康概念的新定义。道德作为养生和健康的内容，古人早有论述。例如，唐代药圣孙思邈说："德行不高，纵服玉液金丹未能延寿"。在《千金要方》中也写道："性既自善，内外百病悉不自生，祸乱，灾害亦无由作，此养性之在经也。"明代养生家王文禄主张"养德、养生无二术"，清代养生家石天基提出"善养生者，当以德性为主，而以调养为佐"。

通过培养、修习优秀的道德品质，会更懂得"向善"，更容易坚持科学的生活方式。比如，一个懂得节制的人，会注意饮食习惯，避免暴饮暴食，不嗜烟酒，保持规律的作息，这些都有助于保持身体健康。一个富有责任心的人，会认真管理自己的健康，身体出现不适懂得及时就医，谨遵医嘱，预防疾病的发生、进展。

一个善良的、有德行的人，在与他人的交往更容易得到关爱和支持，进而会更加积极地面对生活，更容易保持健康的心理状态。美国科研人员曾对 2 700 余人进行了一项为期 14 年的调查，发现人际关系较好、乐于帮助别人、做好事的人寿命较长，而孤独、寂寞的人死亡率较前者高出 2.5 倍。

修身养性、涵养道德是中华民族独特的养生观，强调健康与道德、个人与社会、人文与自然的和谐统一，对于构建人类卫生健康共同体具有重要意义。

（王耀献）

14. 为什么说
"医病先医心"

中医里所讲的"心"，除了心脏、心血管系统外，还包括精神、意识、思维活动，属于"心主神明"的范畴。这种精神层面的

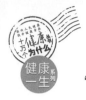

"心"被传统文化广泛接受，融入生活，我们常说的"心态""心情"等，都突出了心与情绪的关系。同样，在医病的同时也应当注重医心。

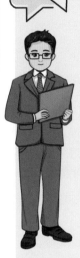

专家说

中医所讲的"心"不同于现代医学的心脏，而是包括了思维、情绪等心理学内容。《黄帝内经素问·上古天真论》曰："恬淡虚无，真气从之，精神内守，病安从来。"意思是指保持好心态、好心情，心平气和，心安神泰，人体正气足，抗病能力强，就不会得病或者少得病。美国宾夕法尼亚大学积极心理学中心一项研究显示，培养乐观的性格有助于保护心脏，可以降低人们患心血管疾病的风险，还可以提高免疫系统功能，延长寿命。

《黄帝内经灵枢·口问》曰："悲哀忧愁则心动，心动则五脏六腑皆摇……"讲的是心情不好可以直接影响到五脏六腑的功能活动，久而久之，会成为百病之源。

中医非常重视情志致病，也就是通常所说的"心病"，如"怒伤肝""喜伤心""思伤脾""忧伤肺""恐伤肾"。过度的情绪超出人体忍受的范围，如大怒、大悲，或者长期持续的压抑、恐惧，就会导致疾病发生或加重。现代医学认为，人体内有一个调节控制系统，即"神经 - 内分泌 - 免疫网络"。神经系统、内分泌系统和免疫系统之间通过一些信号传导因子，联系调节着各器官、系统的功能，互相配合，互相制约，从而达到整体功能的协调统一。如果长期处于负性情绪，如紧张、压力之下，会影响到神经系统、内分泌系统，体内升高血压、升高血糖的物质占主导地位，长此以往，高血压病、糖尿病就发生了；如影响到免疫系统，不能"监控"致癌基因，就会诱发癌症。

被医生所尊崇的美国特鲁多医生的墓志铭"有时，去治愈；常常，去帮助；总是，去安慰"，其核心体现了与患者心与心的沟通，也是一剂良药。因心病致病者，医心可以除其疑；因绝症失望者，医心可以安其神；因重病胆怯者，医心可以振其气；因久病缠身者，医心可以坚其志。所以，医病先医心。

（王　珍）

15. 为什么说
文化疗法也能调病

文化疗法是一种新兴的调治方式，旨在通过人们喜欢的艺术形式，帮助他们舒缓情绪，调整心态，减轻精神方面的疾病。虽然文化疗法与传统的医学治疗方式不同，但是其在精神情志方面所起到的积极作用备受认可。

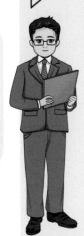

专家说

关键词

文化疗法 疾病

张岱年教授曾说："人生需要有一种生活的艺术。而所谓'生活的艺术'，主要是统御情绪的艺术。"文化疗法能够治病的原因有很多，其中最主要的就是它所产生的积极的心理影响。例如，在文化疗法中，患者可以逐渐放松身心，通过欣赏和创造来陶冶情操，舒缓内心的压力。在这个过程中，患者会逐渐调整自己的情绪，更好地控制自己的思维和行为，并逐渐摆脱精神疾病的困扰。

比如一位强迫症患者，在治疗过程中接受了文化疗法。他听了一些音乐剧、歌剧，欣赏了专业的歌唱表演，以及精美的艺术作品，甚至自己弹奏了乐器、创作了音乐作品。由于音乐和艺术等文化形式在潜意识上能够激发患者的情感，他逐渐放松了自己的内心，缓解了不安的情绪，从而得到了有效调整治疗。

除此之外，文化疗法还可以帮助患者提高对生命的感悟和体验，重建对生活的信心和勇气，并增加幸福感和满足感。在文化疗法过程中，患者可以通过对艺术作品的欣赏与交流来结识新朋友。同时，在阅读书籍、观看影视作品等活动中，患者能够了解更多的社会信息，领略人生百态，增加对自身价值的认可。

总的来说，文化疗法能够调病，是因为它能够从多个方面积极地影响患者的心理状态，因此，文化疗法作为治疗精神情志疾病的一种新型方式，具有广阔的应用前景。

（刘涓）

16. 为什么养生讲求 "形神合一"

中医养生讲求"天人相应、形神合一"，蕴含着古代哲学思维，并且适用于当今社会。《黄帝内经素问·上古天真论》里讲"故能形与神俱，而尽终其天年，度百岁乃去"，可见"形与神俱""形神合一"是养生长寿的必备要诀。

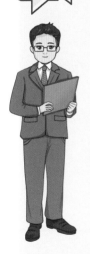

形，就是看得见、摸得到的外在形体；神，通俗地讲就是大众说的"精气神"，是对人整体状态的抽象概括。"形神合一"理论认为形与神彼此依存，互为统一，形为神的物质基础，神为形的功能统帅。张景岳《类经·针刺类》中言："无形则神无以生，无神则形不可活"。形好比是钢筋水泥，神就是房屋的建筑设计。钢筋水泥能体现建筑的设计之美，但设计理念错了，没有根基，房屋迟早会崩塌。只有"形以载神，神以养形"，才能构建一个完整的建筑和生命体。

临床上身体罹患疾病可以导致情绪异常，如长期身体疼痛可以导致失眠、焦虑等情绪异常。

反之，过度的情绪波动或长期的情绪异常也可以导致躯体疾病，如发怒会使肝气上逆，使人血压出现

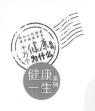

异常波动，轻则造成目赤头痛，重则导致脑卒中等，危及生命。压力过大，过于紧张，思虑过多，可导致气结，劳神伤脾，使人茶不思饭不想，导致形体消瘦或引发其他健康问题。

随着现代生活节奏加速、工作压力增大等多种原因，不仅高血压、糖尿病等慢性疾病患病率攀升，焦虑、抑郁等心理疾病的患病率也呈不断上升趋势，因此追求形神合一显得格外重要。

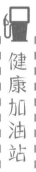

健康加油站

相关研究表明，临床上精神情绪问题可以引发或加重躯体疾病（如心血管疾病），躯体疾病同样会导致精神心理问题的出现。一些精神心理问题可表现为胸痛、心悸、胸闷等疑似心血管疾病的症状，但做相关检查则未见异常，且以心血管疾病的治疗手段进行治疗也无法缓解。简单说，就是躯体的脏器与情绪之间互相影响，导致躯体疾病和/或精神情绪问题的发生或加重。中医理论中提倡关注患者的躯体，更要关注患者精神情绪，从而达到身心协调，体现了"形神合一"的治疗和康养理念。

（王　珍）

17. 关于 "七十三、八十四" 之说有道理吗

"七十三、八十四，阎王不请自己去"的说法在很多地方流行，意思是 73 岁和 84 岁是人生的两个关口，很难过去。这有什么科学道理吗？

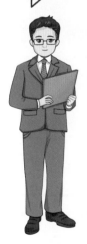

为什么会有这种说法呢？这和中国古代的两位圣人有关。按照民间的说法，"至圣"孔子去世的时候正好是七十三虚岁，"亚圣"孟子去世的时候则正好是八十四虚岁。孔子和孟子对后世影响深远，他们的学说被并称为"孔孟之道"。两个圣人都没能过去的坎儿，对普通人来说便是一个巨大的挑战。按照民间说法，两位圣人的年龄已经属于高寿，高于当时年代普通人的平均寿命，于是这种说法便世世代代流传下来了。

2019 年，国家统计局发布新中国成立 70 周年经济社会发展成就报告。报告显示，新中国成立以来，随着经济社会的发展，人民身体素质日益改善。1949年我国人口的平均预期寿命仅为 35 岁，2018 年人均

预期寿命达到了 77 岁。另外，根据各省市统计数据计算，我国目前在世的百岁老人达几万人。

因此，大家大可不必为"七十三、八十四"之说而困扰，过于担忧反而会影响健康。随着科技的发展，越来越多的疾病正在被攻克、治愈，人类的平均寿命还会稳步提升。实际上，人的寿命并不是由单一因素——年龄决定的，而是受到多种因素的影响，包括遗传因素、生活习惯、环境因素、饮食习惯等。

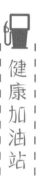

健康加油站

对于老年人，在养生方面尤其要注意以下几点：①防跌倒，老年人易患骨质疏松，跌倒后更容易骨折，骨折后长期卧床容易引发肺部感染和下肢血栓，可危及生命；②防感冒，老年人患感冒，尤其是流行性感冒后容易转为肺部感染，可导致心脑血管问题及其他一些慢性疾病加重；③防呛咳，呛咳会造成窒息，还有引发肺部感染的风险；④关注口腔健康，必要的时候配戴义齿以保证咀嚼功能，进而保证营养摄入；⑤防懒动，活动量过少会造成骨质流失、肌肉萎缩和心肺功能下降；⑥防过度运动，否则易造成意外伤害；⑦防拖延病情，如果感到身体不适应该及时就医。

（王耀献）

18. **孔孟养生**之道有哪些

关键词

孔子　孟子　养生

儒家学说的创始人孔子和其后继者孟子都是伟大的思想家，他们认为身体健康是实现个人修养和社会和谐的基础，在那个年代，传说孔子活到了 73 岁，孟子活到了 84 岁，他们的养生之道同样值得称道，直到今天仍不失其价值。孔孟究竟有哪些养生之道呢？

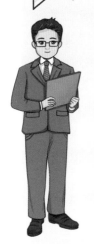

专家说

首先，注重饮食与养生的关系。《论语·乡党》中提出："斋必变食，居必迁坐，食不厌精，脍不厌细。"意思是说食物的种类要多样化，经常体验不同的饮食环境，有助于刺激食欲。食物的烹饪要精致细腻，以体现食物的美味和营养价值。孔子还有"五不食"原则，即"鱼馁而肉败，不食。色恶，不食。臭恶，不食。失饪，不食。不时，不食"。《孟府养生经》也提出"鱼生火，肉生痰，菜豆腐，老少安"，可见饮食的多样性、规律性，饮食加工以及食材的干净卫生对保持人体健康的重要性。

对于保持健康，儒家非常注重学习和人际交往的重要性，《论语·学而》中说道："学而时习之，不亦说乎？有朋自远方来，不亦乐乎？"通过不断学习和与朋友交往，可以提升自己的修养和智慧，促进身心愉悦与健康。

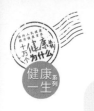

　　此外，儒家非常注重心态平和。孔子心存济世，胸怀宽阔，他的抱负是使"老者安之，朋友信之，少者怀之。"平时谦虚谨慎，宽以待人，"一日三省吾身""人非圣贤，孰能无过，错而能改，善莫大焉"，做事不卑不亢，不骄不馁。孔子还提出"君子有三戒：少之时，血气未足，戒之在色；及其壮也，血气方刚，戒之在斗；及其老也，血气既衰，戒之在得。"意思是一个人年轻时不要贪色，壮年不可争强好斗，老年不可贪得无厌。《孟府养生经》里提出"仁者寿，德延年""心肠宽，养生丹"，可见保持仁德之心，乐于助人，心胸开阔，有利于健康。

　　综上所述，孔孟的养生之道强调了饮食要精制细作、干净卫生，平日要有良好心态和情绪，保持和谐的人际关系。这些理念在儒家经典中得到了深入阐释和传承，对于现代社会的我们同样有很好的学习价值，是指导我们保持身心健康的经典论述。

（王耀献）

四

未病先防

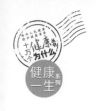

19. 如何做到

"未病先防、
已病防变、
病后防复"

"未病先防、已病防变、病后防复"是中医治未病理论描述的三个阶段。"未病"是中国古代对人体健康状态的一种描述，包括无病、病而未发、病而未传三种状态。《淮南子·说山训》记载："良医者，常治无病之病，故无病。圣人者，常治无患之患，故无患也。"可见"治未病"中的"治"，并非单纯指医疗、治疗，还包含管理、治理、研究等含义，可以引申为防止。中医治未病，是通过平衡阴阳、固护正气、规避邪气、防止传变以达到保持健康的目的。

专家说

"未病先防"的重点是未雨绸缪　是指采取有效措施，在疾病发生前做好预防措施，这个阶段关注的是养生而不是治疗。预防疾病的发生不应只是一味地将病邪"拒之门外"，而是应该通过适合的养生手段，如四季养生、节气养生，扶助正气，避免病邪侵袭，从而达到防病的目的。

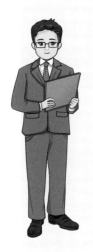

"已病防变"着力于尽快阻断病程 疾病发生后，一定要早诊断、早治疗，通过采取有效措施，防止疾病进一步发展、蔓延和恶化。

"病后防复"的重点是防止传变 疾病初愈，或者在疾病稳定期，做好善后调治，巩固疗效，防止原有疾病复发或者继发其他疾病。

同时还要注意疾病的传变规律，如《黄帝内经素问·玉机真脏论》提出"所谓治未病者，见肝之病，则知肝当传之与脾，故先实其脾气"，防止疾病进一步向其他脏腑传变。"病后防复"的阶段，人体邪气未尽，正气未复，阴阳未平，在这个阶段要做到节饮食、慎起居、勿劳作，做好疾病后期的治疗和调理，防止邪气传变，疾病复发。

（刘 涓）

20. 为什么中医强调"治未病"

中医自古便有"圣人不治已病治未病"的思想，先秦典籍《鹖冠子》中有一篇关于扁鹊三兄弟医术高低的文章，魏文王问扁鹊："子

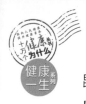

昆弟三人，孰最善为医？"扁鹊回答："长兄最善，中兄次之，扁鹊最为下。"魏文侯问为何，扁鹊说："长兄于病视神，未有形而除之，故名不出于家。中兄治病，其在毫毛，故名不出于闾。若扁鹊者，镵（音 chán，用针刺）血脉，投毒药，副肌肤，故名闻于诸侯。"可见，先秦时期人们已经意识到预防疾病的重要性。

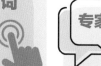

治未病 养生 未病先防

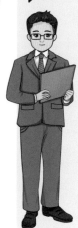

专家说

所谓"治未病"，就是事先防止疾病发生。举个例子，现代医学的发展，特别是疫苗的诞生，是治未病的很好体现，人类用疫苗构筑起一道抵御传染病的长城。在人类发展的历史长河中，经历了无数次的传染病大规模流行，伤亡无数，如天花，而其疫苗的诞生，对社会而言，产生了巨大影响，这种预防传染病最有效的手段，挽救了千万人的生命。如果每个人能够多掌握一些养生保健知识，使"治未病"这种未雨绸缪的思想深入内心，就能提高人群的整体健康防御意识，真正发挥"治未病"无穷的作用。

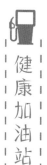

健康加油站

早在两千多年前，中医便提出了富有原创精神的医学思想——"治未病"。在《黄帝内经素问·四气调神大论》中提出"圣人不治已病治未病，不治已乱治未乱，此之谓也。夫病已成而后药之，乱已成而后治之，譬犹渴而穿井，斗而铸锥，不亦晚乎！"

大家耳熟能详的《扁鹊见蔡桓公》的故事，便是关于中医"治未病"理念的生动诠释。扁鹊三次拜见蔡桓公，每次去蔡桓公的病情就更严重一些。第一次见面扁鹊就劝说蔡桓公尽早治疗，却被拒绝。最终蔡桓公病入骨髓，体痛致死。

普及"治未病"思想，引导大众科学养生，才能有效维护大众健康。

（刘　涓）

21. 为什么说疾病要"三分治七分养"

"三分治七分养"是一句俗语，体现了老百姓对疾病治疗、机体康复的一种认知。汉代医家张仲景在《伤寒论》中专列了"辨阴阳易瘥后劳复病脉证并治"篇，就是提示人们要注重病后的调养，才能使机体完全康复。

无论是中医还是西医，治疗疾病都包括内科疗法和外科疗法，外科治疗虽然能准确、快速地直达病灶，但是并不适合所有疾病。对于很多慢性病患者来说，身体的康复不是一朝一夕的，甚至需要终身服药调养，如糖尿病、高血压、冠心病患者都需要长期服药控制。即使是外科手术之后，也要配合一定时间的护理与康复才能让身体痊愈。

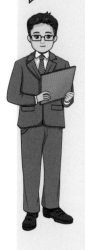

专家说

俗话说"病来如山倒，病去如抽丝"，就算是感冒一般也要7天身体才会痊愈。所谓"三分治"通常指针对疾病急性期进行治疗，快速解除疾病对机体的危害。若要使机体康复并且达到健康长寿的目标，则要在病后"七分养"，治疗与调养双管齐下，真正做到"已病防变、病后防复"。

"三分治"也指患病后一定要早诊断、早治疗，越早治疗所用的药物或者其他治疗手段就越简单，预后也会越好。对于一些顽固性疾病，有些治疗手段（如使用的中药偏性较大）本身就会伤及脏腑，所以治只需要"三分"就可以了。

所谓"七分养"，是指多数疾病不是瞬间形成的，大部分疾病康复周期比较长，在"三分治"的基础上，往往存在余邪未尽或者正气未复的情况，这个时候应该进行积极调养。

以骨科手术为例，术后采取科学的康复锻炼对患者机体功能的恢复具有非常重要的意义，其重要性不亚于手术本身。所以，有人把手术和康复比喻为帮助患者痊愈的"左手"和"右手"，二者缺一不可。规范的康复训练可以及早恢复患处丧失的功能，缓解不同程度的功能受限，减少并发症的发生，如果没有进行科学的康复，那么也就无法维持手术的疗效，这就是"七分养"的具体体现。

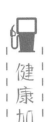

在日常生活中，想要做好"七分养"，应该注重膳食营养搭配，做到食饮有节，此外还应做到起居有常，保持充足的睡眠、良好的情绪和适宜的运动习惯。中医外治法，如针刺、艾灸、推拿、刮痧、香疗等具有疏通经络的作用，能够使气血通畅，脏腑阴阳平和，循序渐进调养身体。

（刘 涓）

关键词

22. 如何告别"亚健康"

亚健康 欲病 调理

"亚健康"是中医治未病中的"欲病"状态，是人体处于健康和疾病之间的一种状态，表现为一定时间内的活力降低、功能和适应能力减退，但不符合现代医学有关疾病的临床或亚临床诊断标准，检查指标没有异常提示。

中医学蕴含着阴平阳秘、形神统一、气血调和、天人相应的健康观念，"欲病"就是个体不能达到健康的标准，但是又无法明确诊断为某种疾病的状态。那么，我们该如何告别"亚健康"呢？

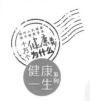

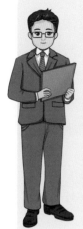

以情志因素举例　《黄帝内经素问·举痛论》中黄帝问岐伯："余知百病生于气也。怒则气上，喜则气缓，悲则气消，恐则气下……"岐伯把这些情绪所引起的气机问题逐一举例说明，论证了"百病生于气"的观点。这就提示大家尤其要关注不良情绪对健康造成的影响。科学管理情绪，保持心态平和与情绪的稳定，能够让人从心理到身体远离"亚健康"。

以饮食因素举例　《黄帝内经素问·痹论》中提到"饮食自倍，肠胃乃伤"，意思是饮食过量，超过了自身的消化能力，就会伤害脾胃，进而引发疾病。饮食太过，除了影响脾胃功能外，还会影响身体代谢功能，为罹患糖尿病、高血压、高血脂、肥胖甚至肿瘤等疾病埋下隐患。

中医学认为"脾胃乃后天之本"，人体后天是否能够健康皆受脾胃功能的影响和支配。营养均衡、三餐定时定量，减少刺激性食物和酒精的摄入，选择适合自己体质的食物，更有利于顾护脾胃，改善"亚健康"状态。

做好自我健康管理和自我身心调节，建立良好的生物钟，规律生活，将中医科学养生的思想深入生活的方方面面，就能维持身体的正气和功能平衡，自然就能告别"亚健康"。

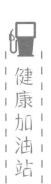

中医认为，"欲病"的原因有多种：先天禀赋不足，体质不佳；后天感受外邪，饮食不节，劳累过度，情志异常等。"欲病"虽然达不到现代医学制定的疾病的诊断标准，但是却存在症状，如乏力、失眠、心烦、出汗、便秘、腹泻等，中医可以通过望、闻、问、切了解人的先天体质，觉察疾病的迹象，并根据症状、体征和整体状态，辨证分析，尽早干预，促进人体回归阴阳平衡、气血充足的状态，防止疾病的发生。

（刘　涓）

23. 如何预防**血压高**变成**高血压**

关键词

高血压　预防　低盐饮食　欲病

人体的血管中充满了血液，血液在心脏的搏动下运行到全身，同时血管也就有了压力，形成可以通过血压计测量到的血压。血压并非固定的，而是会上下波动的，同时受到情绪、运动等因素的影响。如果一个人的收缩压≥130mmHg 和 / 或舒张压≥80mmHg 时，血压就是过高了。

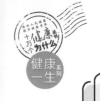

随着人们生活水平的提高和生活方式的改变，以高血压为主的慢性病开始流行，国内、外的流行病学研究显示，肥胖、代谢综合征、糖尿病、高尿酸血症等已经成为高血压的主要危险因素。中医治未病理论包括"未病先防、已病防变"，在还未明确诊断为高血压但血压却频繁升高时，就要警惕高血压的前期风险，要尽早预防血压高变成高血压。

高血压前期属于中医的"逸病"，意思是因过度安逸、怠惰而生病，与劳病相反。现代人的生活条件普遍较好，饮食中肥甘厚味较多，生活作息不规律，长期熬夜，违背了中医养生中讲到的天人合一，顺应四时阴阳变化的规律，久而久之则容易出现血压偏高的情况。

中医理论中的"六郁"是高血压前期的重要病机。"六郁"是元代医家朱丹溪在《丹溪心法》中提出的，包括气郁、血郁、痰郁、火郁、湿郁、食郁。简单理解，"六郁"是机体不能代谢掉的过剩的物质，壅滞在体内，造成气血失调、经络堵塞而致病。"六郁"之间互为因果，相互影响，但都是气郁为先。从中医治未病的角度看，久卧久坐、好逸恶劳、嗜食肥甘、情志抑郁或焦虑等不良的生活习惯、精神状态都会导致气血失调，机体负担加重，出现气郁不畅而生"六郁"。

"治病必求于本"，一般情况下，提早防止"六郁"的产生，能够从根本上预防高血压的出现，对改善血压偏高的情况也有重要作用。饮食适宜、戒烟限酒、减重、作息规律、适当运动、保持情绪稳定都可以减少从血压偏高转变为高血压的风险。

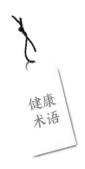

健康术语

高血压

在未使用降压药物的情况下，非同日3次诊室血压（指由医护人员在标准条件下按统一规范进行测量获得的血压值）均升高，就可以诊断为高血压。高血压是一种常见的慢性病。血管内的压力持续高于正常值会损害大脑、心脏、肾脏、眼底等重要器官，所以高血压的预防就显得非常重要，得病后的健康管理也同样重要。

（刘　涓）

关键词

养生　发育周期　生理特征

24. 不同年龄段的人应该如何**养生**

不同年龄段有不同的生理特征，这是人类生、长、壮、老、已的自然规律，针对不同的年龄段，要采用不同的养生方法。

根据《黄帝内经素问·上古天真论》中关于男女在不同年龄段的生理特征描述可见，人体的生理特征与性别和年龄密切相关。那么，不同年龄段应该如何养生呢？

女性"四七"前，男性"四八"前　此阶段机体逐渐发育成熟，并达到发育的最高点。对于正常人而言，这个阶段精力充沛、思维敏捷、行动迅速、经络

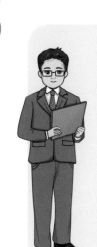

气血充盛、五脏六腑功能活动旺盛，只需要适当运动、作息规律、保证情绪稳定、营养充足就可以满足养生的需求。

女性"五七到六七"，男性"五八到六八" 与30岁左右相比，这个阶段人体的功能逐渐开始下降。这个年龄段也是大多数人事业的上升期，所谓"人到中年"，工作和家庭的忙碌让很多人出现饮食不节、作息不规律、情绪不稳定等一系列问题，慢性病出现的风险也开始增加。这个年龄段的人群需要适当掌握一些养生保健常识，关注身体，定期体检，通过饮食调适、精神调摄、起居管理、运动保健等方法，保持气血阴阳处于稳定状态，将疾病阻断在萌芽状态。

女性"七七"之后，男性"七八"之后 在50岁左右，人体的生理功能开始出现大幅度下降，气血阴阳、五脏六腑的功能也都开始衰退。这个年龄段的人群要更加注重养生，可以选择通过一些外治法进行保健，如按摩、推拿、刮痧、艾灸，刺激经络穴位、促进气血运行，扶助正气。可适当进行气功导引类运动，以保持身体关节的柔韧度和灵活度。还可以培养一些兴趣爱好，保持心情愉悦，维持脏腑的基本功能。

中医养生是以中医的阴阳理论、气血津液理论、脏腑理论为指导，探索人体生、长、壮、老、已的生理过程，然后根据生命发展的规律，采取适宜的措施来顾护人体正气，减少疾病发生，从而达到增进健康、延年益寿的目的。由于人体各个年龄段的生理特征不同，应该选择适合各自年龄段的养生方法。

男女不同生命周期的生理特征

性别	年龄	生理特征
男	八（8岁）	肾气实，发长齿更
	二八（16岁）	肾气盛，天癸至，精气溢泻，阴阳和，故能有子
	三八（24岁）	肾气平均，筋骨劲强，故真牙生而长极
	四八（32岁）	筋骨隆盛，肌肉满壮
	五八（40岁）	肾气衰，发堕齿槁
	六八（48岁）	阳气衰竭于上，面焦，发鬓颁白
	七八（56岁）	肝气衰，筋不能动
	八八（64岁）	天癸竭，精少，肾藏衰，形体皆极；则齿发去
女	七（7岁）	肾气盛，齿更发长
	二七（14岁）	天癸至，任脉通，太冲脉盛，月事以时下，故有子
	三七（21岁）	肾气平均，故真牙生而长极
	四七（28岁）	筋骨坚，发长极，身体盛壮
	五七（35岁）	阳明脉衰，面始焦，发始堕
	六七（42岁）	三阳脉衰于上，面皆焦，发始白
	七七（49岁）	任脉虚，太冲脉衰少，天癸竭，地道不通，故形坏而无子也

注：内容选自《黄帝内经素问·上古天真论》。

（刘 涓）

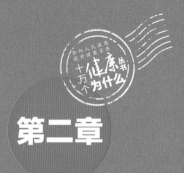

第二章

养生之法

食饮有节

1. 为什么中医讲
"五谷为养，五果为助，五畜为益，五菜为充"

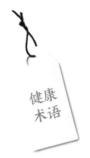

健康
术语

民以食为天，中华民族在长期的养生实践中积累了丰富的关于饮食的理论和方法。怎样吃才健康，健康的饮食结构有什么特点，想必是许多人关心的话题。

五谷	粳米、小豆、麦、大豆、黄黍。
五畜	牛、羊、豕、犬、鸡。
五果	栗、桃、杏、李、枣。
五菜	葵、藿、薤、葱、韭。

专家说

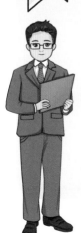

"五谷为养，五果为助，五畜为益，五菜为充"见于中医经典著作《黄帝内经素问》中的"藏气法时论"。以谷养、果助、畜益、菜充的膳食原则，强调饮食要做到全面均衡、搭配合理，主张人的饮食要以谷类为主食，肉类为副食，蔬菜、水果为辅助。只有这样，才能满足维护健康和延年益寿的需求。《黄帝内经》中的这一饮食养生原则与现代营养学提倡的"平衡膳食宝塔"的思想是一致的。

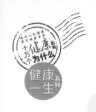

现代研究认为，人体所需的营养素主要有蛋白质、脂肪、碳水化合物、维生素、矿物质、水和膳食纤维。这七大营养素是维持身体正常生理活动以及能量需求的必须物质。其中谷类食物含有丰富的碳水化合物、蛋白质、单不饱和脂肪酸；肉类食物含有大量的优质蛋白和饱和脂肪酸；蔬菜和水果中含有大量的维生素、矿物质、水和膳食纤维。日常人体所需的营养素摄入过多或不足均会导致营养不良。

中医所讲的谷养、果助、畜益、菜充的膳食原则并没有具体到各类食物的量，但在《中国居民膳食指南（2022）》中有详细的建议，每人每天应吃全谷类和杂豆类 50~150g、薯类 50~150g；动物性食品 120~200g；奶类及奶制品 300~500g；蔬菜 300~ 500g，水果 200~350g；大豆及坚果类 25~35g；油 25~30g，盐控制在 5g 以下。

（梁润英）

2. 为什么说"病从口入"

我们常说"病从口入"。饮食首先进入口腔，由于口腔下接食管、胃、小肠、大肠，故病菌可以通过口腔进入人体，引起疾病。另外，吃东西太多，没有节制，或食物选择错误，或饮食没有规律等同样会引起疾病。

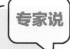

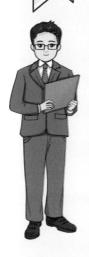

注重饮食卫生，预防病从口入　《论语·乡党》记载："鱼馁而肉败，不食。色恶，不食。臭恶，不食。失饪，不食。"可以看出，在古代就有讲究进食卫生的传统。饮食卫生主要包括食材新鲜、洁净，如果食物放置时间过久或储存不当就会变质，食用变质的食物会给人体带来危害。进食前应注意餐具和双手的干净卫生，防止病从口入。

养成良好习惯，预防病从口入　吃饭过急，容易损伤脾胃，所以在进食过程中要细嚼慢咽，同时尽量做到专心，以免影响消化。饮食后要漱口，保持口腔清洁。食后适当按摩腹部、散步，有助于食物消化。

饮食有节，预防病从口入　《吕氏春秋》有云："食能以时，身必无灾。"有规律地定时进食，保证人体消化吸收有节奏地进行，脾胃功能协调配合，维持平衡，是预防病从口入的重要举措之一。

饮食要有节制，做到适时和适量。一日三餐，按时进餐。一般早餐应在 6：30~8：30，午餐应在 11：30~13：30，晚餐应在 18：00~20：00。两餐间隔时间为 4~6 小时。

研究表明，人体存在一定生理规律，进餐符合生物规律有助于消化系统的健康。早、中、晚三餐的量要适中，过饥则化源不足，精气匮乏；过饱则胃肠负担过重，影响消化甚至出现营养过剩的"富贵病"，历代养生家认为饮食适量的标准是七八分饱。

人体生理规律在进餐方面主要表现为进餐频率与进餐量上。就前者而言，"三餐制"是比较符合人体生理规律、与人脑生物钟比较一致的模式，对身体健康具有积极影响。早、中、晚按时进餐，可保证内分泌器官与人脑、肌肉等的正常生理功能，有利于白天的工作和学习，以及晚上的睡眠休息。

在进餐量方面，标准是"七八分饱"，即虽然并未感到饱腹，但对食物的热情已经有所下降，主动进食的速度也明显变慢。通常，这个时候大家还是会习惯性地继续吃，但如果此时撤走食物，则很快就会忘记吃东西这件事，最重要的是在第二餐之前不会感到过度饥饿，这种状态就是"七八分饱"。

（梁润英）

3. 为什么建议清淡饮食

所谓清淡饮食，一是指日常饮食中含有的油脂，尤其是动物性油脂较少，二是指食物中的调料少，口感较清淡。清淡饮食有利于脾胃的消化吸收，减轻胃肠道负担。过食肥甘厚腻之品容易损伤脾胃，致使脾胃运化失常，而且容易导致肥胖、高血压、糖尿病，冠心病等多种慢性病。

专家说 保持清淡饮食的方法

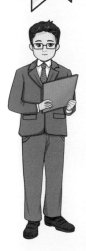

1. 要遵循均衡饮食、合理搭配原则，可以按照《黄帝内经》中的"养、助、益、充"原则，遵循"膳食宝塔"中建议的盐、油量，养成清淡饮食的习惯。好习惯一旦养成，将会终身受益，尤其应特别重视儿童时期良好饮食习惯的养成。

2. 烹饪方式多采用蒸、煮、炖，少用煎、炒、炸，以减少用油量。过多的油、糖摄入，就是中医常说的过食肥甘厚味，容易伤及脾胃。脾胃为后天之本，气血生化之源，脾胃一伤，就容易产生各种疾病。

3. 用植物油代替动物油，如橄榄油中含有多种不饱和脂肪酸，可以降低低密度脂蛋白，提高高密度脂蛋白，调节脂代谢，保护心血管。做肉汤时，最好能撇去油沫和浮油，以减少油腻感和过多的油脂摄入。若把肉汤放在冰箱冷藏室"冰镇"一下，则更容易去除上面的油脂。

4. 适当使用香辛料。许多植物香辛料可以给饭菜增味，有助于减少烹调过程中油、盐的使用量。一些植物香辛料含有抗氧化物质，并有一定的防病效果。建议在日常生活中用葱、蒜、胡椒、花椒、薄荷、孜然等天然香辛料代替部分油、盐、糖。

清淡饮食是一种良好的饮食习惯，有助于预防慢性病的发生，但并不意味着完全放弃对饮食口味的要求，完全无油、无肉、无调料的饮食也是不提倡的，而是应该根据个人口味和饮食养生原则，适度使用。

（梁润英）

关键词

饮食 清淡 健康

4. 为什么中医讲究
"五味调和"

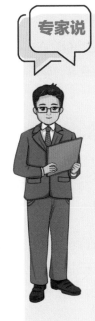

关键词

饮食 五味 调和

中医讲究五味调和的观念源自《黄帝内经》。所谓五味，是指酸、苦、甘、辛、咸。五味是人体不可缺少的营养物质，也是重要的调味品，可以促进食欲，帮助消化。中医认为，每一味食物对应着不同的脏腑和经络，能够影响人体的生理和病理状态。所谓五味调和，在饮食方面就是要通过合理的饮食搭配，使不同味道的食物能够相互平衡、相互制约，达到调和人体脏腑阴阳的目的。

专家说

生活中，饮食怎样做到五味调和？

1. 浓淡适宜。强调清淡饮食，五味不可偏。

2. 注意各种食物颜色和味的搭配。中医饮食养生中有五色、五味养五脏的理论。食物的五色是红、绿、黄、白、黑，合理搭配，有助于健康。食物的五味各有脏器归属，酸入肝、苦入心、甘入脾、辛入肺、咸入肾，配伍得宜，五脏和谐平衡。

3. 在进食时，味不可偏亢。五味偏亢太过，容易伤及五脏，对健康不利。《黄帝内经》中指出，咸味的东西吃多了，会使流行在血脉中的血瘀滞，甚至改变其颜色；苦味的东西吃多了，可使皮肤枯槁、毛发脱落；辣味的东西吃多了，会引起筋脉拘挛、爪甲干枯不荣；酸味的东西吃多了，会使肌肉失去光泽、变粗变硬，甚至口唇翻起；甜味的东西吃多了，会使骨骼疼痛、头发脱落。所以，既使是我们爱吃的食物也要适度摄入，还要时不时吃些自己不喜欢吃的东西，保持五味摄入平衡。

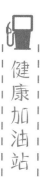

五味调和有哪些益处

五味调和可以使人体的内部环境达到平衡状态，从而保持身体健康。五味调和可以增强人体的免疫力，预防和治疗疾病。五味调和可以增加食欲，促进消化吸收，从而提高身体的营养水平。五味调和可以改善情绪，使人感到愉悦、平静，减轻压力和焦虑。

（梁润英）

5. 为什么说
"饮食自倍，肠胃乃伤"

"饮食自倍，肠胃乃伤"出自《黄帝内经素问》中的"痹论"，是说饮食如果过量摄入，就会损伤肠胃。过多食物进入人体，在短时间内堆积在胃肠道，容易造成脾胃功能失调，引起消

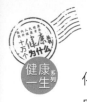

化不良，出现腹胀、腹痛、恶心等症状。这就提醒我们饮食要适度，每餐的摄入量应根据每个人的劳动强度、消化能力和饮食习惯来确定。

掌握以下内容，就可以有效避免饮食过量导致肠胃损伤。

1. 饮食清淡，有节制。常言道"少吃香，多吃伤"，须做到"饥不暴食，渴不狂饮"。

2. 如家中有小孩，要注意帮助孩子从小养成良好的饮食习惯。如果吃饭没有规律或暴饮暴食，一定会伤及脾胃，影响健康。我们常说的"要想小儿安，三分饥与寒"是有一定道理的，小儿饮食要适量，不要过饱。

3. 应注意饮食顺序。吃饭时可以先喝汤，有助于减少进食量。

4. 经常按摩腹部，促进胃肠蠕动。点按中脘、足三里等穴位，有助于消化。

5. 为防止饮食过量，最好将所有的定量的饭菜放在一个盘子中，吃完盘中的食物就停止进食。另外，感觉吃得差不多了，及时离开餐桌也不失为一种控制进食量的好办法。

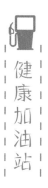

饮食过量有哪些危害

饮食过量不仅伤及脾胃，还会导致能量过剩转化为脂肪而使体重增加，出现肥胖。肥胖则会增加罹患慢性疾病的风险，与肥胖相关的疾病包括高血压、冠心病、糖尿病、部分癌症、痛风及骨质疏松等。大量前瞻性研究表明，BMI 增加是冠心病、脑卒中，特别是缺血性脑卒中发生的重要危险因素。

早期研究发现重度肥胖者的寿命明显缩短，之后的研究发现即使是轻中度肥胖也伴随着死亡率明显上升。

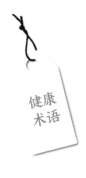

身体质量指数（body mass index，BMI）

是国际上衡量人体胖瘦程度以及是否健康的常用指标。计算公式为：$BMI = 体重（kg）\div 身高（m）^2$。我国成年人的 BMI 正常值为 $18.5{\sim}23.9kg/m^2$，$\geqslant 24kg/m^2$ 为超重，$\geqslant 28kg/m^2$ 则为肥胖。

（梁润英）

6. 辟谷、轻断食
对健康养生有什么影响

长沙马王堆出土的文献《却谷食气篇》，是最早记载辟谷的史料。辟谷又称"却谷"，"谷"指的是五谷，"却谷"，即不吃粮食。"食气"

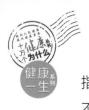

指呼吸空气与调节身体内在的元气。辟谷养生的原理可概括为"气满不思食",即通过呼吸气息调节、不吃食物或服食辟谷之药物,以达到养生防病、延年增寿的目的。

随着时代发展,我们的饮食习惯和饮食结构发生了很大的变化,碳水化合物、肉类摄入增多,由辟谷逐渐演变出轻断食等方法,迎合了目前低热量的饮食趋势。

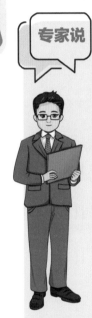

专家说

有研究表明,科学辟谷对超重、肥胖、高血压、血脂异常、高尿酸血症等具有良好的改善作用。目前常用的辟谷方式有服药辟谷和服气辟谷。服药辟谷,指通过药物手段减少正常饮食的摄入;服气辟谷,指通过科学的气功法减少饥饿感,逐步达到"气满不思食"的状态。相对于严格意义上的完全绝食,服药辟谷能利用辅助药物保障机体的基本功能,有效减少不良反应的发生。

轻断食也称"5+2断食法",即每周中不连续的2天每天只摄取500kcal(女生)或600kcal(男生)的食物,其余5天自由饮食,不加以控制。许多人选择轻断食来减轻消化系统的负担、减重和改善某些慢性疾病的症状。

辟谷和轻断食对特定人群或某些慢性疾病患者具有重要的养生意义,但是长时间辟谷或轻断食会降低身体免疫力,导致身体出现不良反应,如头晕、乏力,甚至可能导致严重的健康问题,如营养不良和心血管疾病,所以不建议擅自长时间进行辟谷和轻断食。

关键词

辟谷 轻断食 养生

在辟谷和轻断食期间，身体可能会失去一些重要的营养素，而这些营养素是维持身体健康所必需的，可能导致身体变得虚弱、易感染疾病。所以，在决定辟谷和轻断食前，一定要咨询专业医生，查明自己的身体情况，判断自己是否适合，之后在专业医生的指导下完成辟谷或轻断食。

近年来，随着饮食研究的深入，出现了一种既能满足身体营养需要，又能减轻体重的辟谷方法，称为柔性辟谷，受到许多人的欢迎。所谓柔性辟谷，就是在某一段时间内，计算好每天生理活动必须摄入的营养物质，制成饮品或者菜粥，是不追求饱腹感和美味口感的一种辟谷方法。其特点是能满足人体所需的营养物质，是一种安全、有效的辟谷方法。

（梁润英）

7. 中药**代茶饮**
如何饮用更有效

随着人们养生保健意识的增强，中药代茶饮因其制作方法简单、服用方便而受到越来越多人的欢迎。那么，代茶饮如何饮用更有效呢？

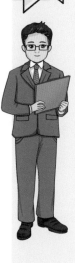

专家说

中药饮片的处理　过大或较为坚硬的中药饮片需要捣碎，以便药物的有效成分溶出，如天花粉、青果、罗汉果、川贝母。一些花类中药饮片由于质地松脆，通常呈破碎状态，最好装入无纺布袋中，制成袋泡茶，以避免饮用时有碎物吸入造成呛咳。为了易于析出有效成分，一些果实、种子类中药（如酸枣仁、决明子）可事先用机器打碎，装入无纺布袋中。一定要注意不能使用发霉的药物作为饮片。

茶具的选择　茶具应选择带盖的大口径杯子。

冲泡前清洗　代茶饮的中药饮片在沸水冲泡前应迅速过一下水，以去除杂质、灰尘。

代茶饮的制作　以沸水泡中药饮片 10~30 分钟即可，一般情况下，可每日一剂，多次泡服至无味为止。儿童服用代茶饮时，尽量煮一下，从水沸腾起算时间，煎煮 2~3 分钟，可增强杀菌效果，避免出现消化道反应。

代茶饮选用注意事项　在使用代茶饮前需要详细了解使用者的体质、病症，再结合中药性味和当时的气候、时令进行综合考虑，详细辨证之后才能使用，以确保疗效。

例如，出现咽痛，要辨别是实证的咽痛还是虚证的咽痛，两种证型其代茶饮的配方是不同的。最好咨询中医，正确选用代茶饮，以确保疗效。

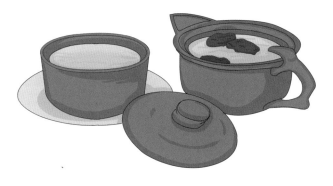

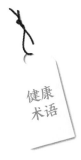

代茶饮

即以药代茶，选用数味中草药煎汤或以沸水冲泡，徐
徐饮下，补水的同时又兼有治疗作用，能以药物的寒温之
性纠正身体的寒温之偏，从而恢复身体的阴阳平衡，强身
健体。

（梁润英）

8. 为什么说

"若要小儿安，
三分饥与寒"

许多父母以及长辈在家里有了宝宝后生怕孩子生病，给孩子穿
的里三层外三层，有的家里还会不分时节全天紧闭门窗，生怕冻着孩

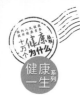

子。因为生活条件好了，物质得到了极大丰富，小孩子可以想吃什么就吃什么，家长便把"能吃"当作是长身体的需求，导致很多孩子偏爱肉食、油炸食品、甜品，摄入过多导致消化不良及肥胖。那么，给孩子穿得过暖，吃得过饱的做法真的对吗？

小儿 日常 养生

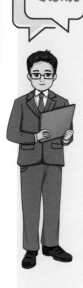

专家说

明代医家万全在《育婴秘诀》中提出"若要小儿安，三分饥与寒"，是针对当时小儿养护过分强调暖衣、饱食而提出的。饥，指调其饮食；寒，指节其寒温，即不要吃太饱、穿太暖。

这句话在当今也适用，提醒我们在孩子的养育过程中需要注意平衡和适度，不要过分保护和娇惯。

小儿体属纯阳，生机蓬勃，发育迅速，这就要求大量的营养物质以满足其生长发育的需要。但是，小儿时期脾胃功能弱，消化能力也弱，加上小儿吃东西往往没有饱的概念，容易出现伤食，导致消化不良。

在饮食上应该少量多餐，规律进食。家长不要追着孩子喂饭，这样容易养成挑食和厌食的坏习惯。一般情况下，没有零食的干扰，孩子不吃饭是因为不饿，饿了自然会吃。

家长在为小儿烹制食物的时候，建议多采用蒸、煮、炖、煨的方式，少加调料，做到清淡饮食。孩子经常吃得太饱还会引起能量摄入过多，增加超重、肥胖的风险，影响身体健康。所以，家长一定要知道"三分饥"的喂养经验。

孩子穿得过多、过暖，会因散热困难而导致出汗过多、汗水浸湿贴身衣服，被寒风吹过更易感冒；另外，穿得过多、过暖还会影响孩子自身的体温调节功能。所以，在孩子穿衣的问题上，切忌过厚，随温度变化适时增减衣物，并适当增加孩子户外活动的时间。

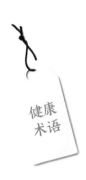

纯阳之体

是小儿生理病理特点之一。小儿生长发育旺盛，其阳气当发，生机蓬勃，与体内属阴的物质相比，处于相对优势，故称"纯阳之体"。小儿在发病过程中，易患热病，阴津易伤，在治疗上不宜使用温阳药物。

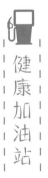

中医认为，小儿属纯阳之体，得病易从热化，所以食之过量易形成食积内热，穿得过多易使小儿阳气更亢，消耗阴津，体内阴阳失衡，内热熏蒸，汗易出，因毛孔常处于开放状态，外邪容易乘虚而入导致外感病。

（梁润英）

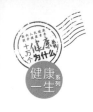

9. 如何减少**寒凉之品**带来的伤害

中医认为，人体的健康与体内的阴阳平衡密切相关。寒凉食物因性质属寒，容易导致人体内部的阳气受损，会首先影响脾胃功能，进而破坏体内的阴阳平衡，所以中医建议少吃寒凉之品。如何才能减少寒凉之品带来的伤害呢？

专家说

进食过多寒凉之品会引起腹痛、腹泻等不良反应，甚至引起机体免疫功能下降。

如何减少寒凉之品对身体的伤害

了解食物的性质　中医认为，许多水果和酸奶属于寒凉性质，最好在饭后吃，这样对人体阳气的影响会相对少一些。常见的食物，如冰激凌、西瓜、橙子、柿子、苹果、柚子、菠菜、芹菜、冬瓜、豆腐属于寒凉之品。

当然，不同的人因体质不同，对寒凉之品的反应也不同。一些人可能对寒凉之品比较敏感，而另一些人可能对寒凉之品没有太大的反应。例如茶是一种饮品，绿茶能清热，性质偏寒凉，虚寒体质的人最好不要饮用，但是实热体质的人则可以适当饮用。因此，大家应该在日常饮食中根据自己的体质和情况来调整食物中寒凉之品的摄入量。

可用偏热或偏温食物消减寒性之品对人体的影响　像螃蟹以及其他一些海鲜，一定要蘸着姜汁食用，用姜汁的温热制约海鲜的寒凉之气。有的人一吃螃蟹就会出现胃痛，原因多半就是螃蟹的寒凉之性损伤了胃阳。

不可过量、过久摄入寒凉之品　长期、过量食用寒凉之品极易损伤人体阳气，导致阴阳失调，损害健康。到了夏季，冰水、冷饮、冰激凌、冰镇啤酒，摄入这些寒凉之品后人体为了代谢以及对抗其寒气对自身的影响，会耗伤大量阳气，久而久之导致阳气不足，湿气积累在人体内影响机体正常功能。中医认为，湿邪可以导致多种疾病。

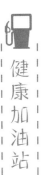

健康加油站

什么是食物的四气

食物的四气就是通常所说的食物的寒、热、温、凉四性。凉性和寒性食物一般具有清热、解毒、泻火的作用；温性与热性食物一般具有温阳散寒的作用。

（梁润英）

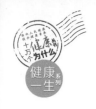

早饭　午饭　晚饭　饮食有节

10. 为什么说

"早饭宜好，
午饭宜饱，
晚饭宜少"

　　"早饭宜好，午饭宜饱，晚饭宜少"是中医饮食养生的原则之一。首先，进食必须有一定的时间规律；其次，规定了每餐的量，在一天的三餐中，早餐应该吃得好、午餐应该吃得饱、晚餐应该吃得少。定时进食不仅可以保持脾胃功能的正常运行，还可保持体内阴阳之气的平衡；餐量则应根据人体气血与昼夜的变化而改变。"早饭宜好，午饭宜饱，晚饭宜少"是基于中医对身体消化吸收和代谢规律的认识，是中医养生的传统经验总结。

专家说

　　早餐应该吃得好　经历了一晚上的休息，为了补充身体较长时间没有能量摄入的不足，避免营养物质缺少，早上就要吃一些高蛋白的食物，如牛奶、鸡蛋。可适量进食馒头、面条、粥等碳水化合物，为一上午的工作、学习提供能量和活力，为一天的工作和生活打下基础。中医认为，早上阳气充足，人体的消化功能最佳，所以应该吃得好，可多摄入蛋白质、维生素和矿物质等营养素。

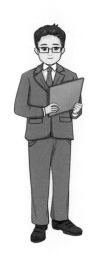

午餐应该吃得饱 午餐是在一天中身体消耗能量最多的时段进行的，自然要吃好、吃饱。牛肉、猪肉、鱼肉等优质蛋白不可少，馒头、米饭等主食也要充分摄入，果蔬能提供人体所需的各类维生素，也要吃一些。膳食均衡，合理搭配，既要吃饱，又要吃好。中医认为，中午的阳气比较充足，身体的消化功能较强，因此，可以相对多吃一些营养丰富的食物。

晚餐应该吃得少 一般晚上活动比较少，身体的消化和代谢功能也较弱，因此应该吃得少，并做到清淡饮食，以免影响身体健康。晚餐应少吃高脂肪、高热量食物，避免造成肠胃负担。晚餐如果吃得过多，热量无法消耗，会蓄积在体内转化为脂肪，导致肥胖，高血压病、肠胃疾病等也会接踵而来。

中医认为，晚上的阳气比较虚弱，如果吃得过多、过饱，会影响身体的阴阳平衡，还会影响夜间的睡眠。

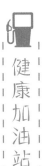

健康加油站

《饮膳正要》提出"晚餐不可多食"。现代研究表明，夜间多食除胃肠负担过重外，大量的血液集中于肠胃间，其他脏器供血相应减少，会影响人体的休息。因而在三餐的合理搭配上，早餐宜占全日进食量的30%，午餐占40%，晚餐占30%。

（梁润英）

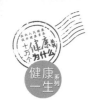

11. 为什么要
重视**饮食**的**禁忌**

关键词

饮食　禁忌　健康

随着大众健康素养的提高，健康知识的普及，许多人常常用食物进行养生调养。在生活中我们逐渐认识到，某些疾病的患者在一些情况下吃某类食物会加重病情，即使是正常人，如果吃了搭配不宜的食物也会出现不适或导致疾病的发生。饮食中到底有哪些禁忌呢？

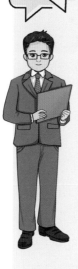

专家说

饮食禁忌的一般原则　对证施用。如寒证忌生冷之品；热病忌辛辣之品；虚证忌克消、攻伐之品；实证忌补益、固涩之品；脾胃虚弱忌生冷、油腻之品。

服药忌口　在服用某些中药时忌生冷、辛辣、油腻、腥膻、浓茶等。

疾病忌口　肥胖、高脂血症、冠心病患者，应忌食肥肉、动物内脏、鱼子、奶油等高胆固醇、高脂肪食品。糖尿病患者应忌甜食，油腻、辛辣刺激性食物，以及含糖量较高的水果。痛风患者应忌动物内脏、海鲜、红肉、肉汤以及龙须菜、香菇等嘌呤含量较高的食物，不喝浓茶、浓咖啡，不饮酒。

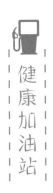
常见的忌口食物

发物类　包括羊肉、狗肉、鹅肉、虾、蟹、韭菜、香菜等。

辛辣类　包括辣椒、胡椒、生姜、大蒜、韭菜、花椒、青葱、芥末、酒类等。

生冷类　包括西瓜、梨、柿子、菠萝、香蕉等生冷水果；萝卜、白菜、苦瓜、竹笋、蚕豆等寒凉蔬菜；冰棒、冰激凌等冷冻食品。

油腻类　包括猪油、猪肉、牛肉、羊肉、动物内脏和油炸、烧烤食品。

水产类　包括虾、蟹、螺、贝类、带鱼、海鳗、乌贼、鱿鱼等。

其他类　咸品，如食盐、酱油、豆酱、鱼露、咸菜、咸鸭蛋等；甜品，如白糖、红糖、各种糖果、糕饼，以及含糖多的荔枝、龙眼、甘蔗等水果。

饮食禁忌

饮食禁忌有广义和狭义之分。狭义上是指人患病时在饮食方面的禁忌，又称病中忌口。广义上则除病中忌口外，还包括因年龄、体质、地区和季节的不同而忌服或少服某些食品，也包括为避免某些病情复发而忌服某些发物等。

（梁润英）

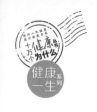

12. 为什么说

"鱼生火，肉生痰，白菜豆腐保平安"

鱼是人们爱吃的食材，种类繁多，食性有寒热之分，如带鱼、鲢鱼、鳝鱼性温，多食易于助热生火；鲫鱼、鲤鱼等，性平，若以红烧、油炸、烧烤等方式食用，也会使人上火，如出现胃火牙痛、口舌生疮、烦躁难眠等症状，因此有"鱼生火"的说法。

人们常吃的畜肉有猪肉、牛肉、羊肉。牛肉、羊肉性偏温热，易助热；猪肉性偏平或凉，多食易滋腻碍胃、生痰，因此有"肉生痰"的说法。中医认为，常见慢性疾病如高血压、糖尿病的发生与痰湿有关。

白菜，性味甘平，养胃益人，清热除烦。豆腐，味甘性凉，有生津润燥、清热解毒、宽中益气的作用。这种类型的食物适合大部分人长期食用。

专家说

"鱼生火，肉生痰，白菜豆腐保平安"是民间流传的一句有关饮食的谚语，这句简单的话其实是在告诉大家如何合理搭配饮食，使身体保持健康。

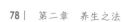

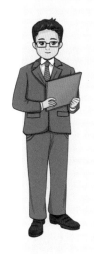

首先，要注意饮食有节。鱼类、肉类富含蛋白质，营养丰富，是补益身体的好食材，但要注意量，食用过多则会引起上火、痰多等。要做到食肉有节制，尤其是红肉，避免因长期过多吃肉引起肥胖，出现高血脂、高血压、高血糖等。

其次，要注意食物的多样性，做到合理搭配。《黄帝内经》提出"五菜为充"，说明以白菜为代表的各种蔬菜是对饮食的有益补充。豆腐是一种豆制品，豆属于杂粮，按照《黄帝内经》"五谷为养"的说法，要相对多吃五谷杂粮，可补养脾胃。平日的饮食不能只吃大鱼大肉，要合理搭配蔬菜、豆制品，才能更好地补精益气，让身体保持健康。

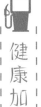

健康加油站

中医所说的"痰"是什么

痰饮是人体水液代谢障碍所形成的病理产物，属继发性病因，较稠浊者称为痰，较清稀者称为饮。

痰可分为有形之痰和无形之痰。有形之痰，指视之可见，闻之有声，或触之可及的痰，如咳嗽吐痰、喉中痰鸣、痰核等；无形之痰，指只见其征象，不见其形质的痰，如眩晕、癫狂等，虽然不见有形之痰，但用祛痰药治疗却有效。

（代民涛）

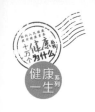

13. 为什么说
"清晨一杯水，
生津润脾胃"

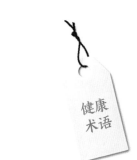

健康术语

津液

　　是机体一切正常水液的总称，包括各脏腑、形体官窍的内在液体及其正常的分泌物。津液是构成人体和维持生命活动的基本物质之一。

　　除了排出尿液，人体会以汗液的形式通过皮肤排出水分，呼吸也会消耗一部分水分，所以经过一整夜的睡眠后，清晨人们往往容易感到口干舌燥。此时应及时补充一杯水，使脾胃润泽，滋生津液，从而缓解口干舌燥的症状。清晨饮水后，大肠内津液增多，有助于累积在肠内的糟粕顺利排泄。因此说"清晨一杯水，生津润脾胃"。

专家说

　　据科学统计，人体中的水分含量非常高，占体重的60%~70%，所以人们常说"水是生命之源""人是水做的"，一定时间内"人可以不吃饭，但不能不喝水"。可见，水是人体必需之品，随时补充水分十分必要。

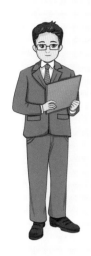

清晨的第一杯水尤为重要，可以滋阴润燥，改善晨起的口干舌燥；可以增液润肠，促进肠内糟粕的排出；可以稀释血液，促进血液循环，可以加快体内代谢废物的排出；可以使大脑迅速恢复清醒状态。所以又有俗话说："晨起皮包水，睡前水包皮，健康又长寿，百岁不称奇。"此处的"晨起皮包水"是指清晨喝水。那么，清晨这杯水如何喝更科学呢？

首先，宜空腹喝水，这样做可以更好地起到清肠作用。最好是在刷牙过后喝水，防止将夜间口腔中繁殖的细菌吞咽入胃。

其次，要少量频饮，不可暴饮。

再次，宜喝温开水。凉水易伤脾胃，容易引起腹泻、腹痛等。

最后，成年人每天合适的饮水量为1500~2000毫升，按每人每天饮水6~8次计算，则每次饮水量约为250毫升。所以，清晨一杯水的量以250毫升左右为宜。从季节而言，夏季炎热，可适当加量；冬季严寒，可少量饮用。从年龄看，老年人代谢功能相对弱，可适当减量。从体质看，阴虚体质者可加量；痰湿体质者酌情减量。

需要注意的是，喝水后不要马上运动，以免引起呕吐、腹痛等。可以在喝水半小时后进行适当运动，以加速肠内糟粕的排出，促进血液的稀释，有助于体内毒素的排泄。

（代民涛）

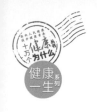

14. 为什么说

"冬吃萝卜夏吃姜，
不劳医生开药方"

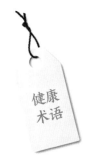

健康术语

春夏养阳

　　指春夏之时，自然界阳气升发，养生者宜顺时而养，须护养体内阳气，使之保持充沛。

秋冬养阴

　　指秋冬之时，万物敛藏，养生者宜顺时而养，须护藏阴精，使精气内聚，以润养五脏。

　　《黄帝内经》记载了"春夏养阳，秋冬养阴"的理论，据此产生出在寒冷的冬季适当吃性凉的萝卜，在炎热的夏季适当吃性热的生姜的方法。根据人体体质、时空、气候的不同，运用食疗方法，合理搭配饮食，未病先防，一些病症就不会发生；通过食疗调治，还可以既病防变，达到一定的预期效果就"不劳医生开药方"了。

专家说

　　"冬吃萝卜夏吃姜"蕴含着中医"阴平阳秘"的理论思想，提示人们在饮食上合理搭配，就能够取得有效的防治疾病效果。

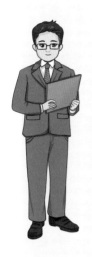

在严寒的冬季，适合吃温热性食物，而不宜过多吃寒凉之品。萝卜性凉味辛，唐代《食疗本草》记载其"性冷"，原则上不适宜在冬季食用。但如果在冬季，人们饮食不节，过食大热且油腻的食物，如羊肉，就容易上火，出现口腔溃疡等症状；多摄入肉食，容易滋腻碍胃而生痰，并且易于导致食积。萝卜虽然性凉，但有清热化痰、消积导滞、下气宽中的作用，能在一定程度上防止上述症状的发生。

在炎热的夏季，适合吃寒凉性食物，不宜过多吃温热之品。生姜味辛性温热，因而不适宜在夏季多食。但如果在夏季，人们因贪吃生冷而引起腹痛、腹泻、呕吐等胃肠不适，或者女士因寒凉引起痛经，又或因冲凉、淋雨引起外感，就可以多吃一些生姜。因为生姜有发表散寒、温中止呕、化痰止咳等功效，在一定程度上可以防治上述病症。

"冬吃萝卜夏吃姜"并不是适合所有人，还是要注重饮食宜忌。脾胃虚寒者在冬季不可多吃萝卜等寒凉之品；容易上火者亦不宜在夏季多吃生姜等辛热之品。

（代民涛）

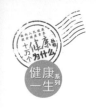

15. 为什么说

"吃好葱姜蒜，
病痛少一半"

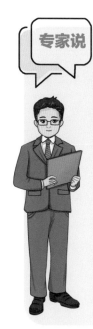
葱、姜、蒜是生活中厨房必备的食材，都是味辛性温之品，多作为调味品使用。同时，它们也属于中药材，是药食同源之品，有着调理疾病的作用。中医认为，葱能发表通阳，解毒杀虫，适用于风寒感冒、阴寒腹痛、痢疾等；生姜能发表散寒，健脾止呕，解毒，可用于风寒感冒、呕吐、腹痛等；大蒜有解毒杀虫、止咳祛痰、宣窍通闭的作用，能治疗食积、腹泻、感冒等。葱、姜、蒜作为常用调味品的同时还起到了食疗作用，所以说"吃好葱姜蒜，病痛少一半"。

专家说

葱、姜、蒜作为药食同源之品，能调味且能食疗，因此被人们称赞为"厨房三宝"。葱的辛散通阳作用强，诸多菜肴皆可用到，被称为"和事菜"。研究发现，葱所含的有机硫化物具有抗菌、抗癌、抗炎作用，同时可清除体内自由基，具有抗氧化功效。葱还能促进血液循环，改善神经系统功能，对预防心血管疾病、记忆力下降有一定作用。生姜所含的姜辣素能刺激胃液分泌，兴奋肠道，有利于消化、增进食欲。大蒜所含的大蒜素能促进人体对维生素 B_1 的吸收，具有一定的杀菌、降血脂、抗癌作用。那么，在日常饮食中，如何用好葱、姜、蒜呢？

首先，要充分了解葱、姜、蒜的功效和主治病症，从而更好地针对性食用。如葱、姜的发表通阳作用强，如果得了风寒感冒，可以用葱白头与豆豉熬水饮用（《补缺肘后方》葱豉汤）；生姜止呕作用强，被称为"止呕圣药"，常用于胃寒呕吐；大蒜解毒作用强，可用于防治食物中毒、腹泻等。

其次，要注意饮食宜忌。葱、姜、蒜都是味辛性温之品，容易刺激胃肠，不建议空腹食用，尤其是生品。阳虚、痰湿体质的人宜多食、常食；阳气偏盛、阴虚火旺的人不可多食。

最后，注意正确的烹调方法。葱经过高温加热，其中的有机硫化物含量会减少，所以适合生食或短时间清炒。大蒜素遇热会失效，因此要尽量生吃，最好捣成蒜泥搁置 10~15 分钟后食用，这样更有利于大蒜素的吸收。生姜中的姜辣素沸点非常高，因此建议熟食。

（代民涛）

16. 为什么说
"食不言，寝不语"

在进食时若言语不止，会使得食物未经充分咀嚼便进入胃中，从而加重胃受纳食物、脾运化食物的负担，进而不利于食物的消化和营养成分的吸收，日久甚至会产生脾胃疾病，如食积、胃痛等，所以要"食不言"。中医认为，心主神明，在就寝前若仍高谈阔论，心情激动，大脑皮质处于兴奋状态，则不利于入睡，长期会导致失眠、神经衰弱等，因此要"寝不语"。

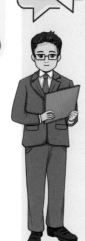

专家说

"食不言，寝不语"出自《论语·乡党》，其原句为"食不语，寝不言"，意为嘴里嚼着东西的时候不要说话，到了该睡觉的时候就按时睡觉，不要发出声音吵到别人。此句原义是孔子用来论述饮食和作息方面的礼仪与修养的，后在中医理论的指导下形成对于饮食和睡眠的健康提示。那么应该如何做到"食不言，寝不语"呢？

如何做到"食不言" ①注重提高个人品德修养和自律性，养成在吃饭时少言和不言的良好习惯。②注重卫生。边吃饭边讲话，唾液会飞溅，不礼貌且容易传播病菌。③进食要专注、认真。俗话说，一心不可二用，进餐时将头脑中的各种琐事尽量抛开，将心思全部集中在品尝食物上，能够更好地促进胃肠蠕动，增强食欲。

如何做到"寝不语" ①注重提高个人品德修养和自律性，养成在睡觉时少言语、不喧哗的良好习惯，尤其是在集体宿舍。②可以在睡前听听轻缓的有助于催眠的音乐。③可以阅读一些优美的散文、诗歌、故事等，使神志淡然，有益睡眠。

如今看手机已经成为很多人吃饭时或者入睡前的习惯，吃饭时或入睡前看手机虽然做到了"食不言、寝不语"，不影响他人吃饭或休息，但其实这种行为与这句话的养生原则相违背。在吃饭时，如果一直看手机便不能专注饮食，不利于脾胃运化，久而久之易引起脾胃问题。在入睡前看手机，纷杂的信息容易使大脑处于思考或兴奋状态，或难以顺利入睡，或影响深睡眠，久而久之则可能导致失眠、神经衰弱等。

（代民涛）

二

起居有常

17. **早睡早起**一定健康吗

"早睡早起精神好"是一句妇孺皆知的生活谚语。但是，早睡早起一定健康吗？根据古人的经验，睡眠情况应该依据个人情况，配合不同的季节而定，单纯的早睡早起不一定适合所有人。

《黄帝内经》提出养生应该顺应四时与昼夜、阴阳消长的变化规律：一是顺应四时春生、夏长、秋收、冬藏的气候变化规律，遵循"春夏养阳，秋冬养阴"的养生原则，调摄形体活动、饮食起居和精神情志；二是顺应昼夜阳气生发、隆盛、虚衰的变化规律，调节起居活动，保护人体阳气，免受外邪侵袭，防止疾病的发生，故而不同季节的睡眠时间应各有变化。

一成不变的早睡早起不一定是健康的、正确的，那么什么样的作息时间才是科学的？

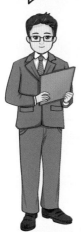

作息要顺应四时　春、夏两季要晚睡早起，秋天要早睡早起，冬天则要早睡晚起。春天万物勃发，适合"夜卧早起"，不过此时的晚睡是指在十点半左右入睡，而不是凌晨。夏季睡眠时间不需要很长，宜延后，适合"夜卧早起"，此时的晚睡指在十一点左右入睡，晨起时间不变，但要记得午休。秋季可以遵从"早睡早起"的原则。秋多属阴，天气转凉，天黑得快，早点儿上床休息可免夜间寒气冻人。秋天天气凉爽宜人，正是适合活动的季节，早睡早起，可利用的活动时间

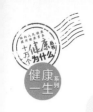

便会增加。冬天，人体顺应自然的变化开始养精蓄锐，应减少活动，此时人们更适合早睡晚起。冬季严寒，太早起床容易受寒，可以等太阳出来、较为暖和时再起床活动。

　　作息要因人而异　　一般老年人多习惯早睡早起，年轻人多习惯晚睡晚起。有些人由于工作性质需要晚睡，甚至需要熬夜上夜班，做不到正常作息，则应该在工作之余及时补觉，保养精神。

　　无论早睡早起，还是晚睡早起，只要能够保证充足睡眠，驱除疲劳，恢复精气神，能够以饱满的精神状态投入一天的生活、学习、工作之中，就是健康的作息。根据古人对十二时辰的定义，宜在晚上 9 点至 11 点入睡，早上 5 点至 7 点起床，保证 6~10 小时的睡眠时间。

（代民涛）

18. 应该如何少**熬夜**

　　中医认为，长期熬夜会导致体内阴阳失衡，易耗损心神，损伤津液，导致注意力不集中、口干口渴以及皮肤干燥、粗糙等问题。现代研究表明，熬夜会对机体的免疫功能产生极大影响，熬夜是众多疾病产生的直接或间接原因，甚至会使心脏病、癌症的发病率升高；熬夜对男性生殖健康会产生较大影响；长期熬夜会严重损伤大脑。

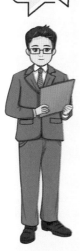

"日出而作，日入而息"，古人对睡眠有充足且正确的认知。古人将一天分为十二个时辰，晚上 9 点至 11 点称为"人定"，在此期间人们应该入睡了。现代科学研究发现，人类拥有自己的生理活动节奏。在晚上 10 点时，人们的呼吸开始减慢，体温下降，萌生睡意。但是现在很多人会熬夜，夜里 11 点之后还没有休息。长期熬夜，导致机体的免疫力、注意力、皮肤甚至五脏都受到影响。那么应该如何少熬夜呢？

首先，养成良好的作息习惯。按时将当天学习、工作任务完成，避免加班熬夜，从而使人放松，坚持每天在晚上 9 点至 11 点入睡。

其次，晚餐不多食。中医认为"胃不和则卧不安"，晚餐吃得过饱会加重脾胃运化的负担，从而影响睡眠。因此，晚餐不宜进食过多，并且要少食辛辣油腻等刺激性食物，饮食清淡，以利于肠胃排空，获得良好睡眠。少喝咖啡、奶茶等有兴奋神经作用的饮料，否则不利于入睡。

再次，睡前不多动。睡前不宜做剧烈运动，否则会使精神兴奋，难以入睡。

最后，睡前不多思。入睡前少思考、少焦虑、少紧张，否则容易损伤心脾。心神不安，脾虚血弱，则难以入眠。

关键词

熬夜 睡眠 健康

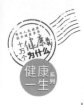

关键词

劳逸适度　劳逸结合　养生

十二时辰

古人将一天分为十二时辰，一个时辰约为 2 小时，用地支进行排列，分别为子、丑、寅、卯、辰、巳、午、未、申、酉、戌、亥。分别对应夜半、鸡鸣、平旦、日出、食时、隅中、日中、日昳、晡时、日入、黄昏、人定。子时（夜半）为晚上 11 点到凌晨 1 点，其余时辰按此时间，以 2 小时为单位顺延。

（代民涛）

19. 为什么要**劳逸适度**

在日常生活与工作中，劳、逸都不能"太过"或"不及"，劳逸不单纯指身体，也包括心理。适当的劳动锻炼能够使气血流通，身体强健，但劳累过度又会损害身体健康。进行正常的思维活动有利于身心健康，但过度劳神，会导致疾病的发生。性生活是人类生活和繁衍不可或缺的，但如果房劳过度，则会耗伤精血，损害身体健康。适度的休息能够消除疲劳、恢复体力，但是过度安逸，反而会导致气血不畅、肌肉无力、筋骨不利、反应迟钝等。因此，只有劳逸结合、劳逸适度，才能更好地养生防病，促进健康。

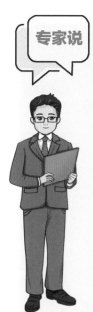

专家说

中医认为过度劳作会导致人体气血、肌肉、筋骨的损伤，现代医学认为过度劳累是导致心脏病、高血压等慢性疾病发生的重要原因。过度安逸也会导致疾病的发生，如唐代名医孙思邈在《千金要方·道林养性》中说："饱食即卧，乃生百病"。在日常生活中应该如何劳逸结合，并且做到劳逸适度呢？

首先，做到"不妄作劳"。"劳"，一方面指劳动，包括体力劳动和脑力劳动，应根据自身体质和工作性质合理安排工作时间和工作量，不可过度劳动；另一方面指房劳，性生活应有规律且有节制，不可纵欲，以免耗损肾精。

其次，做到规律休息，休息的时间应适度，不可过逸。每天要规律作息，保证充足的睡眠时间。充足的睡眠能够帮助人们消除一天的疲惫，有利于恢复体力与脑力。

最后，做到劳逸结合。在持续的劳作后要适当休息，或者运用一些养生方法缓解疲劳。如《黄帝内经》指出"久视伤血"，用眼较多的人可以喝大枣粥、枸杞茶，吃阿胶糕，以补益精血，缓解视觉疲劳。《黄帝内经》指出"久坐伤肉"，如白领、学生；"久立伤骨"，如教师；"久行伤筋"，如运动员，这些人要注意及时休息调养，同时结合针灸、按摩、拔罐、贴敷等中医特色疗法缓解疲劳。长时间的休息，没有任何劳作，就会造成"过逸"，也会导致身体不适，如《黄帝内经》指出的"久卧伤气"，长时间卧床会导致气滞血瘀，正常情况下人们应避免久坐、久卧，可以进行适当运动，如散步、慢跑、打太极拳、练习八段锦，使气血流通，体质增强。

（代民涛）

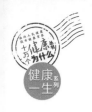

20. 什么是良好的 起居习惯

关键词

起居 生活习惯 养生

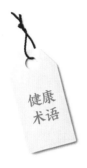

健康术语

起居

主要是指作息，也包括对日常各种生活细节的安排，如生活方式、衣食住行、站立坐卧、一天从早到晚的活动、一年四季变换的适应。良好的起居习惯需要"起居有常"，就是要建立一套科学、合理、规律的作息制度，在工作、学习、休息、娱乐、饮食、睡眠等方面顺应自然界的变化规律，并持之以恒。这是强身健体、延年益寿的重要原则。

《黄帝内经素问·金匮真言论》指出"平旦至日中，天之阳，阳中之阳也，日中至黄昏，天之阳，阳中之阴也；合夜至鸡鸣，天之阴，阴中之阴也，鸡鸣至平旦，天之阴，阴中之阳也。"人类应该按照这种变化规律"日出而作，日入而息"，做到在一个阶段内（如在春、夏、秋、冬不同季节）每日定时睡眠、定时起床、定时用餐、定时学习或工作、定时锻炼身体、定时排大便、定期洗澡，这样会对健康有促进作用。

专家说

当今社会竞争激烈，工作、学习压力加大，生活节奏加快，生活方式多样，与不良生活起居习惯相关的疾病多发，影响着人们的身心健康。电器照明、音响娱乐、互联网、手机……现代生活使一些人日夜颠

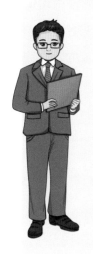

倒，生物钟被打乱，生理功能受到负面影响，进而危害健康。因此，养成良好的起居习惯，未病先防，就显得尤为迫切。

首先，要顺应四时。人生活在自然界中，与大自然息息相关，人的起居只有顺应四时之阴阳变化，才能维持健康。应根据季节变化和个人的具体情况制订符合自身生理特点的作息时间，并养成按时作息的习惯，使人体的生理功能保持在稳定平衡的良好状态。

其次，要劳逸有度。在生活中必须有劳有逸，既不能过劳，也不能过逸，劳逸结合。

（代民涛）

21. 如何**排便**
才能让身体**更健康**

人类的日常活动概括来说无非"吃、喝、拉、撒"四件事，"拉"其实和健康的关系也非常密切，建议大家养成上完厕所后"回头看一眼"的习惯。可不要小瞧这一眼，大便的形状、颜色、气味等都能告诉我们很多关于身体状况的信息。

健康的大便应该可以被毫不费力地被排出体外，排便时没有疼痛感。大便应该呈现管状，也就是香蕉或香肠的形状。当然，它会有一些难闻的气味，虽然臭但不应该是恶臭或腐臭。健康成人的大便为质软成形的黄色或褐色的条状便，多食碳水化合物时为黄色，多食蛋白质时呈褐色。排除所吃食物颜色的影响，如果大便呈现出其他颜色，如红色、黑色、灰色、白色或绿色，都是不正常的。进食蔬菜等含膳食纤维多的食物时，大便量可能相对多些，进食肉食时大便量相对少些。

关键词

大便 排便 健康

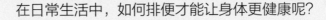

专家说

在日常生活中，如何排便才能让身体更健康呢？

首先，要养成按时排便的良好习惯。晨起后粪便易于进入直肠，刺激肠壁产生便意。所以在清晨起床后或早餐后2小时排便为佳。

其次，伤脾胃的事不要做。《黄帝内经》认为人体的"五脏六腑皆禀气于胃""脾乃后天之本"，因此，调理好脾胃不仅对排出正常的大便具有重要意义，而且对人体健康也具有重要意义。饮食不规律、过度劳累、偏食肥甘油腻、吃得过多过饱，这些行为都会损伤脾胃，不利于排便。

再次，可以通过按摩的方式来疏通经络，促进排便。常见的调理手法是揉腹。按揉前，先将双手搓热，然后在腹部按照顺时针或者逆时针的方向轻轻地按揉腹部，可起到调畅气机、疏通经络的作用。

最后，在日常生活中进行适当的锻炼。"生命在于运动"，运动能够加快人体气血的运行，有助于气机的升降条达，促进排便。尽量选择和缓、低强度、长时间的有氧锻炼，活动强度以活动后身体微微汗出为宜，此时既可以达到筋骨舒展、调畅气机的目的，又不会使人感到过度劳累，打太极拳、做八段锦、慢跑都是不错的锻炼方法。

（代民涛）

22. 如何做好**房事养生**

房事是正常人体功能的体现，但其中包含着不少的养生学问。房事应顺应人体与自然的规律，否则容易引起早衰甚至导致一系列疾病的发生。

《汉书·艺文志》中将房事养生的要求总结为"乐而有节"。"乐"说明人的欲望是自然美好的事情，但这种"乐"应以人类的理性加以约束而有"节"，这样才能达到养生延年之目的。这一说法肯定了房事行为的合理性，指出了男女两性的生殖繁衍应该建立在两性间"乐"的基础上；同时又指出了对于房事应有所节制和避讳，不可肆意妄行。古代文献中有较多关于纵欲之害的记载，节欲保精、清心寡欲是房事养生的重要观点。

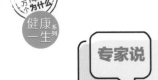

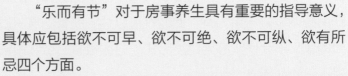

"乐而有节"对于房事养生具有重要的指导意义，具体应包括欲不可早、欲不可绝、欲不可纵、欲有所忌四个方面。

欲不可早　"不可早"是说房事不可过早，必须在一定的年龄、一定的生理基础上方能进行。如男女未成年即交合，将会损耗阴精，妨碍自身的生长发育，还会对健康产生严重的负面影响。

欲不可纵　房事适度对健康有益，过度则有害。房事的频率有着明显的个体差异，与年龄、身体状态及心理状态、生活环境、生活习惯等都有一定关系，因此没有明确标准。一般而言，青壮年可以每周进行 2~3 次性生活；40~50 岁，可以每周进行 1~2 次性生活；50~60 岁，可以每个月进行 2~3 次性生活；60~70 岁，可以每个月进行 1~2 次性生活。随着年龄增长，应依据身体条件行房事，关于频次可以咨询医生。

欲不可绝　正常的性的需求和满足是人类的生理本能，规律而适度的房事有益身心健康。因此，如果长期且不科学地坚持禁欲观念，使男女不交，反而会导致疾病甚至还会损伤年寿。

欲有所忌　是指在房事中应该回避和禁忌的内容，主要包括外部环境避忌、生活起居避忌、特殊时间避忌。

（代民涛）

23. 为什么要睡子午觉

"三寒两倒七分饱"是人们常说的顺口溜，其中蕴含着养生的道理，"两倒"是指睡好子午觉。一天里阴阳之气在子时和午时进行交替，在这两个时段保持睡眠状态，有助于体内阴阳调和，使人体更好地顺应自然界变化，保持身体健康、心境平和。

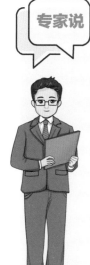

专家说

《黄帝内经》有言："阳气尽则卧，阴气尽则寤。"即睡眠与醒寤是阴阳交替的结果。子时（23点至1点）阴气最旺，胆经当令，阴气由极盛开始衰退，阳气开始升发，胆气也随之升发，此时熟睡可以使肝胆气机通顺；现代医学研究认为，人体需要在晚上11点之前进入深睡眠状态，与中医养生理论不谋而合。午时（11点至13点）阳气最旺，心经当令，阳气即将进入转阴阶段，午休可以保障阳气入阴的过程顺利进行，让心归于平静。"子时大睡，午时小憩"是睡子午觉的原则，睡好子午觉，要注意以下几点。

午睡时间不宜过长　午睡太久容易进入深度睡眠状态，当从这种状态中被唤醒后，人会感觉疲乏、精神不济，下午很难进入高效的学习、工作状态。午睡太久会影响晚上的睡眠。午睡时间最好控制在20~30分钟，这样有利于休养身心，让人在下午充满活力。

午睡采取平躺的睡姿　子时和午时阴阳交替，需要静卧平躺。子时是在晚上，大家都能够正常躺在床上睡觉，而在午时，

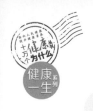

一些"上班族"可能选择趴在办公桌上午睡，这个睡姿对头、颈部不利，醒来之后有可能出现头晕眼花等不适。应根据办公环境和条件调整睡姿，午休时尽量让身体躺下来，不论是平躺还是侧卧，都是较为健康舒适的睡眠姿势。

注意遮盖腹部，防寒保暖护阳气　睡觉时尤其要注意盖肚脐，肚脐（神阙）是身体很重要部位，中医认为其与外界相通，所以即使是夏天，也要遮盖腹部避免风的侵袭。炎热的天气，不要长时间开着空调、电扇睡觉，人睡着了卫气会不足，外风更容易把卫气"吹散"，导致疾病的发生。

（沈　蔷）

24. 为什么夏季容易得

"空调病"

炎炎夏日酷热难耐，正是避暑"法宝"空调大显身手之时，是不是日夜与"法宝"相伴就可以过个舒适无汗的夏季呢？结果可能是夏季未过完，疲乏、打喷嚏、喉咙痛、头痛、食欲不振等不适症状就不期而至，究其原因是得了"空调病"。

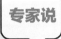

专家说

为什么会得"空调病"

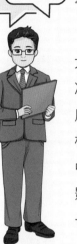

在使用空调的过程中，存在空调房内外温差过大、室内长时间未通风换气、室内湿度不合适等情况，易引发呼吸系统疾病、过敏反应、风湿病等健康问题。夏季，天地阴阳之气上下交通，人体腠理疏松，阳气泄于外，如长时间待在温度过低的空调房中，则阳气不能疏泄，还会导致机体阳气过度消耗，影响腠理功能发挥，与中医四时养生之道的"夏养长"相悖。

如何远离"空调病"

应从以下四个方面着手远离"空调病"。

预防 合理作息，避免不良生活习惯，提高机体免疫力，预防"空调病"。夏季养生要注意疏泄阳气、宣通腠理。避免室内久坐，在户外气温不太高时适当运动；避免进食大量冷饮；避免大汗时立即进入空调房，避免长时间停留在低温空调房中；夜间尽量避免全程开空调睡觉，尤其不能直吹。儿童和老人要注意空调温度不宜过低。

温度 一般情况，室内温度保持在26℃比较适宜。室内外温差以6~7℃为宜，室外气温较高时，室内温度可以调整到28℃。空调的风速不宜过强，即便很热也不能站在空调吹风口直吹。

温差 从室外进入空调房可添加披肩或衣物保暖，从空调房内走出时，应该先在阴凉处活动一会儿，慢慢地适应阳光下的环

关键词

空调病 夏季 养生

二 起居有常 | 101

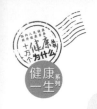

境，减少室内外温差过大对机体的影响。

空气质量　开空调降温的同时，须注意定期开窗换气，以确保室内外空气的流通。如果室内较干燥，可适当在室内洒水或者使用加湿器；如室内湿度较大，可使用空调的除湿功能。定期清洗空调，保证室内空气质量。

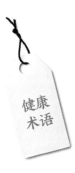

腠理

即肌肉和皮肤的纹理。腠，指肌肉的纹理，又称肌腠，即肌纤维间的空隙；理，指皮肤的纹理，即皮肤之间的缝隙。中医认为，腠理是外邪入侵人体的门户。

（沈　蔷）

25. 为什么**睡眠**能养生

我们常说"睡眠是天然的补药"，研究证明，良好的睡眠能消除全身疲劳，使人体各器官得到休整，促进身体生长发育和自我修补，还有美容养颜、增强免疫力等作用。中医养生同样重视睡眠，"安寝乃人生最乐""眠食二者为养生之要务""能眠者，能食，能长生"，均体现了睡眠的养生作用。

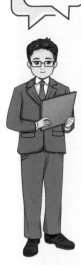

中医认为睡眠是人适应自然、合乎自然的一种状态。人体阴阳之气随昼夜的交替而往来，有了寤寐的交替。另外，人的寤寐变化以人体营气、卫气的运行为基础，白天卫气行于阳分，人处于清醒状态，夜间卫气入于阴分，人就能入睡，血脉通畅、营气与卫气充足，则晚上睡眠好，白天精神百倍。如何能"睡"出健康，要注意以下几点。

规范作息时间　如前所述，睡眠时间段最好为21~23 点至次日 3~5 点，即亥时至寅时，不要晚于23 点 ~ 次日 1 点（子时）入睡。子时胆经最旺，胆为中正之官，五脏六腑取决于胆，子时之前入睡，晨醒后头脑清晰，气色红润。亥时三焦经旺，三焦通百脉，此时在睡眠中，人体百脉可休养周转。睡得过晚，气血消耗过多，次日少阳之气没有升起，人就容易困乏。

起床时间最好在 5~7 点，即卯时，早晨起得过晚，会影响气血运行。需要注意的是，即使前一天睡晚了，次日早上还是要按时起床，可以在午时（11~13 点）睡 30 分钟午觉。睡子午觉可通顺肝胆气机、补心气。

应季养生　睡眠须顺应春生、夏长、秋收、冬藏四时阴阳的变化。春季，生命萌发，入夜睡眠，早些起身；夏季，万物繁茂秀美，晚睡早起；秋季，万物成熟、平定收敛，早睡早起；冬季，生机潜伏，万物蛰藏，早睡晚起。

不久卧　久卧阳气不伸而伤气，所以即使在休息日也不要长时间待在床上。

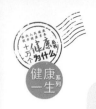

> 注意卧室环境　睡觉时尤其注意不能吹风，直吹更不可取，吹风易损耗机体阳气甚至引发疾病。

健康加油站

什么是"子午流注"

　　"子午流注"理论是把一天的 24 小时分为十二个时辰，对应十二地支，与人体十二脏腑的气血运行及五输穴的开合结合，在一日之中脏腑气血循环流注，盛衰开合有时间节奏、时相特性。"子午流注"理论在养生防病、指导用药、针灸取穴等方面被广为应用。

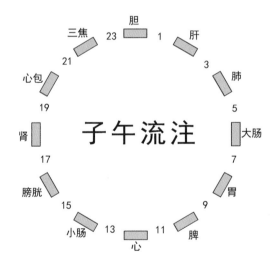

（沈　蔷）

26. 为什么说
"寒从脚下生"

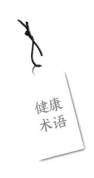
健康术语

俗话说"热从头生，寒从足入"，日常生活中有的人会经常感到脚冷，即使在温暖的夏天也是如此，这是身体在提醒我们要注意护阳补阳、保暖驱寒。

寒邪

寒为六淫邪气之一，易伤阳气，其性凝滞、收引，为冬季主气，有内寒、外寒之别。

 专家说

为什么会感到脚冷

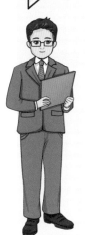

寒邪之气易从脚底的穴位侵袭身体，并通过经络传递导致人体出现不适；另外，人体自身阳气不足，也可导致足、膝厥冷。研究表明，当机体感受到寒冷时，手脚的血液会回流，以保持内脏器官所需的温度。有些人脚冷时，因脚部血管收缩，导致全身血液循环不畅，全身都会感到寒冷。"寒从脚下生"，可以说是机体存在寒邪入侵、经络拥堵，或气血不足等健康问题的提示。

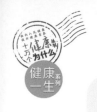

如何通过改善自身健康状况以避免脚冷

首先，可用温热水泡脚，俗话说"暖人先暖脚"，脚温暖了，全身才会感觉温暖。研究表明，人的双脚有与各脏腑器官相对应的反射区，以及足六经的分布，用温水泡脚，可以刺激这些反射区和经络，促进血液循环，调理内分泌系统，改善人体器官功能，取得防病治病的效果。同时，热刺激会使足部微循环加快，可选用艾叶、花椒、生姜等熬水泡脚暖足。老年人、糖尿病患者泡脚应谨慎，注意水温，防止烫伤。不建议烤火暖足。

其次，在天气寒冷的秋冬季，注意保养肺、肾。不要过度劳累，不要剧烈运动，不能纵欲，避免耗损肾中精气，导致阳气亏损。冬季要避寒保暖，不要出大汗，易耗伤阳气。

再次，晒太阳。晒冬阳可补阳气、补正气，提升机体转换气血的能力，驱走体内的寒气，缓解关节痛。晒太阳时可将双腿裸露在阳光下，配合按摩足三里以驱寒补阳。夏季高温易中暑，不要在阳光下待太久。另外，运动可以活血脉、补气血，提升抵御寒邪的能力。

最后，在生活中要注意脚踝、膝盖后窝、肚脐、后颈窝处的保暖，防外寒侵袭。阳虚者应避免食用寒凉之物，吃温热的食物，如牛肉、羊肉、桂圆红枣粥、葱、姜、蒜等，也可以进行艾灸治疗，内寒须温补。

（沈　蔷）

27. 为什么要注意**锻炼**的**时间**

为了适应现代快节奏的生活，许多人将锻炼的时间安排得比较随意，甚至午夜时分也在健身，让锻炼成为健康的"减分项"。其实，选择锻炼的时间很重要。

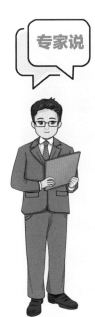

关键词

锻炼　运动　养生

专家说

中医养生强调天人合一，四时阴阳变化和脏腑之气运行规律影响着人体活动。研究表明，人体的生物钟会调节睡眠、饮食、血压、体温的节律，从而影响体质和身心健康。如何让身体随"律"而动呢？

锻炼的时间与强度

晨起慢活动，畅气机　早上（5~7点，卯时）阳气初升，此时运动可增强肺与大肠的功能，有益于肺的宣发肃降与肠道的传导功能，同时可以使气机通畅，营卫调和。晨起人体交感神经兴奋，不宜做剧烈运动。冬季应该等到太阳升起后再运动。

上午体脑结合效果好　上午（7~11点，辰时、巳时）的锻炼应在早餐后1小时进行，以中等强度为宜。此时人们通常有工作、学习安排，可抓住零散时间进行锻炼，课间操、工间操就是比较好的锻炼方法。此

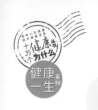

时也是人一天中最有精气神、大脑最具活力的时候，可以很好地调动大脑潜能，进行脑力工作。

下午至傍晚，运动巧安排　　下午（13~17点，未时、申时）阳气充足，体内激素活性处于良好状态，人体的运动能力和神经敏感性较好，是锻炼的最佳时间段。傍晚（17~19点，酉时）太阳快要下山，人的阳气逐渐衰退，肾经当令，身体开始倦怠，此时心律与血压都较平稳，适宜选择缓解身体疲惫的运动。太阳下山后不宜做剧烈活动，会使气机不畅。

不宜锻炼的时间

中午（11~13点，午时）　　午时是天地气机由阳转阴的转换点，机体阳气盛，剧烈运动易耗气伤阴。应以静为主，平和气机。

夜半（23点~1点，子时）　　子时是一天中阴气最盛的时候，机体阳气最弱，是天地气机由阴转阳的转换点，此时锻炼易耗阳伤阴，应该是入睡时间。

空腹、饱餐后、饮酒后　　空腹锻炼会造成血糖过低等情况；饱餐后立即运动不利于食物消化；饮酒后运动将加重身体的负担。

（沈　蔷）

28. 为什么**冬季**要避免**出汗过多**

出汗是人体正常的生理现象，在任何季节大量出汗后如补液不足均会影响健康。冬季出大汗后会比其他季节更容易出现疲劳、乏力，着凉感冒，或肌肉、关节损伤等情况，这是因为冬主闭藏，大量出汗后精气会耗散，导致体虚，同时为寒邪、风邪的入侵开启了"方便之门"。

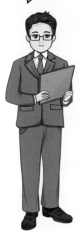

专家说

中医认为，人能够出汗，依赖于水谷所化生的精气。出汗有调节体温、蒸发散热的功能。出汗分为主动出汗和被动出汗两种，环境温度高或精神紧张导致的出汗是被动出汗；通过自身运动出汗是主动出汗。成年人每日正常出汗量为 500~700 毫升，如果出汗量超出机体的调节能力，出现口渴、尿少、疲劳、抽筋等症状则提示出汗过多，应及时补充水分，否则会导致脱水。

为什么冬季尤其要避免大量出汗

大量出汗与冬主闭藏的养生之法背道而驰。冬季养生要神志深藏于内，安静自若，守避寒冷，保持温暖，严守阳气不外泄。如出汗过多，腠理开张频繁，易耗伤阳气，导致体质变弱。

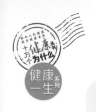

另外，冬季气温低，汗液蒸发会带走身体大部分热量，出汗多如不及时擦干或者更换衣服，寒气会随之侵入，易致机体受凉或肌肉、关节损伤。

冬季应该如何调养身体

早睡晚起，太阳出来后再活动，注意防寒保暖，避免扰阳气。饮食上可适当多吃些温补的食物，如鸡肉、羊肉、大枣等，以增强耐寒能力。

运动适量　运动以微微发热为宜，避免剧烈运动，控制主动出汗量。可通过运动前后体重的差值计算出汗量，每丢失 1 千克体重，至少应补充 1 500 毫升液体，饮用液体时应小口慢饮，液体的温度以接近室温为佳。

避免被动出汗　穿衣不宜过热，避免长时间蒸桑拿（以微汗为度），泡澡时水温不宜高于 40℃ 。

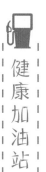

以下情况如果出现汗出过多，提示机体的某些脏器存在"过用"的情况："饮食饱甚，汗出于胃。惊而夺精，汗出于心。持重远行，汗出于肾。疾走恐惧，汗出于肝。摇体劳苦，汗出于脾。"这些汗出过多伤及不同脏腑的情况是相对而言的，总之是提醒大家注意避免劳动过度，出现以上情况应该及时就医并进行调养，防治未病。

（沈　蓍）

29. **女子产后**
应该如何进行**调养**

一般情况下，产妇生产时会有大汗、出血等情况，会耗伤津液，导致气血双亏，甚至肾虚，所以生产后百天之内尤其要注意护理和保健。产后调养以补气血、补肾阴为主。在此期间产妇的身体比较虚弱，如不注意调养容易引发产后疾病。

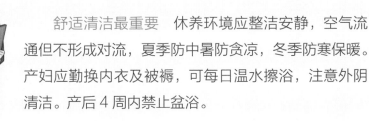

产后康复是产妇的身体通过调养逐渐恢复的过程，需要家人的支持、关心和照顾。产后调养要注意以下六点。

舒适清洁最重要　休养环境应整洁安静，空气流通但不形成对流，夏季防中暑防贪凉，冬季防寒保暖。产妇应勤换内衣及被褥，可每日温水擦浴，注意外阴清洁。产后 4 周内禁止盆浴。

饮食调养有门道　产后初期应摄入清淡易消化的食物；第一周饮食以促进体内多余水分和污垢排出为主，兼补气血，不要多吃催乳食物；第二周可多食补气血和催乳食物来调理气血、促进乳汁分泌；之后逐渐过渡到普通饮食，食物应富含营养，保证足够的热量及水分摄入。

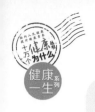

规律生活心态好　合理安排作息，避免过度疲劳，放松心情，与宝宝多接触以增进母子感情。家庭其他成员应支持并关心产妇，避免产后抑郁的发生。

二便通畅要做到　产后应尽早活动，多吃新鲜果蔬，避免便秘。产后五脏虚羸，如果有便秘也尽量不用口服的泻药，可用开塞露。预防排尿困难应放松精神，不要过分关注尿意；出现排尿困难时，可在下腹部热敷或用温水熏洗外阴部，也可用滴水声诱导排尿，情况严重者需要就医。

心畅乳通保健康　树立哺乳的信心，尽早哺乳，保持心情舒畅。通乳方法：可适当多食通乳食物，如花生、茭白、黑芝麻、莴笋；遵医嘱服用通乳的中药；进行科学的乳房按摩。产后乳房护理重点是避免乳头皲裂、乳腺管不通和乳腺炎。

尽早运动保健操　产后尽早恢复运动，有助于增进食欲、恢复体力、促进排尿排便，避免或减少静脉回流不畅及血栓形成。产后保健操有助于腹部及盆底肌肉的恢复，减轻腹壁松弛，预防子宫脱垂、尿失禁的发生。

另外，为促进产后子宫恢复，可在医生的指导下服用生化汤以养血祛瘀。

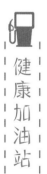

健康加油站

生化汤的组成与用量

全当归 24 克，川芎 9 克，桃仁（去皮尖，研）6 克，干姜（炮黑）、甘草（炙）各 2 克。

（沈　蔷）

30. 为什么**穿衣**要温暖适体

日常起居离不开衣、食、住、行，养生保健，"衣"字当先。一年之中春温、夏热、秋凉、冬寒，还有风、寒、暑、湿、燥、火六气，都影响着我们的日常生活。因此，穿衣要"温暖适体"，要适应四季与六气的变化，方能与天地自然的养生之道相符。

关键词

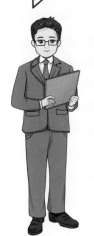

穿衣 四季 养生

春季穿衣要宽松，不宜太薄，要防风 　春季天地俱生，万物以荣，人体阳气生发。衣物要有利于阳气生发，款式宽松，衣带勿紧，面料柔软、温和，对皮肤没有压迫，利于气机运行。衣物不宜太薄，使体表处于温暖、微出汗状态，俗称"春捂"，此时腠理微开，利于阳气外行。春季多风，衣服面料和款式要挡风、厚实、挺括，可戴帽子。

夏季穿衣宜宽松，防暑、防湿 　夏季天地之气相交，人的阳气布于体表，腠理开泄，身常有汗，衣服款式要宽松，面料柔软、透气、吸汗，无碍阳气在体表运行和疏泄。不宜裸露胸背，以防风邪侵袭。进入空调房时要注意添加衣物，防止肌肤受风邪侵袭收引闭塞，造成暑气内闭。长夏多湿，衣服面料要选择透湿性能好的。因暑热和湿气由地面蒸腾而上，脚底易感暑湿之气，所以夏季不宜光脚，鞋底不宜太薄。

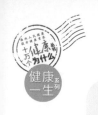

秋季穿衣当收敛，不宜太厚，防燥、防静电 秋季平定收敛，宜收敛神气，衣物款式可适当贴身一些，但应对身体无压迫。衣物不宜太厚，可使体表处于微凉状态，俗称"秋冻"，利于腠理闭合、阳气内收。秋季多燥，应选择防燥、防静电的面料。

冬季穿衣应保暖，防寒、防风，不出汗 冬季万物闭藏，此季节不要扰动阳气，祛寒就温，衣物要温暖厚实，包裹阳气。注意保暖但不宜过热，不要让身体出汗，防止阳气外泄。冬季寒风凛冽，应选择保暖性能好且防风的衣物。

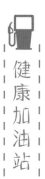

五脏与穿衣

风、寒、暑、湿、燥、火称为"六气"，五脏按其不同的性能各有所恶，"肝恶风，心恶热，肺恶寒，肾恶燥，脾恶湿"，因此，心病者不宜穿衣太暖；肝病者穿衣注意挡风；脾病者尤其不能穿湿衣；肺病者穿衣要温暖；肾病者穿衣注意防燥、防静电。

（沈　蓄）

31. 为什么说
出汗不能吹风

日常生活中经常遇到这种情况：剧烈运动后大汗淋漓，或天气炎热满头大汗，人从室外进入室内便站在风扇边上、对流的风口处、空调的出风口下以吹风散汗，短暂的痛快之后往往会出现感冒、关节疼痛、头晕等症状。

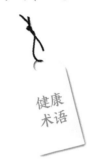

健康术语

风邪

凡致病具有善动不居、轻扬开泄等特性的外邪，称为风邪。风邪来去疾速，善动不居，变幻无常；其性轻扬开泄、动摇，且无孔不入。风邪侵人多从皮毛而入，引起外风病症，所以说出汗后腠理开张易受风邪侵袭。

专家说

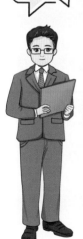

正常出汗可以促进机体散热，加快新陈代谢，使体温保持稳定状态。但出汗时腠理开泄，易感受风邪，"风是百病之长"，常与寒、湿、热、燥等外邪一起侵犯人体致病，所以出汗后不宜吹风。那么出汗后如何做才是科学的？

首先，大量出汗应避免直接吹风，同时还应避燥热、避寒湿。尽快脱离导致大量出汗的环境，避免凉水洗澡、吃冷饮，可等汗落后再外出。大量出汗后还要注意补水。

其次，夏季炎热，身体常常有汗，扇扇子是很正常的；但是出汗过多时，若衣服已湿透，应避免直接吹风，及时擦干汗水并更换衣服。夏季风扇不要开得过大，且不能站在空调出风口处直接吹风，夜晚开窗睡觉也不要让风直吹身体。冬季，应尽量避免大量出汗，否则易造成阳气外泄，出汗后若再被风吹，易引起寒邪入体。

再次，运动后出汗，合理补充水分尤为重要，同时应及时更换运动时贴身衣物，避免用身体烘干衣物，防止湿邪入体。

最后，体质虚弱者出汗较多，应通过适当运动、合理饮食、规律作息来增强自身的抵抗力，着重调养体质，减少出汗，而不是仅注意出汗时不吹风。

需要特别提醒的是，如果是因风热感冒、风湿类疾病、痹症等疾病出汗，应由中医医生辨证论治。

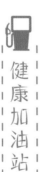

健康加油站

汗与津液的关系

"人所以汗出者，皆生于谷，谷生于精"。津液同源于水谷，输布全身，津液在生理上分成汗、溺、唾、泪、髓五种，并随着外界的环境及情绪等因素的影响而发生适应性变化，如天寒则为溺与气，天气炎热和穿衣太厚则为汗。

（沈 蔷）

32. 如何**晒太阳**更科学

"万物生长靠太阳"，众所周知，阳光可以对机体起到温热作用，促进血液循环和新陈代谢；有利于生长发育，晒太阳可以温煦人体的阳气。

关键词

晒太阳　阳气　中医养生

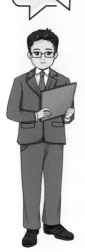

中医认为，人体阳气"若天与日"，是人体物质代谢和生理功能的原动力，是人体生殖、生长、发育、衰老和死亡的决定因素。就功能与形态来说，阳气指功能。阳气具有温养、气化推动、卫外固密的功能，有保护身体、抵御外邪、发挥机体正常脏腑功能的作用。那么，如何晒太阳更科学？

分季节，分时间晒太阳　冬季阳气闭藏，可随时晒冬阳以温阳补气；春夏养阳，可选 8~10 时和 15~17 时晒太阳养阳气。

晒头顶，调补阳气　头为诸阳之首，是所有阳气汇聚的地方，凡五脏精华之血、六腑清阳之气，皆汇于头部。百会穴是晒太阳的重点部位。晒头顶可随时进行，让阳光洒满头顶，可通畅百脉、调补阳气。

晒后背，调理气血　人体背为阳，有很多经脉和穴位，直晒背部能起到调理脏腑气血的作用。有条件的话可将衣服撩起来，晒腰部的命门和肾腧穴，平时可将双手搓热后摩擦该部位，能补充肾气。

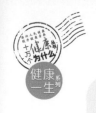

晒腹部，暖胃驱寒　人体腹为阴，脾胃虚寒的人可以利用"太阳灸"来调理身体，面朝太阳，边晒腹部边用手反复按摩肚脐、中脘穴、关元穴，提升肠胃消化吸收的能力。本法对于宫寒的女性也有很好的保健作用。

晒腿脚，补阳驱寒　手脚容易冰冷的人多是阳虚体质，可选择天气好的时候将双腿裸露在阳光下，每次至少晒半个小时。晒时可配合按摩小腿部位的足三里，以补阳驱寒。

晒手心，安神助眠　手心最重要的穴位是劳宫穴，平日按揉此穴有清心安神的作用。在阳光下摊开双手朝向阳光，或者抬起双手，掌心朝向阳光。常晒手掌可舒缓疲劳，促进睡眠。

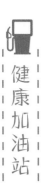

健康加油站

百会穴　位于头顶正中，两耳尖连线中点。

命门　位于第 2 腰椎棘突下。

肾俞　位于第 2 腰椎棘突下左右旁开 1.5 寸。

中脘穴　位于胸骨下端和肚脐连线中点。

关元穴　位于脐下 3 寸处。

足三里穴　位于小腿前外侧，膝盖下方四横指处。

劳宫穴　自然握拳，中指尖下所指即是。

（沈　蔷）

33. 为什么说
"胃不和则卧不安"

关键词

生活中往往因为晚餐进食过晚、吃得过饱，或其他一些胃部不适导致晚上辗转反侧、夜卧难眠，这些情况都是因"胃"而生。

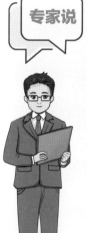

专家说

中医认为脾胃是气血生化之源。人体五脏六腑的水谷精微都出自脾胃，脾主运化，脾气主升，胃主受纳，胃气主降，如饮食无规律、过饥或过饱、饮食不干净、精神压力大、劳累过度、过用寒凉食物、药物损伤等原因造成胃不和，胃气不降，夜间则不能安睡。以下方法可以使胃气和顺。

胃　睡眠　中医养生

饮食有节

养成良好的饮食习惯　每餐都要吃，且每餐的食物摄入要有所控制，不能暴饮暴食，饮食结构要合理，平时可遵循"早吃碳水，午吃肉，晚上补充维生素"这一饮食原则。应避免过食肥甘厚味、辛辣刺激的食物，避免进食大量冷饮，杜绝不良饮食习惯。

选择合理的进餐时间　两餐间隔时间太长或太短都会对人体造成影响，两餐间隔以 4~6 小时为宜。晚餐不宜过晚，且餐后不宜立即睡觉，否则会导致大量食物积存在胃内得不到有效消化，从而夜卧难眠。晚餐宜清淡，可餐后 2 小时再入睡。

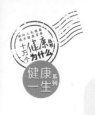

　　控制就餐速度　咀嚼是食物消化的第一步，狼吞虎咽易导致消化不良，增加肠胃负担，影响食物的消化和营养的吸收。进餐时要充分咀嚼食物，进餐速度不要过快。

控制饮酒

　　中医认为酒性彪悍，摄入后会快速行于皮肤络脉，致络脉满而经脉虚。过量饮酒，可导致胃气不和。酒醉后若行房事，酒食之气易郁居于脾中不得宣散，致中焦热盛，损害身体健康。

调节情绪

　　心情清净安闲，则人体真气顺畅。研究表明，性格开朗、豁达宽容的人胃病发病率较低。精神状态的变化可影响胃肠运动和消化吸收功能。研究表明，精神紧张和情绪悲伤，可引起胃电活动紊乱，影响交感神经，造成胃肌收缩缓慢，夜卧难安。

应季养生

　　胃喜温，即使是夏季也不要进食大量冷饮；秋冬季阳气偏少，要注意胃部保暖。

（沈　蔷）

精神内守

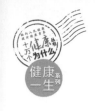

34. 为什么说
"精神内守，病安从来"

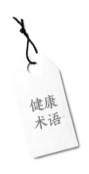

健康术语

精神内守

这里的"精神"是指"精气"和"神气"。"精气"就是对人体具有滋养作用的精微物质；"神气"主要指"心神"，是思维、情绪、意志的统称。精神内守，即精气不妄泄，心神不散乱，保持精足神旺、情志条达、怡然自得的健康状态。

外感六淫

六淫，即风、寒、暑、湿、燥、火（热）六种外感病邪的统称。六淫致病具有外感性，其侵犯途径多从肌表、口鼻而入，或两者同时受邪。如风寒湿邪易犯人肌表，温热燥邪易自口鼻而入。

"精神内守，病安从来"是中医养生防病的根本之道，旨在让人精气内存，神不妄动，以保持充沛的正气，从而抵御病邪的侵害。《黄帝内经》记述的"虚邪贼风，避之有时，恬淡虚无，真气从之，精神内守，病安从来"与"正气存内，邪不可干"前后互参，可以看出古人养生防病、保持健康的智慧。

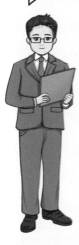

专家说

中医十分重视内因在疾病发生、发展中的重要性。中医理论认为，正气不足是疾病发生的内因，外感六淫是疾病发生的外因，内因是发病的根本，外因是发病的条件。人体的正气不但需要精血充足，还受到心神、情绪等因素的直接影响。情志舒畅，心神安宁，则气顺体畅，气血调和，脏腑功能正常，正气旺盛；若心神不宁，情志不遂，则气机不利，阴阳失衡，气血失调，脏腑功能失常，造成精血亏虚、正气耗伤，所谓"穷思积虑、暗耗阴精"。可见，"精神内守"可以充盛体内正气，从而抵御病邪的侵袭。

古籍经典等论著也告诫我们，要保持头目视听的精明通达，不受外界诱惑，心思恬淡安宁，除去过度的欲望，使五脏之气充盈不泄、精神内守不妄散越，如此就能"长生久视"，即健康长寿。如《文子》有言："精神内守，物不能惑。"《淮南子·精神训》有言："使耳目精明玄达而无诱慕，气志虚静恬愉而省嗜欲，五藏定宁充盈而不泄，精神内守形骸而不外越。"因此，人们在日常生活中要注意精神调摄，保持内心的安定清静，不贪欲妄想，使真气和顺，精神内守，方可使正气存内，抵御外邪。

（杨保林）

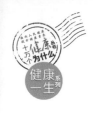

35. 如何做到**精神内守**

　　"精神内守"是中医对于养生防病的根本要求，旨在通过调整心神来达到内心的安宁怡然，使阴阳和、气血畅、精气足、神气旺，从而提升人体正气，达到养生保健的目的。《黄帝内经》告诉我们，志闲少欲可"保精"，心安不惧以"养神"，行劳不倦能"补气"，如此才能使体内正气和顺。

专家说

　　志闲而少欲　志不贪，故所欲皆顺。心易足，故所愿必从。思想上要清静淡泊，不过分追求不合理的欲望。放下妄想、执念、怨恨与不满，保持旷达的心胸，无论何种境遇都能够泰然处之，怡然自得。元代陈继儒曾写道："宠辱不惊，闲看庭前花开花落；去留无意，漫随天外云卷云舒"，足见其淡然与自得。欲望是与生俱来的，包括生理、心理、物质、名利多方面，但欲望不应无穷无尽，要懂得克制和自律，应该将欲望控制在合理范围内，努力做到收放自如。清闲养心，寡欲养德，心志与情绪平正和谐，精神自然日益充沛。

　　心安而不惧　首先，心态安宁平和，达观处世；其次，心有所主，使注意力专注于一件事，不使心神涣散；最后，保持思想上的清静少欲，不为身外事物迷惑、动摇。如此，自然就没有什么可惧怕的。

行劳而不倦　"动则生阳，静则生阴"，动静相宜方可阴阳平衡。"流水不腐，户枢不蠹"，适当运动、劳作才能使气血周流。以"人体欲得劳动，但不当使极耳"为原则，做到运动有节，劳作有度。适度运动，劳逸结合，做到体劳而心不累。过度的劳累和运动不仅耗气伤阴，不利于气血和顺，还易损伤筋骨，影响精神内守。

除了以上三个养生原则外，还应做到淡泊名利，内心宁静，摒除杂念，"美其食，任其服，乐其俗，高下不相慕""知足常乐"，保持淳朴敦厚的品性，如此方能"德全不危"，使精神内守，正气旺盛，防止疾病的发生。要注意，无思无虑不是消极避世，尤其是中青年人，要杜绝"饱食终日，无所用心"的消极行为，这样对健康也是不利的。

（杨保林）

36. 为什么中医讲究调神

中医学所谓的"神"有广义和狭义之分，广义是指人体一切生命活动的总称，狭义是指人的精神、思维和意识活动，神、魂、魄、意、志，分属五脏，又称五脏神。神是与生俱来的，同精和气禀赋于父母，在生长发育过程中受到精、气、血、津液的不断充养。神在生命中居于主导地位，可协调人的五脏六腑功能，贮藏、输送、布散

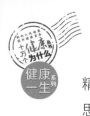

精、气、血、津液等基本物质，同时可调节人的情绪、心理、意识、思维。

中医认为，一个人在正常情况下是"形神统一"的，"神寓于形""形为神之宅"，若神逆乱则会导致多种疾病，若神消亡则生命活动消失，所谓"得神则昌，失神则亡"。

所以说养神、调神是中医防病治病的一种方法，也是呵护生命的良方。神安则脏腑调和，气机畅通，血脉柔和，百病消除。

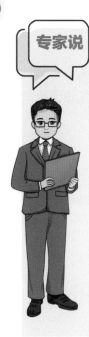

专家说

形健而神旺、形衰而神亡，形神合一，身心康健。正如明代张介宾《类经》所说："形者神之体，神者形之用；无神则形不可活，无形则神无以主。"所以养生要护神、调神。

强调自我修身 保持心态平和，减少欲望，情绪安定，思想清净。"恬淡虚无，真气从之，精神内守，病安从来。"过度思虑则气机不畅，气血、津液不通，而守神则精气充盛，五脏功能正常。

顺应外界环境变化 中医讲究"天人合一"，生活起居应随自然界四季更替而有所变化。春天应振奋精神，蓬勃向上；夏天应愉悦精神，防止暴怒；秋天应安宁情绪，切勿悲伤；冬天应收敛情绪，平静安和。牢记《黄帝内经》所说的"静则神藏，躁则消亡"之训。

顺应形神之宜忌而行 形宜动，神宜静，静以养形，动以养神。形动，旨在流通气血，宜"动而中节""形劳而不倦";神静,关键是"恬淡虚无"与"精神内守"。
具体方法:①运动调神,积极参加体育运动,强身健体以养神,
形健则神昌;②宁心畅神,清心寡欲以守神,修身养德以宁神,
怡情养性以畅神,即调畅人的精神情志;③合理膳食,药食保
健,养形安神,身心共养。

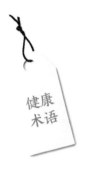
健康
术语

五脏神

《黄帝内经》提出"心藏神,肺藏魄,肝藏魂,脾藏意,肾藏志"。人的精神思维活动分属五脏,称为"五脏神"。

（杨保林）

37. 为什么**心神不安**
可以导致**过早衰老**

中医学认为生命的健康离不开五脏六腑的共同作用,若五脏精气充盛、强健坚固,人体各部位功能如常,就可健康长寿。其中心是五脏六腑的首领,为"君主之官",与人体生命活动、寿夭盛衰有

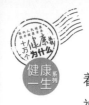

着密切联系。心有主管血脉、藏神的功能，是血液运行的动力；"心神"能统领生机，亦可调控精神思维。若心神安和，则五脏六腑功能协调，分工配合，共同维持生命活动正常运行，可保持身体健康；若心神不安，累及其他脏腑，则脏腑功能日渐衰弱，气机紊乱，气血不足，最终会导致过早衰老。

关键词

心 君主 藏神

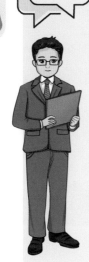

专家说

人是否能够长寿与五脏功能强弱有关，五脏在《黄帝内经》中又称五藏，代表藏精气的意思。若"五藏坚固，血脉和调""呼吸微徐，气以度行，六府化谷，津液布扬，各如其常，故能长久"。若"其五藏皆不坚，数中风寒，血气虚，脉不通""故中寿而尽也"。不知养生，"早衰之节也"。

心是"五脏六腑之大主，精神之所舍也"。它器质坚韧，外邪难以盘踞于内。若遭遇外邪侵袭，则会导致心脏受伤甚至精神离去，神气散失殆尽继而生命终止。由此可见，心通过心神统领，与其他脏腑共同维持人的心理与生理活动，若心有所伤、心神不安，则会加快生命进程而过早衰老。因此，历代医家十分重视通过养护心神来延年益寿。

古人指导我们保持体健的要领是规避外来病邪，同时更要注重内在的精神调摄。这启发我们在日常生活中应保持心情稳定、情绪适度，不因外物而过度悲喜，锻炼强大的胸怀，生活恬淡，"志闲而少欲，心安而不惧"，嗜欲不劳、淫邪不惑，如此方可修身养性、延缓衰老。

心的生理功能与特性

心在中医藏象学中属五脏之一，它的主要生理功能有主血脉、主藏神，即推动、控制血液在脉管里循行，统领全身的脏腑、经络、形体、官窍等，控制人的精神思维。心的属性为阳，五行属火，因此被称为"阳脏"，其生理特性是主血脉、通神明，意义在于心之阳气可以温通周身血脉，兴奋思维精神，为心脏提供源源不断的动力，维持生命最基本的需求。因此，心的生理功能与特性决定了其与人的寿程密切相关。

（杨保林）

38. 为什么**疾病**的发生与 **精神因素**密切相关

精神因素致病属于中医情志致病范畴，中医把情志分为喜、怒、忧、思、悲、恐、惊，七种情绪反应称"七情"，是人体感受外界环境变化的适应性反应。七情由五脏之精气所化，分属五脏：肝志为怒；心志为喜；脾志为忧（思）；肺志为悲；肾志为恐（惊）。人的情绪不会一成不变，常常受外界环境的影响，若受到

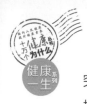

突然、强烈、长久、反复的情志刺激，造成情绪的过度兴奋或者抑制，则会影响气机升降，阻碍气血正常运行，日久会损伤相应的脏腑功能。

关键词

精神　情绪　致病

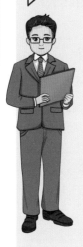

七情过度会首先影响气机。怒为肝之志，盛怒之时，肝气上逆，重者血随气上，气血逆乱，可发生晕厥。喜为心之志，适度的欣喜之情有益于身心健康，如果暴喜过度，就会使心气涣散不收，神不守舍，严重者可出现失神狂乱之症。悲为肺之志，过度悲伤，会导致肺气郁而不宣，肺气耗伤，情志抑郁，意志消沉。恐、惊同为肾之志，肾主藏精，恐惧过度会使气机下陷，损伤肾之精气，导致肾失固摄，长期处于过度恐惧的状态，可能出现腰腿酸软、阳痿、遗精等表现。惊会使心神不定，神无所归，心气紊乱，心慌心悸。忧思为脾之志，忧思劳神过度，会导致中焦气机郁滞，损伤脾胃之气，出现痞满、纳差、腹胀、呕恶等症状。

此外，情志所伤，也有阴阳之分，如暴怒易伤肝阴，暴喜易伤心阳。可见，情绪的稳定与否，对人体气血运行、阴阳平衡乃至脏腑功能都有一定影响，是许多疾病发病的内因。

七情、五脏与五志

七情指喜、怒、思、忧、悲、恐、惊七种情绪反应；五志是由七情按照五行划分为喜、怒、思（忧）、悲、恐（惊），分别归属于心、肝、脾、肺、肾。五脏神气表现于外即为五神及五志。

中医认为"五志过极"可以损伤相应脏腑而导致气血阴阳功能失调出现疾病，现代研究亦证明精神因素可以引发疾病。

（杨保林）

39. 为什么**惊恐**会损害健康

惊是指遇到非常事变而致精神上突然紧张的一种情感体验，如突然听到巨声、偶然目击异物、猛然遇到险情，精神会异常紧张。恐是一种精神极度紧张所引起的胆怯表现，它是人们面临祸患威胁、危及生命和财产安全时企图摆脱、逃避的一种情感体验。

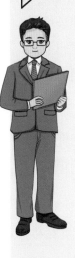

为什么惊恐会损害健康

惊恐导致气机失调 中医理论认为，惊可导致人体气机的逆乱，即"惊则气乱"，人的情绪处于惊恐状态时，会使心气散而无所倚，神气越而无所归，思虑惑而无所定，具体表现为疑虑不定、目惊不转、尖声呼号、声低语颤、坐卧不安。恐惧伤及肾精，导致心肾不交、肾气不固，气机下行，即"恐则气下"，在人体可具体表现为面如土色、目瞪口呆、不自主战栗、四肢瘫软无力，甚则遗精、阳痿、二便失禁、腹泻等。

惊恐可导致心气涣散 心为君主之官，主司神志、精神，若惊恐导致神志散失，血气分离，心气耗散，则表现为神思恍惚，魂梦颠倒，或善悲欲哭，如癫如痴等一系列精神错乱的症状。

惊恐情绪产生时应该如何调节

远离诱因 惊恐发作经常由某种环境、事物的刺激导致，如到了陌生、恐怖、密闭的环境，经历某些灾害，目睹某些恐怖的场景，此时首先要尽可能远离、避免接触这些诱因，转到舒适、安静的环境中去，避免症状进一步加重。

调整心态 可进行深呼吸，尽量使自己情绪稳定；也可尝试进行冥想，想象自己在一个舒适的环境中。

心理治疗 过往的惊恐经历会让惊恐情绪再次出现，此时应咨询心理医生。心理医生会给予患者安慰、暗示，为患者提供个体化的治疗建议。

中医中药治疗　中医治疗惊恐主要从调节神志入手，如柴胡加龙骨牡蛎汤、温胆汤、安神定志丸等，对惊恐状态有较好的调节、防治作用。

健康加油站

惊和恐均为肾之志，日常生活中常将惊和恐并论，其中惊为突发而未知，恐为渐积而已知，张介宾《景岳全书》有言："盖惊出于暂，而暂者即可复；恐积于渐，而渐者不可解，甚至心怯而神伤，精却则阴痿，日消月缩，不亡不已。"惊、恐虽然属于人体对外界的刺激反应，是脏腑功能活动的外在体现，但从人体生理活动来看皆为不良情志应激反应，若遭到强烈刺激超越自身的调控能力，就会导致脏腑气血失调，进而导致各种病症。反过来，相应的脏腑精、气、血、阴阳的失常也会让人容易出现惊恐病状。

（杨保林）

四

动静结合

40. 运动养生如何做到
动静结合

中医理论以古代哲学思想为基础，将事物一分为二，分成阴阳两极。"天为阳，地为阴；上为阳，下为阴；火为阳，水为阴；动为阳，静为阴。"只有阴阳和调，阴平阳秘，身体才会平衡、健康。阴阳失调则会变生出各种疾病。静和动代表阴和阳，运动养生如何做到动静结合呢？

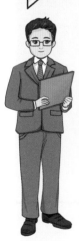

"动中有静，静中有动，动静结合，形神兼养"，这是中医运动养生的精髓。南朝著名养生家陶弘景在《养性延命录》中说："能动能静，所以长生。"动，是指活动筋骨，运转肢体；静，是指思想专一，排除杂念，心神安静。

动中有静　中医学提倡的养生功法、养生操，如太极拳、易筋经、八段锦，要求在活动肢体的同时还要注意呼吸节奏和意念的引导，也就是人的注意力要集中，要做到"心静"。

静中有动　气功有静功和动功之分，静功给人的印象是静坐不动，但其呼吸、意念却是静中有动的。气随意行，可达到循环气血的目的，使人体的气机通达调畅。

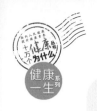

　　以静制动　在运动时，如果运动量太小，则达不到锻炼身体的目的；如果一味追求大汗淋漓，甚至超出机体的耐受程度，反而会使身体过劳而受损。过于剧烈的运动会破坏人体诸多系统的平衡，加重某些器官的磨损，如膝盖、腰椎，如此则不能延年益寿，反而加速衰老。所以，保持理智的内心，多多学习中医知识，选择适合自己的运动方式、运动量，学会以静制动，是十分有必要的。

　　动静结合　现代的很多健身项目是以动为主，过于强调"生命在于运动"，这是由于现代人的生活方式多以静为主，久坐久卧，缺乏肢体运动，尤其白领人群更是如此。因此，对于他们应该强调运动的重要性，以唤醒他们的运动意识。但实际上，还是应该以动静结合为宗旨，以此指导运动养生。

　　动与静的结合，形与神的兼养，体现了中医运动养生的系统性和完整性。动以养形，静以养神，动则强壮，静则长寿。只有形神俱旺，才能健康长寿。

（王　珍）

41. 为什么**运动**是"形神兼养"的**良药**

"流水不腐，户枢不蠹""生命在于运动"，这些都是我们耳熟能详的话，都强调了"动而不衰"的道理。运动除了可以强身健体之外，还是很好的情绪调节剂。

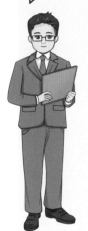

专家说

无论是传统的中医养生功法，还是现代的健身操、慢跑、游泳、球类运动，不仅可以活动外在的筋骨、关节，锻炼肌肉，还可以调节内在思维意识。

运动可以调形　运动可以增强肌肉、关节的活力，使人体动作灵活、轻巧，反应敏捷、迅速；运动可促进血液循环，改善大脑的营养状况，促进脑细胞的代谢，从而有益于神经系统的健康；运动可以促进血液循环，增强肺功能，改善末梢循环；运动可以促进胃肠蠕动，改善脾胃功能；运动可提高机体的免疫功能及内分泌功能。科学的运动可以改善人的形体健康，保持旺盛的生命力。

运动可以调神　在运动的过程中，运动者需要保持精神专注，凝神静气，同时需要调节气息，团体项目则会带来团队协作的愉悦感，良好的运动可调节注意力、稳定情绪、缓解压力，改善精神情绪状态。

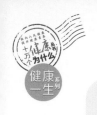

　　有研究显示，利用运动疗法可以促进人体的新陈代谢，改善身体功能，发泄心中的不良情绪，缓解相关症状。

　　运动过程中大脑会分泌内啡肽。内啡肽是一种天然的镇痛剂，还可以减轻心理压力；部分运动，如跳绳，还可以改善前庭功能。在运动中，大家可以收获美的感受，提高自信心。

　　另外，运动疗法可改变既往不健康的生活方式，提升意志力、集体观念、竞争意识，有助于恢复患者的社会功能。运动疗法还可以在一定程度上改善抑郁症状。

　　科学的运动可以做到"意守、调神、动形"，达到意念、情绪、躯体运动这三者的协调统一，所以说运动是一味"形神兼养"的良药。

（王　珍）

42. 为什么说
"通则不痛，痛则不通"

　　经络是人体的重要组成部分，好比四通八达的河道，为人体各器官、组织输送水源——"气血"。"血"如同河道里的水，伴行的"气"就是血液流动的动力，昼夜不停、畅行无阻。若经络不通，犹如河道拥堵不畅，在人体局部就会出现疼痛等症状。所谓"经脉者，所以决死生，处百病，调虚实，不可不通"。

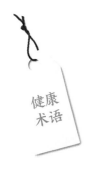

健康术语

湿浊

多因过食肥甘、嗜烟好酒、恣食生冷而内伤脾胃，导致脾的运化功能发生障碍，津液输布失常，聚而成为湿浊。

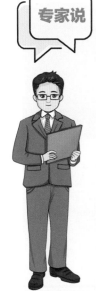

专家说

"通则不痛，痛则不通"，经络通畅则身体健康无痛，经络不通是引起疼痛的主要病因。在日常生活中，应从情志、饮食、运动、防寒等多个方面养护经络以防止经络不通的情况发生。

调畅情志 "七情"太过或不及，超越了人体生理和心理的适应和调节能力，就会导致气机失调，造成经络不通。为避免因气血运行失常而发生疼痛，首先要保持情绪平稳。

饮食有节 日常生活中保持健康的饮食习惯，有助于避免经络不通。若过量食用肥甘厚味，则会影响脾胃的运化功能，日久脾气亏虚，湿浊内生，留滞于经络，可导致气血运行不畅而出现疼痛。因此，勿过食油腻、高糖食物，饮食尽量清淡，可从脾胃调节角度保障气血通畅。

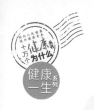
关键词

经筋 拉伸 长寿

适宜运动 运动可以疏通经络，强度以微微汗出最为适宜，剧烈运动会耗气伤津，尤其是在冬季，对维持气血调和并无益处。日常可选择慢跑、瑜伽、游泳、打太极等运动方式。

防寒保暖 寒性收引，感受寒邪可凝滞气血，导致经络不通而发生疼痛。因此要避寒就温，使经络免受寒邪侵袭。

如果出现身体疼痛症状，应尽快就诊，审证求因，辨证施治。

（杨保林）

43. 为什么说

"筋长一寸，寿长十年"

"筋长一寸，寿长十年"是中医养生文化的"长寿经"。老百姓所说的"筋"，属于中医"经筋"范畴，是附属于十二经脉的筋肉系统，受十二经脉气血的濡养和调节。经筋起于四肢末端，结聚于关节，分布于胸背、头面，具有维络周身、约束骨骼、固护体表的作用。随着年龄的增长，人体在逐渐衰老的过程中会出现经筋挛缩，影响经筋维络周身骨节，降低脏腑组织的保护能力，易被外力、外邪所伤。经筋挛缩处的经脉也会不通，久而久之因气血运行受阻、供养不足而出现相应疾病。

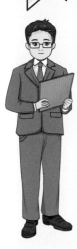

专家说　　通过正确的拉伸锻炼可以促进十二经脉的气血周流，起到延缓筋缩的作用。正所谓"骨正筋柔，气血以流"，无论是易筋经，还是五禽戏、八段锦、太极拳，或是体操、健身操、瑜伽，都有拉筋的步骤与效应。下面试举几项简单的拉筋方式，需要注意的是，因年龄和病况不同，拉筋时间、强度无统一标准，在运动过程中应循序渐进、量力而行，切莫过量、过度。

颈部拉伸　双手搓热后置于后颈，双手向前固护颈椎的同时，头向后仰。每次可持续 10~30 秒。

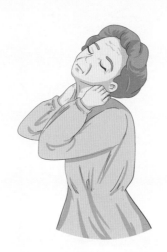

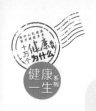

上肢拉筋　双手手掌交叉互握，向上推，伸展至感觉到紧绷，停住保持不动，维持 10~30 秒。

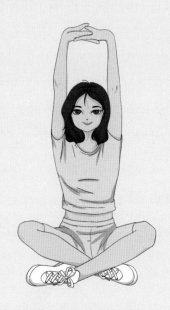

背部拉筋　跪姿，臀部坐于小腿上，双手手掌触碰地面，带动手臂向前伸展，让上半身与大腿重合，手臂与地面重合，保持 5 秒后恢复原位，重复 5~6 次，过程中可配合腹式呼吸。

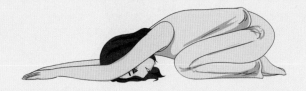

下肢拉筋　屈膝坐姿，两脚底相对，背部平直，两手握住脚踝，双侧膝盖尽量下压，直到双腿肌肉感到紧张为止，停留 10 秒。

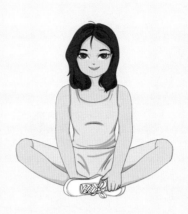

　　立位拉筋　双手上举打开约 45°，向上伸展开双臂，两脚一前一后站成弓步，前腿弯曲，后腿伸直，脚跟须着地。身体垂直于地面，头直立，两眼向前平视，站立 5~8 分钟后换另一条腿站弓步，维持 5~8 分钟。

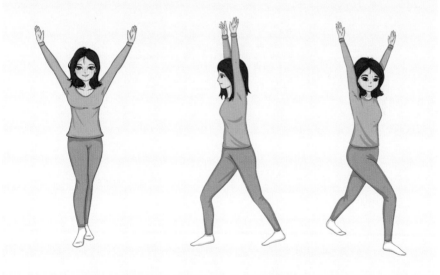

　　仰卧拉筋　平卧于床上或地上，臀部和双腿贴墙，双上肢向头顶方向伸展，双脚朝上尽量分开，维持 3~10 分钟。

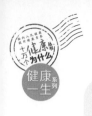
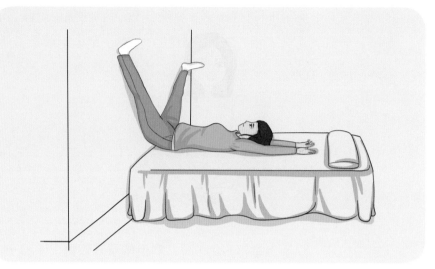

（杨保林）

44. 经络不通
有哪些症状表现

经络网络全身，运行气血，不可不通，若有不通就会出现以下症状表现。

疼痛　中医学把疼痛的原因归为经络不通，即"通则不痛，痛则不通"，当身体某处出现疼痛，则说明该处经络局部或循行远端壅塞不通了，此时可用畅通经络的方法进行治疗。

经络循行部位功能障碍　不同的经络壅塞不通会出现不同的临床症状，如手太阴肺经不通，则易感风寒，头痛、肩背痛、咳嗽、咳痰、气喘、鼻炎；足阳明胃经不通，则会出现胃脘疼痛、反酸、嗳气、腹胀、腹痛、消化不良、牙痛、鼻衄、倦怠；足太阴脾经不通，则会出现食欲差、腹泻、小便不利、月经失调；手少阴心经不通，则会出现心悸、胸闷、心烦、失眠、咽干等。

局部包块 经络循行好比道路交通，通行不畅就会出现车辆聚集、道路拥堵。人体经络不通可表现为局部包块，包括囊肿、脂肪瘤、肿瘤、关节积液等。

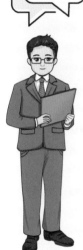

怎样认识经络 经络是构成人体的重要组成部分，可以说是一个系统，包括经脉、络脉、经别、经筋、孙络、皮部及营卫等概念。其中十二经脉和十五络脉是经络系统的主体，连属分支经别、经筋、孙络、皮部等。经络是运行周身气血、联系脏腑肢节、沟通上下内外的通路，不同经络纵横交错，形成具有功能属性、物质属性的网络。人体的气血、营卫循经络通道输送到全身，发挥濡养脏腑、组织器官的功能。故保持经络通畅才能使气血充盈、五脏调和。

如何保持经络通畅 首先需要养成良好的生活起居习惯，避风寒；减少寒凉、生冷食品的摄入，饮食有节制，避免暴饮暴食；保持好心态，避免情绪激动或过度焦虑、紧张；作息规律，按时睡觉，不熬夜；坚持适宜运动；建议平时进行中医导引、功法、体操的锻炼，如八段锦、易筋经等。

如何处理经络不通 一旦出现经络不通的征象，应尽早医治。轻者可以用导引、推拿、针灸的方式治

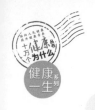

愈；病情较重者则可根据辨证论治原则，使用发汗、温通、消导、疏肝理气、活血通络等法治疗。

（杨保林）

关键词

久坐 经络 气血

45. 久坐工作之人 如何调畅经络

人们在日常工作、学习的过程中，长时间维持坐姿的情况十分常见，殊不知许多疾病可能是由久坐引起。

十二经筋作为人体十二经脉的筋肉系统，与十二经脉相伴循行，人体在久坐时，背侧经筋牵拉，同时臀部、腿部部分经筋受到压迫，造成局部经络的牵张、变形或卡压，引起经络气血运行异常，导致经络为脏腑、形体官窍提供气血的功能障碍：一则可能出现气血流通不畅，"不通则痛"；再则因局部组织、肌肉气血供养不足，出现"不荣则痛"；甚至会因长时间的经络气血不足而影响脏腑、组织的生理功能，出现相应疾病。

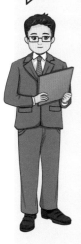

久坐后气血凝涩不通，经筋失于濡养，可出现腰背痛、颈肩痛、手足痛等肌肉疼痛症状，还可能出现水肿、腹胀。

适合久坐人群的经络保健方法

首先，应做到坐姿端正。明代方孝孺所著的《逊志斋集》记载："坐欲端正：维坐容，背欲直，貌端庄，手拱臆。仰为骄，俯为戚。毋箕以踞，欹以侧。坚静若山，乃恒德。"正确的坐姿应为"坐端正""背挺直""不倚靠"，既不要驼背探头，更不要跷二郎腿，这样能够预防脊柱变形，有效避免经筋处于异常牵拉状态。

其次，在中医理论中，静养阴，动养阳，动静相宜方可阴阳平衡。建议每隔 1 小时，起身活动 3~5 分钟。若不便起身活动，可于座椅上活动 3~5 分钟：①轻微转动脖颈，抬头、点头、向左转头、向右转头、向左歪头、向右歪头，每个动作各做 8 次，注意动作不宜过快，幅度以个人耐受为度。②将双臂张开，向外伸展，做扩胸运动 15~20 次。

最后，可以在座位上放置一个减压坐垫，这类坐垫可以减少和分散臀部、腿部的压力，有效缓解经络气血受阻。

（杨保林）

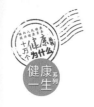

46. 生活中如何
疏通经络

众所周知，经络通畅对健康十分重要。要想在生活中自行疏通经络，就要了解经络的走行分布，知晓能使经络畅通的方法。

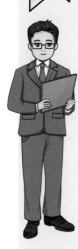

能疏通经络的自疗方法有很多，在此主要介绍自我按摩法。

头面部经络

"头者，诸阳之会也"，是经脉汇聚之处。疏通头部经络对预防保健、防病治病具有重要作用。

头部经络疏通方法　双手轻轻按压头部2分钟，以五指指尖分别置于督脉（中指）、两侧膀胱经、两侧胆经在发迹上的循行线，沿经络走向向头顶、后枕推按，推至后枕发迹处。重复10~15次。

耳部经络疏通方法　①双手在耳屏前上下来回搓摩，重复15~20次；②双手握空拳，拇指、示指轻捏，沿耳轮边缘按摩，重复15~20次；③双手按揉耳部三角窝、耳甲艇和耳甲腔，每个部位按揉15~20次；④双手轻捏双侧耳垂，向下轻轻拉扯，重复15~20次。

疏通足部经络

热水泡脚后，用右手掌心搓擦左脚脚心处，使掌心的劳宫穴与脚心的涌泉穴得到揉按，有助于手厥阴经与足少阴经气血运行。单侧搓擦 80~100 次后，更换另一侧，再用拇指按揉足背太冲穴 80~100 次。

疏通上肢经络

根据手三阴三阳经络循行走向，疏通上肢经络。①左臂向前伸直，掌心向内，右手手掌自左侧肩前部沿左臂内侧推按或拍打至手指处，重复 10~15 次；②右手自左手背沿左臂外侧推按或拍打至肩外侧，重复 10~15 次。

疏通下肢经络

足三阳经行于下肢外侧、足三阴经行于下肢内侧。顺应经络循行走向，疏通下肢经络。①双手手掌置于两侧后腰部，沿臀后外侧、腿部外侧推按或敲打至外踝处；②沿足背、内踝、下肢内侧推按或敲打至腹股沟处。以上两个动作均可重复 10~15 次。

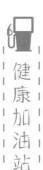

健康加油站

经络的走行分布

十二经脉分为手三阳经、足三阳经、手三阴经、足三阴经，其中，手三阴经从胸腔内脏走向手指端，与手三阳经交会；手三阳经，从手指走向头面部，与足三阳经交会；足三阳经，从头面走向足趾端，与足

三阴经交会；足三阴经，从足趾走向腹部和胸部，与手三阴经交会。手经交于手，足经交于足，阳经交于头，阴经交于胸腹内脏。另外，任督二脉分别行于腹前与背后，任脉行腹抵胸至颏，督脉循脊达颠下龈。如此，经脉就构成了"阴阳相贯，如环无端"的循环路径。

任、督二脉分别行于人体的前后正中线而呈循环状，道家称"小周天"，督脉在后背部可调节全身阳经脉气，故称"阳脉之海"，任脉在胸腹部可调节全身阴经脉气，故称"阴脉之海"。

（杨保林）

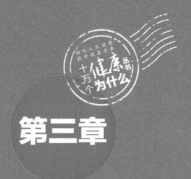

第三章

养生之术

中药调理

1. 如何**煎煮**中药

古人说"煎药方法，最宜深讲，药之效不效，全在乎此"，很多人面对拎回家的一包包中药犯了愁，不知道如何煎煮才能发挥中药的最佳疗效。

煎药器皿

因其材质稳定，不会与药物成分发生化学反应，导热均匀，保温性强，故砂锅是最为适宜的煎煮中药的器皿。建议选择大小适宜，带有锅盖和把手的深色砂锅。

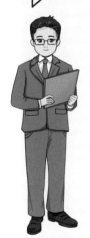

浸泡用水

中药在煎煮之前需要用冷水浸泡，浸泡时间为 30 分钟到 1 小时，水量以浸过药材表面 2~3 厘米为宜。

煎药火候

煎煮中药时先用武火（即大火）煮沸药液，然后改用文火（即小火）慢煎。

煎药时间

治疗感冒等外感疾病　头煎在药液煮沸后煎煮 15~20 分钟即可，第二煎在药液煮沸后再煎煮 10~15 分钟。

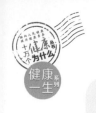

治疗常见慢性病　头煎在药液煮沸后煎煮 20~30 分钟，第二煎在药液煮沸后再煎煮 15~20 分钟。

特殊处理

如个别中药需要先煎、后下、冲服，中药师都会在抓药时特别包出。先煎的药物一般需要先煎煮 20~30 分钟，后下的药物应在最后 5 分钟入锅同煮。

具体操作

煎药时要注意搅拌药料，以保证中药彻底煎透。如果水量较大，沸腾后容易溢锅，可用两根筷子撑起锅盖，留些缝隙让蒸气排出。

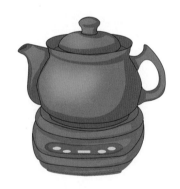

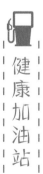

健康加油站

为什么第二煎不宜直接加入冷水

第一煎药液滤出后，药材表面温度较高，如直接加入冷水会导致高温药材与冷水骤然接触，蛋白质凝固形成凝固膜，影响有效成分的持续溶出，因此第二煎应当以加入不低于药材表面温度的热水为宜。

（张　林）

2. 如何正确理解
"是药三分毒"

人们常说"是药三分毒"，因此有人认为药要少吃，即使生病了也应该尽量不吃药，而是依靠自己的抵抗力使疾病痊愈。那么这种做法对吗？到底应该如何正确理解"是药三分毒"呢？

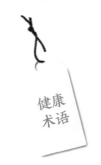
健康术语

关键词

中药　毒性

三品分类法

《神农本草经》中首创了三品分类法："上药一百二十种为君，主养命以应天，无毒，多服久服不伤人；中药一百二十种为臣，主养性以应人，无毒有毒，斟酌其宜；下药一百二十五种为佐使，主治病以应地，多毒，不可久服。"

专家说

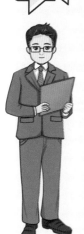

关于药材有毒无毒的论述，最早出自我国的中药学专著《神农本草经》，书中按药物安全性分为三类，上品无毒，中品有毒或无毒，下品多毒。这里的"毒性"可以理解为"偏性"，并非现代药理学中所指的"毒性"。中医治疗讲究"以偏治偏"，药物之所以能够治病，就在于其具有某种偏性。

同样的药物，不同的人服用会产生不同的效果，某种药物对于适宜服用的人来说是有效无毒的，但是对于不合适的人来说就是有毒的。如人参，是《神农本草经》中无毒的上品药物，对于体质虚弱的人而言，人参

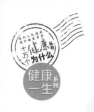

可以起到很好的补气作用，但是热性体质的人服用人参则会引发牙龈肿痛、便秘等症状。又如清热解毒的药物金银花、蒲公英，人们常将其作为代茶饮，用来治疗咽喉肿痛、口腔溃疡等症。实热体质的人服用之后通常效果较好，但是脾胃虚寒者长期服用就会导致胃痛、腹泻等症状。

由此可见，部分药物虽然无毒，但使用不当也会产生不良反应；部分药物虽然有毒，如下品药物附子，虽有大毒，但是在辨证准确、剂量合理、用法得当的前提下却是起死回生的妙药，可以"回阳救逆"，治疗阳气衰竭的急危重症。可见药物的"毒性"在治疗疾病时也是"药性"，只要对症，大毒之药往往也能够治疗大病。

综上所述，我们要辨证看待"是药三分毒"这句话，合理利用药物的"毒性"即"偏性"调整身体或治疗疾病的"偏性"，遵循适度和适当原则进行对症治疗，药物就能发挥其应有的作用。因此，应当在医生指导下，遵医嘱合理用药。

（张　林）

3. 中药和西药有冲突吗

在日常生活中，中药和西药同时应用的情况较为常见，很多人不免产生这样的疑惑："中药和西药是否可以同时服用，同时服用会不会降低疗效，甚至引发不良反应呢？"

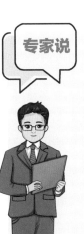
中药与西药源自不同的医学体系，目前在临床上中药和西药联合应用已成为一种常见的治疗手段，如金银花对金黄色葡萄球菌有抑制作用，联合抗生素使用可以加强抗菌作用；生脉注射液多用于临床急救，联合多巴胺可以治疗心力衰竭。此种情况下中药和西药的适量联合使用会增强药物疗效。

但是过量联合应用功效相似的中药和西药则有可能出现不良反应，如口服抗凝药的同时服用活血化瘀的中药，容易导致机体出血。因此，具有类似疗效的中药和西药应该避免同时使用，必须联合应用的情况下则要注意药量，不可过量用药。

部分中药和西药有着相反的作用，要避免联合使用，如麻黄碱对中枢神经系统具有兴奋作用，会导致血压上升，故含有麻黄碱的中药不宜和降压药一起服用，这样做会降低降压药的疗效。

部分中药和西药联合应用有可能影响肝肾代谢，导致药物蓄积而产生肝肾毒性。还有部分中药和西药中所含成分会引发人体不良反应，也不宜同时服用，如含有酒精的中成药藿香正气水和部分头孢类抗生素联用会引发双硫仑样反应，严重的会引发休克。

综上所述，如果中药和西药的联合应用是合理的，则可以增强疗效，反之则有可能出现不良反应，甚至会威胁用药者的生命安全。因此，无论服用什么药物都要遵医嘱，不可盲目联合用药。

关键词

中药 西药 冲突

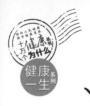

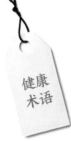
中药

指在中医理论指导下，用于预防、治疗疾病并具有康复与保健作用的物质，主要来源于天然的植物、动物、矿物及其加工品。

（张　林）

4. 不同"**地黄丸**"的
功效有何不同

说到"地黄丸"，想必大家都很熟悉，除了常用的六味地黄丸以外，还有麦味地黄丸、知柏地黄丸、杞菊地黄丸、桂附地黄丸、归芍地黄丸、明目地黄丸等，虽然都是"地黄丸"，功效却各有不同。

六味地黄丸　出自钱乙的《小儿药证直诀》，由熟地黄、山茱萸、山药、泽泻、牡丹皮、茯苓六种中药组成。主要用于治疗肾阴亏虚引起的腰膝酸软、头晕目眩、盗汗遗精、骨蒸潮热、手足心热、消渴、牙齿动摇、足跟作痛、小儿囟门不合，舌红少苔、脉沉细数等症状。

麦味地黄丸　是在六味地黄丸的基础上加入麦冬和五味子两味中药，又被称为八仙长寿丸，可滋补肺肾，适用于肺肾阴虚和肺肾两亏的患者，主要治疗肺肾阴虚引起的干咳、久咳、痰少等症状。

　　知柏地黄丸　是在六味地黄丸的基础上加知母和黄柏两味中药，可滋阴降火，适用于肝肾阴虚、虚火上炎所致的口干、舌红、盗汗、身热、虚火牙痛、耳鸣耳聋、舌质红、脉细数等症状。

　　杞菊地黄丸　是在六味地黄丸的基础上加入枸杞和菊花两味中药，可滋肾、养肝、明目，适用于肝肾两亏体质，除了治疗典型肾阴虚表现外，还可以治疗较长时间、较大剂量使用糖皮质激素常出现的眼睛干涩、视力下降等肝阴虚症状。

　　桂附地黄丸　是在六味地黄丸的基础上加入肉桂和附子两味中药，可温补肾阳，适用于肾阳虚所致的四肢不温、面色苍白、肢体浮肿、痛经、尿频、腰酸等症状。

　　归芍地黄丸　是在六味地黄丸基础上加入当归和白芍两味中药，可滋阴养血、柔肝补肾、清虚热，适用于肝肾阴虚导致的月经不调、盗汗、腹痛、头痛、眩晕等症状。

　　明目地黄丸　是在杞菊地黄丸的基础上加入当归、白芍、蒺藜和石决明。本方养肝明目的作用更强，可以用于眼疾，尤其是肝肾阴虚导致的视物模糊、迎风流泪、眼睛干涩、畏光等症状。

　　各种地黄丸其功效各有侧重，临床上应辨证使用，不可盲目服用。

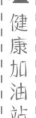

关键词

阿胶 烊化

所有的"肾虚"都需要温补肾阳吗

中医认为，肾为"先天之本"，具有藏精、主水、主生长发育和生殖、主纳气、主骨生髓的生理功能。肾之阴阳、气血、精液亏虚，称为"肾虚"，并非所有的肾虚都是肾阳虚，临床上需要辨证论治，不能盲目温补肾阳。

（张　林）

5. 阿胶保健有哪些用法

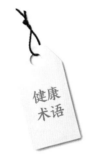

健康术语

烊化

是中药入汤剂的方法之一。主要是指某些胶类药物及黏性大而易溶的药物，为避免入煎粘锅或黏附其他药物影响煎煮，可单用水或黄酒将此类药物加热溶化后用煎好的药液冲服，也可将此类药物放入其他煎好的药液中加热溶化后服用。

阿胶最早见于两千多年前中医首部本草著作——《神农本草经》，记载其用于治疗"腰腹痛，四肢酸痛"，还有止血、安胎的功效，因此被历代医家视为补虚、养血及治疗各种出血症的必备良药，也被誉为"妇科圣药"。

很多人虽然知道阿胶有很好的保健功效，但是面对几厘米见方的阿胶硬块往往不知道如何服用。

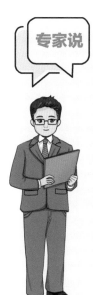

专家说

阿胶传统的服用方法是将其加入补气血的汤剂中烊化服用，也可以将 3~6g 阿胶加入蒸制的黄酒中化开服用。还可以将阿胶打成粉末后加温水服用。因为阿胶本身具有一定腥味，用牛奶冲服或加蜂蜜服用口感更佳。

目前，用阿胶制作的阿胶糕广受大家的欢迎，具体做法如下：将 250g 阿胶粉碎，用 500ml 黄酒浸泡 48 小时，准备 250g 炒熟的碎核桃仁、250g 黑芝麻、120g 枸杞（洗净），250g 去核干红枣（切成小块）。将溶化后的阿胶倒入锅中，先用大火熬至沸腾后转小火，倒入 120g 冰糖，其间不停搅拌直至阿胶越来越浓稠，当用勺子舀起来后阿胶可凝结成透明片状，呈缓慢流下的"挂旗"状态时，倒入碎核桃仁、黑芝麻、枸杞、去核干红枣并搅拌均匀。自然晾凉直至阿胶糕完全定型，切块放入冰箱冷藏，每日可服用 1~2 块。用这种方法制作的阿胶糕具有非常好的补血、滋阴、润燥功效。

由于阿胶滋腻，不易消化，所以消化不良、胃口不佳、腹胀便溏的脾胃虚弱人群应慎用阿胶。在感冒发热、咳嗽痰多时须停用阿胶。由于阿胶具有止血作用，女性服用阿胶最好避开经期，但是如果存在月经淋漓不净的情况，也可以服用阿胶帮助止血。

（张　林）

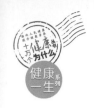

6. **服用中药**期间
需要注意哪些问题

俗话说："吃药不忌口，坏了大夫手。"中药在服用期间有一定的禁忌，如果不了解的话，就会较大程度影响药物的吸收，降低疗效，甚至会产生不良反应。因此，想要使中药发挥最佳疗效，就必须了解服用中药期间的注意事项。

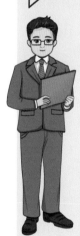

专家说

服用时间 一般汤剂每日 1 剂，分 2~3 次服用，每次服用的间隔时间可以在 4~6 小时。

至于饭前服用还是饭后服用，则主要取决于疾病的部位和性质。一般来讲，病在胸膈以上，如眩晕、头痛、目疾、咽痛等疾病宜饭后服药；如果病在胸腹以下，如胃、肝、肾等脏腑疾患，则最好于饭前服药。某些对胃肠有刺激性的药物宜饭后服用；补益药宜空腹服用；治疟药在疟疾发作前两小时服用最佳；安神药可以睡前服用；慢性病需要定时服药；急性病或煎汤代茶饮者，可以不定时服用。

饮食禁忌 根据病情的不同，饮食禁忌也有区别。热性病，应忌食辛辣、油腻、煎炸食物，如肝阳上亢所致头晕目眩、烦躁易怒等症，应忌食胡椒、辣椒、大蒜、白酒等辛热助阳之品；寒性病，应忌食生冷食物、冷饮等，如脾胃虚弱者，应忌食生冷油腻、不易消化的食物；胸痹患者应忌食肥肉、动物内脏等；肾病水肿患者应忌食盐和饮水过多；疮疡、皮肤病患者，应忌食鱼、虾、蟹等腥膻发物及辛辣刺激食物。

中国历史上第一部药典——《新修本草》中明确记载："服药不可多食生胡荽及蒜杂生菜，又不可食诸滑物果实等，又不可多食肥猪、犬肉、油腻、肥羹、鱼脍、腥臊等物。"指出在服药期间，一般应忌食生冷、油腻、腥膻、刺激性食物。

此外，如果本身正服用其他药物，就医时一定要告知医生，避免因同时应用两种具有相同药理作用的药物而可能产生的安全隐患。如一位患者已经在服用活血化瘀的中药，就不应再同时服用华法林等具有抗凝作用的药物，否则易导致机体出血。

为了充分发挥中药的疗效，使疾病得到有效治疗，大家需要广泛了解服用中药期间的禁忌。

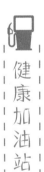

健康加油站

为什么说
"病在胸膈以上者，先食后服药"

胸膈以上为上焦心肺所在，饭后服药，食气居于中焦，把药气阻隔在上焦，还能携带药气上输心肺，游溢全身发挥作用。

（张　林）

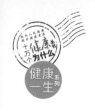

7. **补益药**可以长期服用吗

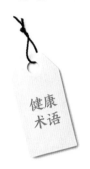

健康术语

闭门留寇

有病邪在内，若盲目使用补益药或收敛固涩药，就像是关闭大门，留住敌寇一样，使外邪留恋难去，且损伤正气。

近年来，随着生活水平不断提高，人们越来越重视养生和保健，然而由于缺乏对药物的了解以及受到商家夸张甚至失实宣传的影响，导致人们盲目跟风，不合理甚至滥用补益药，产生诸多不良反应。因此，补益药的合理应用显得尤为重要。

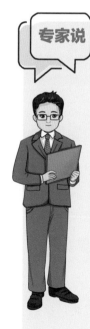

专家说

凡能补虚扶弱，纠正人体气血、阴阳虚衰的病理偏向，以治疗虚证为主的药物，称为补益药。补益药具有一定的适应范围，因此要根据人的体质禀赋、气血、阴阳偏盛偏衰进行选择。

如果有气短声低，少气懒言，精神疲惫，体倦乏力，头晕目眩，自汗等症状，劳累后诸症加重，脉虚，舌质淡嫩者，属于气虚证。可服用人参、西洋参、黄芪等具有补气功效的补益药。

如果面色淡白或萎黄，头晕眼花，两目干涩，心悸，多梦，健忘，神疲，手足发麻，眼睑、口唇、舌质、爪甲的颜色淡白，脉细无力者，属于血虚证。可服用当归、熟地黄、阿胶等具有补血功效的补益药。

如果出现怕冷，手脚凉，小便清长或夜尿频繁，大便久泄不止、便内含大量未消化食物，或黎明时腹泻，性欲减退，男性阳痿早泄，女性宫寒不孕等症状，舌淡胖，苔白滑，脉沉迟无力者，属于阳虚证。可选择鹿茸、肉苁蓉、锁阳等具有补阳功效的补益药。

　　如果出现形体消瘦，口燥咽干，两颧潮红，五心烦热，潮热，盗汗，小便短黄，大便干结等症状，舌红少津或少苔，脉细数者，属于阴虚证。可选择百合、麦冬、生地黄等具有补阴功效的补益药。

　　如果没有以上提及的虚证，则不宜使用补益药，即便是适宜服用补益药的人群，待以上症状改善后也应适时停药，不可过量服用，以便机体恢复自身的调节功能。此外，对于外邪未尽或邪实正未虚者，不可单独服用补益药，否则会导致"闭门留寇"。

　　补益药具有补益气血、平衡阴阳的作用，但并非长生不老药，不能盲目长期服用，需要针对具体情况，在医生的指导下服用。

（张　林）

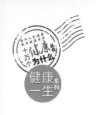

8. 服用**保健食品**也需要对症吗

关键词

保健食品 对症

伴随着经济的发展、生活水平的提高，大家对健康有了更高的追求，保健食品，即我们常说的"保健品"，受到了越来越多人的关注。许多消费者在保健食品的选择和使用方面存在一些误区：有人认为保健食品吃得越多越好，导致过量服用；有人混淆了保健食品和药品的功效，认为保健食品可以代替药品治疗疾病；有人认为保健食品可以随意服用，不存在不良反应、禁忌证或危害。这些认知是有偏差的，服用保健食品也需要遵循一定的原则——对症服用，不可滥用。

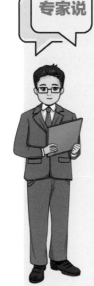

专家说

在选择保健食品时，首先需要看标志。保健食品目前使用的是天蓝色专用标志，批准文号是"国食健字××号"，无此标志即非合法。

其次，需要看标签说明。保健食品的外包装上应标有功能、成分、含量、保健作用、适宜人群、不适宜人群、食用方法、注意事项等内容，因此在选择保健食品前需要仔细阅读上述内容，判断自己是否适合服用该产品。

若想服用营养素补充剂，建议先去医疗机构进行检测以确认身体中缺少哪些营养物质，避免过量摄入；若想服用中药类保健食品，亦需要遵循中医辨证论治的原则。保健食品不宜过量服用，以免增加肝肾负担。

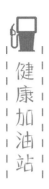

保健食品能代替药品吗

一种药品在上市前，都要经过大量的临床试验验证，通过国家药品监督管理部门审查并获得批号，具有严格的治疗适应证，可以用于预防、治疗、诊断疾病、调节生理功能；保健食品适用于特定人群，不以治疗疾病为目的，仅具有调节机体功能的作用。由此看来，保健食品并不具备治疗作用，亦不可代替药品使用。

（张　林）

9. 中药泡脚
有哪些注意事项

人的双脚承担着全身的重量，通过丰富的神经与血管联络全身，足六经均起于双足而联络脏腑，足部有全身的反射区，能够反映和调整全身的健康状况。因此，通过调整双足，能够有效调整全身的气血运行，达到养生、保健、祛病的目的。

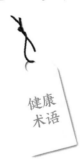

健康术语

足六经

指足太阴脾经、足少阴肾经、足厥阴肝经、足阳明胃经、足太阳膀胱经、足少阳胆经这六条经脉。六条经脉均起于双脚，联络脏腑，具备沟通脏腑与肢体、流通气血、调整阴阳的功效。

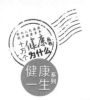

中药泡脚是广受欢迎的养生方式，常用于日常保健或疾病的辅助治疗，很多人认为中药泡脚有百利而无一害，但事实并非如此，中药泡脚也有一些需要注意的事项。

泡脚　足浴

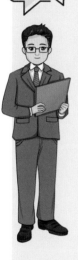

专家说

患有严重心力衰竭、心肌梗死等心脏病人群不适宜中药泡脚，足浴时足部血管扩张，血流量增大，这样会增加心脏负担；过敏体质者使用中药泡脚也需要谨慎，若出现过敏反应，则需停止。

空腹时及餐后半小时之内不宜中药泡脚，避免出现头晕等症状或影响食物的消化。睡前半小时到一小时为较合适的泡脚时间，此时使用中药泡脚有一定的助眠功效。

泡脚的水温以微热为度，不宜过热或过凉。儿童、老年人、糖尿病患者及末梢神经障碍人群会对温度感觉不灵敏，宜由家人先试水温，避免烫伤或受凉。

单次中药泡脚时间以 15~30 分钟为佳，或以周身微微发热出汗为度，时间不宜过长。儿童泡脚的时间宜稍短于成人。

应根据自身情况，在专业医生的指导下选择对症或功效平和的中药泡脚。

泡脚后应立刻擦干足部及腿部的水分，穿上袜子，避免受凉。之后可以轻轻按摩双脚，疏通气血经络。

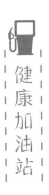

为什么泡脚
"以周身微汗为佳，而不可大汗出"

周身微汗，是气血流通、阳气升发的征象，亦可使邪气从汗而解；若大汗出，则导致腠理大开，津液外泄，同时易受风受凉，故须避免。

（张　林）

10. 中成药有哪些禁忌

中成药是中药的重要组成部分，历史悠久，在被称为"方书之祖"的《伤寒杂病论》中便有散剂、丸剂等成药剂型。在当代，中成药多为非处方药，主要针对感冒、腹胀、月经不调等常见疾病，或虚劳等慢性疾病，可分为清热解毒类、解表散寒类、活血化瘀类和补益类等。

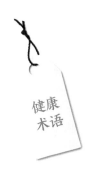
健康术语

非处方药

是指经国家卫生行政部门规定或审定的，不需要医生或其他医疗专业人员开写处方，由公众凭自我判断，按照药品标签及使用说明自行使用的药品，常用于多发病、常见病的自行诊治，如感冒、咳嗽、消化不良、头痛、发热等。

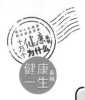

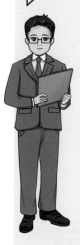

种类繁多的中成药因适应证候广泛，购买快捷，使用方便，功效显著而受到群众的青睐。但中成药也是药，是药就有服用禁忌。

清热解毒类中成药　如牛黄上清丸、清开灵颗粒等，不适合脾胃虚寒、阳气亏虚的患者，症见纳差腹胀、大便稀溏、喜食热食、畏寒肢冷等。

解表散寒类中成药　如九味羌活丸、荆防颗粒等，主要用于治疗风寒感冒，症见畏寒、身痛明显，不适合治疗风热感冒，使用时要仔细辨别。服药期间应忌食辛辣、油腻、寒凉食物。服药 3 日未见效者应及时到医院就诊。

活血化瘀类中成药　如血府逐瘀丸、少腹逐瘀丸等，不适合月经量多且无血块的患者和孕妇。出血性疾病，如脑出血、消化道出血等患者也不宜服用这类药物，确需服用的，应在专业医生的指导下服用。

补益类中成药　如补中益气丸、六味地黄丸等，可能增加脾胃消化负担，因此在服药期间应清淡饮食，忌食辛辣、油腻、寒凉及过硬的食物。感冒发热未痊愈的患者不适合服用这类药物，以防闭门留寇。

另外，中成药有一些共同的禁忌证。孕妇、婴幼儿及患有高血压、糖尿病、心血管疾病等严重基础疾病的人群需谨慎使用中成药；对中成药中任意一种成分过敏者禁用；中成药与西药同用应谨慎，建议在专业医生的指导下使用。

（张　林）

11. 为什么越来越多的人选择吃**药膳**

关键词

药膳 饮食养生 三因制宜

药膳是在中医学、烹饪学和营养学理论指导下，将中药与某些具有药用价值的食物相配，采用我国独特的饮食烹调技术制作而成的具有一定色、香、味、形的美味食品。药膳可以补益精气，纠正脏腑阴阳之偏颇，从而增进机体健康水平、抗衰延寿。

目前，随着养生滋补理念的普及，药膳受到越来越多人的欢迎，药膳以食物为主，配以少量药物，即药借食味，食助药性，满足人们厌于药、喜于食的天性。

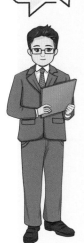

在我国，素有"药食同源"的说法。《淮南子·修务训》称："神农……尝百草之滋味，水泉之甘苦，令民知所避就。当此之时，一日而遇七十毒。"可见神农时代药与食不分，无毒者可就，有毒者当避。《黄帝内经太素》认为"空腹食之为食物，患者食之为药物"，也反映出"药食同源"的思想。《神农本草经》中记载药物三百多种，其中大枣、枸杞、茯苓、葱白等都是具有药性的食物。

中医认为每一种食物都如同中药一样，具有不同的性味。食物的性味或多或少地对身体平衡和生理功能产生有利或不利的影响。

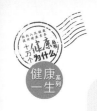

人们始终期望延长寿命，随着生活水平的不断提高，故而更加有条件注重自身健康。药膳便从食疗学中分化出来，既将药物作为食物，又将食物赋以药用。良药不苦口，食之味美，既具有营养价值，又可防病治病、强身健体、延年益寿。

需要注意的是，药膳的应用也要遵循"三因制宜"的原则，要根据不同的季节、水土、体质、年龄、个性、习惯等合理搭配。

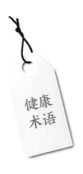

药食同源

从字面理解，是指药物与食物的起源相同，当前的主流看法是药物和食物没有明显的界线。一些药物本身就是食物，如生姜、大枣；一些食物也具有某些治疗功能，如山药、薏苡仁。

三因制宜

因时制宜、因地制宜、因人制宜，是指治疗疾病要根据时令、地理、患者的具体情况制订适宜的治疗方法。疾病的发生和发展变化会受到时令气候、地理环境以及人体质差异的影响，治疗疾病不可孤立地看待病症，还应该考虑到时、地、人的特性和差异对疾病的影响，这是治疗疾病必须遵循的基本原则。

（张先慧　谢院生）

12. **经常感冒**的人可以选择哪些**中成药**

在日常生活中可以看到这样的现象，身体好的人一般较少感冒，就算病了也能很快痊愈，而免疫力低下的人群得感冒的次数则会多一些，且要持续好长一段时间才能痊愈。

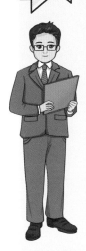

在预防以及治疗感冒方面，中成药具有"简、便、廉"的特点，可以取得不错的治疗效果。经常感冒的人多数属于肺脾气虚，身体不能抵御外来风寒的侵袭，所以具有补气固表健脾的中药方做成的中成药，对于许多易感冒的人群而言具有预防感冒的作用。那么，对于经常感冒的人来说，有哪些中成药物可以选择呢？

玉屏风颗粒　源自古代名方玉屏风散，由黄芪、防风、炒白术组成，具有益气固表止汗的功效。本方适用于表虚不固导致的反复感冒，可伴有自汗、怕风、神疲乏力、面色㿠白等症，是体质虚弱、经常感冒者预防感冒的良方。现代研究表明，玉屏风颗粒具有调节人体免疫力的功效。

参苏丸　本方由党参、苏叶、葛根、前胡、茯苓、制半夏、陈皮、枳壳、桔梗、甘草、木香等组成，具

有益气解表、理气散寒、祛痰止咳的功效，适用于正气虚弱而又感风寒所致的感冒，是体质虚弱并伴有咳嗽、白痰人群的预防药物。

人参败毒胶囊　本方由人参、独活、羌活、川芎、柴胡、枳壳、桔梗、前胡、茯苓、甘草、生姜、薄荷等组成，具有益气解表、散寒祛湿的功效，适用于气虚而又感风寒湿所致的感冒，是体质虚弱并伴有头身酸痛、咳嗽、恶寒人群的预防药物。

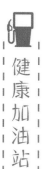

经常感冒不一定是虚证所致

虽然中成药作用和缓，但是仍然要对症用药，玉屏风颗粒、参苏丸和人参败毒胶囊仅适合体质虚弱者。容易感冒的人也有可能是内有郁火或湿热所致，表现为咽喉疼痛、口干便秘、鼻息灼热、口唇舌红等典型症状，这种情况服用上述中成药就不合适了，应该寻求专业人士的帮助。另外，如果长时间反复感冒，需要到医院就诊，排查系统性疾病。

（张先慧　谢院生）

13. 为什么建议**气虚**的人常吃**山药**

山药古称薯蓣，是我们常吃的一种食物，也是一味很好的药物。山药可以气阴双补，肺、脾、肾同补，略有涩性，作用缓和，不燥不腻，为补气的上等佳品。

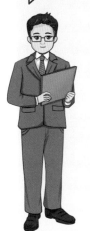

"气者，人之根本也。"气虚之人，常气短懒言、容易疲惫、精神不振、抵抗力差。山药能收敛肺气、健脾止泻、固精止带，适宜气虚的人长期食用。山药有很多种吃法，如甜糯可口的山药粥、营养丰富的山药炖排骨等。

除了常吃山药，还有哪些改善气虚的好办法呢？首先，要减少耗气的行为，如长期熬夜、过度劳累、久坐、过度用脑、经常吃生冷食物等；其次，要多做一些益气的运动，如八段锦、太极拳、瑜伽、静坐等；再次，饮食以健脾益气为主，吃性质偏温的食物。忌吃破气耗气之物，以及生冷、性寒、油腻、厚味或者辛辣的食物；最后，平时适量多吃大枣、芡实、白扁豆、莲子、桂圆肉等健脾益气的食物。

气虚　山药　药食同源

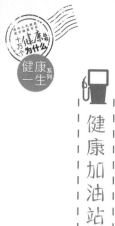

如何区分气足和气虚

气足的人坐如钟，气虚的人则喜欢躺着；气足的人说话声音洪亮、嗓门大，气虚的人说话语音微弱；气足的人每天精力旺盛，好像有用不完的力气，气虚的人每天都神疲乏力，没有精气神；气足的人抵抗力较强，不容易生病，气虚的人抵抗力较弱，容易生病。

（张先慧　谢院生）

14. 看中医时要注意哪些内容

众所周知，在去西医院就诊时，有许多注意事项，如要做某些检查之前需要空腹。去看中医也有很多讲究，这与中医诊察疾病、获得人体健康信息的特殊手段和方式有关。

望、闻、问、切是中医传统的四诊方式，是中医根据外在的疾病表象推测人体内部气血阴阳、五脏六腑虚实寒热状态的方法。为了获得更加准确的诊断依据，就诊者应当尽量呈现出身体当前最为自然的状态，避免干扰和误导。

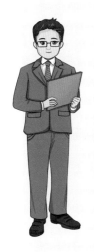

首先，建议就诊者不要化妆和美甲，为医生展现自然状态下的面色、唇色以及指甲情况，在面诊时化妆会掩盖病情，给医生的诊断带来困难。

其次，就诊前不要刮舌苔、吃带色素及黏腻的食物（如牛奶、杨梅、火龙果），避免人为因素改变苔质或染苔。在舌诊过程中，舌苔的多少、颜色及分布均具有不同意义，中医要在自然光线下观察舌象，就诊者要放松舌体，平展舌面，让舌尖自然下垂，充分暴露舌体，不可过度用力伸舌，伸舌时间亦不应过长。

再次，就诊前不宜饮酒、吃辣椒或吃过热、过冷的食物，这会影响到体内气血的一时运行，改变舌质、舌苔、脉象情况，影响医生对疾病的诊断。

最后，就诊前不要做剧烈运动，运动后呼吸节律、脉搏频次都会发生变化，不利于医生对脉象、气息作出准确判断。如果在就诊前做了剧烈运动，那么就诊者应该先休息一段时间，待平静后再就诊。

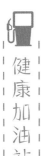

健康加油站

就医提醒

大家在就诊前应当准备好自己的病历资料，包括既往的就诊或住院记录、体检报告、检查结果、影像资料、服药记录等，也可以提前记录下相关症状及自身情况，如口干、口苦、疼痛、头晕、麻木、出汗、

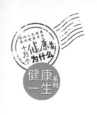

水肿、饮食、睡眠、大小便、月经、白带、遗精等情况，即便是在自己看来难以启齿的情况也应该准确地告知医生，这些信息对于医生综合了解病情，调整用药非常重要。此外，如果想请中医看看自己痰液、大小便等的状态，可以在家使用手机拍照（拍摄大小便时注意避免使用冲水马桶，建议使用便盆），待到看诊时将照片呈现给医生。

（张先慧　谢院生）

15. 为什么会出现"**虚不受补**"的情况

随着人们生活水平的提高，进补养生的观念日益流行，随之而来的"虚不受补"问题给广大中医爱好者带来了不少困扰。很多人明明体质偏虚，可是一进补就容易出现上火的情况，如面部长粉刺、咽喉干痛、口腔溃疡、浑身燥热、心悸胸闷、心烦失眠、大便秘结等，中医将这种情况称为"虚不受补"。针对"虚不受补"的情况应该怎么办呢？

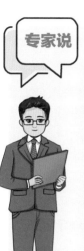

调理脾胃 食物、药物的吸收与利用依赖于脾胃的功能，进补之前首先应调理脾胃，健脾益气、和胃助运。进补中亦当兼顾脾胃功能，如在饮食或者补药中适当加入麦芽、陈皮、鸡内金、山楂、神曲。

辨证论治 每个人的年龄、身体状况不同，病证有别，体质各异，季节有变，所以进补必须辨证论治，辨析气血阴阳、五脏虚实、体质类型，方可对症下药。人参是大补元气的代表药物，但是如果服用不当或长期服用，就会出现燥热、兴奋、入睡困难甚至腹胀、血压升高等不良反应。

进补宜缓 服用补品一定要适度，有些人动辄用人参、鹿茸等大补之物，不仅大材小用，还可能适得其反。补剂常为温热之品，操之过急或服用过度容易化热伤阴。因此，进补一定要循序渐进，及时调整用药剂量，宜选药性平和、补而不滞、滋而不腻的药物。

重视食补 俗语说"药补不如食补"，虚不受补的人应配合食疗先调养脾胃，遵循多品种、多变化、富营养、易消化的原则，以温性、平性食物为宜。

讲究忌口 在服用中药，特别是服用补药期间，一定要重视饮食禁忌，通常要忌食辛辣、生冷、油腻、熏烤、煎炸之品。饮食上要控制总量，少食多餐。

健康加油站

真虚才是进补的前提

不少人自学了一些中医知识，很容易对号入座，给自己扣上"体虚"的帽子，加上各种保健品的宣传迎合了人们进补的心理，导致各种补药、补品盛行，其危害不可小觑。实际上，人体是复杂的，一方面虚实往往兼夹，不可单纯进补，需要补泻兼施；另一方面，虚实的表现往往具有迷惑性，如乏力不一定是气虚，也可能是气郁，腰膝酸痛不一定是肾虚，也可能是寒湿水饮，所以进补不可盲目。

出现"虚不受补"怎么办

（张先慧）

二

膳食调养

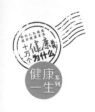

16. 为什么说
"药补不如食补"

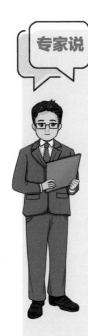

"是药三分毒"的观念已经深入人心，这句话虽不是在说所有的药物均具有毒性，但实则在提醒我们药补须谨慎，养生当以食补为先。

专家说

中国古代将药物统称为毒药，以区分日常食用的谷肉果蔬。《黄帝内经素问·五常政大论》提出："大毒治病，十去其六……无毒治病，十去其九。谷肉果菜，食养尽之。""毒药攻邪，五谷为养，五果为助，五菜为充，气味合而服之，以补精益气。"也就是说任何药物都具有强弱不一的偏性，即"毒"，通过以偏纠偏攻邪治病，若使用不当则有害健康，所以药补须谨慎。食物虽也具有寒热温凉四性，但偏性相对较弱，能够固护正气、充养机体，长期食用可以强健身体、延长寿命，所以我们经常说"药补不如食补"。那么应该如何正确地进行食补呢？

首先，饮食要有节制，进食时间要规律，不能吃得过少、过多或过热、过冷，也不能偏食单一食物，选择食物要多样，搭配要均衡合理，荤素适当，清淡为佳。

其次，饮食要知宜忌，同一时间内进食品种不能太多，避免不同食物同食产生的不良反应。如柿子不能与螃蟹同食，中医认为二者均为寒性食物，一起食用会加重体内的寒湿之气，可能出现腹痛、腹泻等情况。

最后，要根据气候变化，人的体质、年龄、生活习惯、食物的吸收功能等综合考虑，选择合适的当季食补食材与恰当的烹饪方法，尤其要注重保养脾胃，多采用蒸、煮、炖，少选煎、炸、爆、烤等烹饪方法，减少胃肠道负担。

健康加油站

古代名医王叔和曾提出的"食不欲杂，杂则有所犯"与现代营养学提倡的"饮食多样化"，二者之间是否存在矛盾？

王叔和提出的"食不欲杂"指饮食种类不可过于繁杂，因为食物与食物之间性味不同，可能存在不宜同食的情况，否则会引发疾病、中毒等。现代营养学提倡的"饮食多样化"是指饮食不能过分单一，否则会出现营养的缺失，脏腑之气得不到充养，"饮食多样化"是指在食物相和的基础上进行合理搭配。由此可见二者并不冲突。

（张　晋）

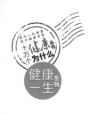

17. 为什么说
"药膳未必善"

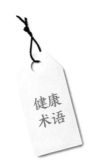

健康
术语

药膳

中医认为"药食同源"，食疗不效然后用药，现代中医药膳学专家将其引申为"以药入食"或"寓医于食"，即在中医理论指导下，结合现代营养学、烹饪学等相关知识，以食药物质相互配比加工精制而成色、香、味、形、效俱佳的美味食物，辨证施膳，具有保健和医疗性质，归属于广义食疗的范畴。药食搭配得当、气味相和，可达到补益精气，治疗疾病的目的。

目前，许多药膳的作用被夸大宣传，使用规范也常被大家忽略，人们熟知的补药，如人参、枸杞、黄芪被认为是绝佳补品，不论怎样使用均可"有病治病，无病强身"。这样一通补下来，结果往往是服用者出现上火、腹胀等各种不适。前人有一句话对此类现象进行了生动的评价："人参杀人无过，大黄救人无功。"意思是说就算吃人参吃出了人命，也没人觉得人参不好；反而很多人认为大黄是泻药，为虎狼之药，殊不知从古至今用大黄救命的案例数不胜数。

药膳 辨证 体质

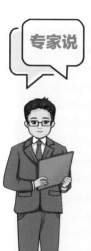

中医药膳历史悠久，是中医药宝库中的一块瑰宝，是中医养生的重要特色，可以用于病前、病中和康复时期的调养与治疗，分为食疗药膳和食养药膳两类。药膳有阴阳补泻之分，药食的搭配也有适宜与禁忌，选择不当不仅对健康无益，甚至可能加重病情或成为"慢性毒药"。中医理论的精华之一在于辨证论治，所以在使用药膳时也离不开辨证施膳。那么应该如何正确选择适合自己的药膳呢？

首先，要关注季节气候、地域、饮食习惯和个人体质。在不同季节、节气，不同地区的专家会推出针对不同人群的药膳方，大家可以结合自身体质情况，在辨证辨体质后酌加选择。

其次，配制药膳要得法，食物与中药的配比不是简单的堆砌叠加，要注意中药与食物性味、剂量、宜忌以及加工与烹饪方法的选择，宜选用无毒的药食两用类中药与食物相配，减少食用的不良反应。

再次，吃药膳要适量，如果吃药膳后产生不适感或疾病症状加重，则应及时咨询医生，请医生分析原因、调整药膳方，不适感消失后亦应适度食用药膳，不可过度。很多食物与中药一样存在寒热阴阳的偏性，过度食用未必有益。

最后，应在专业中医药膳师的指导下食用药膳。

（张　晋）

关键词

养生 药食两用

18. 如何让**中药**成为餐桌上的"**养生菜**"

古人说"民以食为天",美食可以说是生活中非常重要的事情,如何在"享受美食"与"健康"之间获得平衡,做一个健康的美食家,中药养生菜能够给大家提供一些参考。

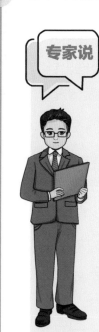

专家说

主食类 小麦性具四时中和之气,为"五谷之贵"。生活中,若有失眠多梦、心悸不安、喜悲欲哭等心血不足的症状,可将小麦与大枣、甘草同食;体虚自汗、盗汗者,宜用浮小麦与黄芪、大枣同煎汤服用。

薏米即薏苡仁,煲粥后食用有祛风湿、消水肿、止痹痛的功效,可治水肿、风湿关节痛;与绿豆、红枣煮沸取汤,可解暑热;还常用于久病体虚者或病后恢复者,有助于扶助正气。

蔬果类 山药自古以来就有"神仙之食"的美称,是养生食疗之上品,功擅益肾补脾,调肺化痰。现代研究证明,山药有延缓衰老的作用。若中老年人食用,可选择蒸山药、山药莲子粥、山药羊肉粥等;女性则可以选择山药珍珠丸、冰糖红豆山药泥、枣泥山药糕等。

百合白如凝脂，润似琼玉，醇香可口，营养丰富，为滋补妙品。中医认为，百合味甘性微苦，能润肺止咳，清心安神。百合补益而兼清润，补无助火，清不伤正，内有虚火之衰弱者最宜。鲜百合30克煮汤，睡前服可安神助眠。与杏仁、糯米同煮粥，有助于改善咳嗽、咽干的症状。

在日常生活中山楂是广泛使用的健脾消食、活血化瘀的食物，现代研究证明，生山楂有消脂、改善循环的作用。根据临床炮制的不同，山楂常分为生山楂、炒山楂和焦山楂。焦山楂配焦麦芽、焦神曲称"焦三仙"，可治疗消化不良；炒山楂与决明子（微炒）代茶饮，可润肠通便；炒山楂与月季花、红糖煮水可治疗因寒而致的痛经。

另外有山楂验方，如健脾开胃方，用于脾胃虚弱引起的食欲缺乏、上腹饱胀、消化不良等。制作方法：山楂100克，煮烂，去核捣碎，琼脂10克，泡3小时后加水500毫升烧开，加入两个鸡蛋清及山楂、白糖混匀，放凉后置于冰箱冷藏室，凝固后食用。

（张　晋）

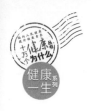

19. 如何通过饮食
保养五脏

关键词

饮食　养生　五脏

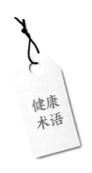

健康术语

五脏

是肝、心、脾、肺、肾的合称，形态上属于被精气充满的实体性器官，依靠气血阴阳维持生理功能。五脏分别与形体、官窍、五液、情志等有着特定的联系，构成了以五脏为活动核心的五大系统，不同于西医解剖学中的五个脏器。

目前，不仅中老年人注重养生，很多年轻人也在通过养生来改善自己的健康状况。中医养生可以从饮食入手，通过饮食保养五脏。如果饮食得当，五脏保养适宜，则精力充沛、气血充盛、神自健旺。

专家说

中医通过五行学说把五脏、五味、五色进行联系，如酸味入肝，苦味入心，甘味入脾，辛味入肺，咸味入肾；五味有助于五脏的生理功能，调和五味，避免五味偏嗜，可起到滋补和治疗的作用。

五色对于五脏有特殊的亲和性，选择不同颜色的食物能保养五脏。肝色青，绿色食物，如菠菜、西蓝

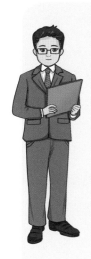

花、油菜等，入肝经，有活血润燥的作用；心色赤，红色食物，如樱桃、红枣、番茄、山楂等入心经，可养心血，或活血通络；肺色白，白色食物，如梨、白萝卜、银耳、百合、茭白、淮山药等有润肺作用；脾色黄，黄色食物，如黄豆、南瓜、粟米、玉米等可补益脾胃；肾色黑，黑色食物，如黑豆、黑米、黑芝麻、黑木耳等可以补肾。

中医认为人与自然界是一个有机的整体，自然食物中的五味、五色能直接滋润、供养人体的五脏，我们应该根据自身状况进行调和，起居有常，饮食有节，才能真正达到"骨正筋柔，气血以流，腠理以密"身体康健的目的。

（张　晋）

20. 为什么说
"药食同源"

中医学素有"食药同源"的理论，惯称"药食同源"，这一理论认为食物与药物起源相同，食物和药物一样能够防治疾病。

关键词

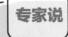

药食同源

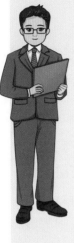

专家说

古人在寻找食物的过程中，发现有些食物不仅可以维持日常生活所需，还具有药用功效，许多药物也可以食用。比如张锡纯在其著作《医学衷中参西录·治阴虚劳热方》中有述"病人服之，不但疗病，并可充饥。不但充饥，更可适口，用之对证，病自渐愈。"在来源方面，多数药物与食物来源一致，中药多来源于自然界中的动植物和矿物，而食物多来源于自然界中的动植物。

唐代名医孙思邈推崇药食同用，先以食治，饮食治疗后疾病不愈，然后再用药物治疗。既有治病效果，又能当作食物的，即为药食两用，如橘子、山楂、核桃、山药、油菜、鲫鱼、鲍鱼、生姜、小茴香、丁香、肉桂，它们既属于中药，又是大家常吃的水果、坚果、蔬菜、肉类和调味品。

《养老寿亲书》指出："善治病者，不如善慎疾，善治药者，不如善治食"。"善治食"，就是说要懂得食材，要会吃、会用。有些食物同药物一样，有一定的偏性，以药效食品为原料制成的饮料、菜肴、汤类、粥食等具有食疗作用的膳食被称为药膳。譬如银耳莲子羹、山楂糕、茯苓夹饼、枣夹核桃等当下常见的食品，都是由药食同源之材所制而成，除了可作为点心食用外，还能起到调理气血、调整五脏六腑阴阳偏好的作用。

山药,《本草纲目》记载其可"益肾气,健脾胃"。《医学衷中参西录》中记载一方,由单山药切片煮制而成,名为"一味薯蓣饮",可治疗劳瘵发热或心中怔忡等阴分亏损之证。同时,张锡纯认为山药既能滋阴又能利湿,既能滑润又能收涩,既能补肺、补肾又能补脾胃,在滋补药中属于"无上之品",且其性平和,应当经常食用。

生姜,《论语》中记载"不撤姜食,不多食"。姜是很多中老年人的养生长寿之宝,每天早上服用有助于一天的阳气升发。《调疾饮食辨》中记载用大米、生姜、葱须一起熬成的生姜粥可"治感冒风寒暑湿,头痛骨痛"。现代研究发现,生姜的主要成分是姜油和姜辣素,有明显的消炎、抗风湿、止痛作用。

(张　晋)

21. "冬吃萝卜夏吃姜" 有道理吗

不同季节有不同的时令特点,食物只有符合时令特点才能起到养生益寿的作用,从这个方面看,"冬吃萝卜夏吃姜"确实有一定道理。

关键词

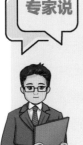

时令 萝卜 姜

专家说

正如《黄帝内经素问·宝命全形论篇》所言："人以天地之气生，四时之法成"，饮食养生应顺应四季时令特点，遵循生命基本规律，方有助于享益天年。

夏季昼长夜短，草木生长旺盛，人应顺应季节特点以使肌表腠理开放畅通，出汗也是驱邪外出的途径之一。《黄帝内经素问·热论篇》提出"暑当与汗皆出，勿止"，姜有一定的发散作用，夏季吃姜助体内暑湿排出，向上向外的阳升阳散即是春夏养阳。夏季很多人依赖空调制冷降温，若长期在空调屋里工作生活，会影响汗孔腠理开泻，一冷一热，更易感受风寒湿邪。尤其在七八月份，天气炎热，雨湿最重，瓜果蔬菜品种丰富，人们好吃生冷之物，肠胃易受刺激，部分人会出现食欲下降、消化不良等症状，女性还可能出现月经不调、白带增多、腰酸等妇科症状。其中原因在于这类人群体质偏于寒凉，体内阳气相对不足，"夏吃姜"非常适用于外感寒湿或者体质偏于寒湿的人。

冬季万物闭藏，人体也应将阳气闭藏，收敛于内。白萝卜能够消积化痰，下气和中，缓解饮食滋腻带来的不适。清代著名医家王孟英所著的《随息居饮食谱》中记载了两种萝卜，一种为"芦菔"，一种为"胡芦菔"，也就是现在的白萝卜和胡萝卜，"冬吃萝卜"是指白萝卜。若体质偏寒，经常腹泻，则不宜食用生萝卜，生萝卜辛凉，具有通利二便之功，食用后会加重消化不良的症状；熟萝卜甘温，能够补益脾胃，助益健运，将萝卜与猪肉、羊肉等一起炖着吃，更能补气顺气。可见食补也要在明确自身体质的情况下进行。

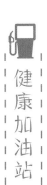

清代记载饮食功效的专著《随息居饮食谱》中将白萝卜分为生萝卜与熟萝卜：生萝卜性凉，味道辛辣甘甜，有润肺化痰、祛风涤热的功效，适用于咳嗽失音、咽喉不适、大小便不通利等症状，还能够去除鱼腥味；熟萝卜性温，能够健运脾胃，帮助消化、缓解食积，能使人体康健，适用人群更为广泛。

（张　晋）

22. **蔬菜生吃**是不是更**健康**

很多人认为烹饪会破坏蔬菜的营养、导致营养流失，于是掀起了生食蔬菜的热潮，蔬菜生吃是不是真的更健康呢？

中医认为，即使都是蔬菜，寒热温凉上也有偏性。早在《神农本草经》中就将药物的特性分为寒、热、温、凉、平，蔬菜亦是。常见的蔬菜，如韭菜、香菜、洋葱性偏温热，白菜、芹菜、黄瓜、茄子、西红柿性偏寒凉，若常生吃寒性蔬菜，会损伤脾胃之阳。尤其是素体脾胃虚弱、脾胃阳气不足的人不建议生吃蔬菜，这类人群表现为经常腹胀而不想吃饭，或饮食较少、食后胀甚，或嗳气反酸，或腹泻、便溏，或脘腹冷痛、

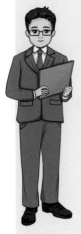

喜温喜按等。此外，老年人和儿童由于消化能力较差也不宜生食蔬菜。《随息居饮食谱》记载"凡人饮食，盖有三化"，一为火化，即烹煮熟烂；二为口化，即细嚼缓咽；三为胃化，即食物在胃中消化。"二化得力，不劳于胃"，即烹饪得当、咀嚼仔细，是很好的保胃方法，因此生吃蔬菜并非一定健康。

从营养学角度来看，维生素分为脂溶性维生素和水溶性维生素，脂溶性维生素用油微炒后更容易被人体吸收。为了减少维生素的流失，在洗菜时可尽量选择先洗菜再择菜或切菜，烹饪方式以蒸、煮为宜，等水开了再放入蔬菜，炒菜时可以采用加水炖的方法，避免在过高温度下烹饪太久。

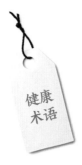

脂溶性维生素

是指不溶于水而溶于脂类及有机溶剂的一类维生素，包括维生素 A、维生素 D、维生素 E、维生素 K 等。这类维生素在机体内的吸收通常与肠道中的脂质密切相关，可随脂质吸收进入人体并在体内储存，排泄率不高；摄入过量易引起中毒现象，摄入过量则会缓慢出现缺乏症状。

水溶性维生素

是指可溶于水而不溶于脂类及有机溶剂的一类维生素，包括 B 族维生素和维生素 C。与脂溶性维生素不同，水溶性维生素在人体内储存较少，从肠道吸收后，进入人体的多余的水溶性维生素大多从尿中排出。水溶性维生素几乎无毒性，摄入量偏高一般不会引起中毒现象，若摄入量过少则会较快出现缺乏症状。

（张　晋）

23. 什么是**发物**

生活中，大家可能听过"发物"这一词汇，发物是中医传统饮食文化的一部分，但"发物"到底是什么呢？生病时真的不宜吃"发物"吗？

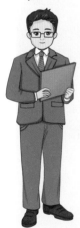

"发物"常被说起，却很少有人探究其准确定义。发物对疾病的发生、发展以及预后转归的影响是客观存在的。"发物"一词首见于明代《普济方》，其有广义和狭义之分。

广义的发物是指健康人正常摄入，或患病服药及病后调理过程中因摄入而诱发某种疾病，或妨碍既有疾病治疗、诱发病情加重，或影响机体康复的一类食物。

狭义的发物是指正常食用无毒，而能诱发某些疾病（如急性变态反应性疾病）的食物。

由于发物的来源、性味不同，患者的体质、所患疾病不同，所在地域、气候不同，进食发物表现出的症状也有很大差别。依其致病特点，广义的发物可分为动火发物、动风发物、助湿发物、积冷发物、动血发物、动气发物、动病发物。此外，特定食物是不是发物，也与炮制有关，如鱼属腥膻之物，但《随息居饮食谱》指出，将鱼晒成鱼干，就可"去其腥膻，增其补益"，所以有"不顺其性为发物，顺其性为补品"的说法；如笋、香菇、

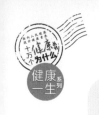

葱、姜可能成为发物，《清宫医案》中有"疹出不畅热病补退"的案例记载，需要透疹时，以笋、菇作为药引。外感风寒所致头身疼痛，可以用生姜、葱须熬粥用以驱散风寒邪气。所以使用得当，发物亦可治病。

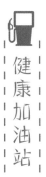

不同种类发物的含义及禁忌

动火发物多具辛热燥烈之性，如姜、韭菜、花椒等，凡素体热盛、阴虚火旺者不宜食用。动风发物多具升发、散气、火热之性，如海鲜、鹅肉、牛乳等，凡外感未清、疮疡痧痘、咽痛目赤者忌之。助湿发物多具有黏滞、肥甘涩腻之性，如饴糖、大枣、糯米等，凡湿热蕴结，患有黄疸、淋证、痢疾、带下者忌之。积冷发物多具寒凉润利之性，如西瓜、梨、柿子等，凡素体阳虚、阴寒内盛、泄泻、冷痛、阳虚水肿患者不宜食用。动血发物多具活血散血、作用峻烈之性，如辣椒、胡椒、羊肉、烧酒等，各种出血性疾病，如崩中漏下、痔疮、月经过多等病症的人不宜食用。动气发物多具滞涩阻气、固硬难化之性，如芡实、莲米、芋头、薯类、各类豆制品及某些瓜果，凡有食积、诸痛、癥瘕包块等实证的患者忌之。动病发物多具较强刺激性，能引动伏邪，诱发宿疾，包括羊肉、海鲜等，凡曾患过敏性疾病者忌之。

（张　晋）

24. 千古名方——
当归生姜羊肉汤的
作用是什么

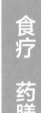
　　当归生姜羊肉汤出自东汉医圣张仲景所著的《金匮要略》，在书中出现了两次，一次是在"腹满寒疝宿食病脉证治"篇，一次是在"妇人产后病脉证治"篇，至今流传了1 800多年，仍应用于中医临床与日常生活中，那么这个方子有什么作用呢？

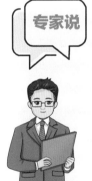

专家说

　　食疗又称食治，是通过食物五行属性、性味特点的相互配伍，从而调整阴阳，强身健体，以达到防病治病的目的。张仲景所著《伤寒杂病论》分为《伤寒论》和《金匮要略》，书中记载了许多食疗药膳处方，如桂枝汤、甘草干姜汤、甘麦大枣汤、百合地黄汤。当归生姜羊肉汤是中医食疗之典范，《金匮要略·腹满寒疝宿食病脉证治第十》中记载："寒疝，腹中痛及胁痛里急者，当归生姜羊肉汤主之。"《金匮要略·妇人产后病脉证治》中记载："产后腹中疠痛，当归生姜羊肉汤主之，并治腹中寒疝虚劳不足"。

　　本方由当归、生姜、羊肉组成。其中当归性温味甘，入肝、心、脾经，具有补血活血、调经止痛、润肠通便的作用，与羊肉同用，可以增强羊肉补虚、温

肝之力。生姜温中散寒，既助羊肉散寒暖胃，又可去除羊肉的膻味。羊肉不仅味道鲜美，而且有很好的滋补作用。三味同用，可谓"药简效专"。

当归生姜羊肉汤尤其适合天气寒冷时食用，冬季进补不仅是对当下补益，也是为春天的健康做好铺垫。那么，当归生姜羊肉汤应该如何制作呢？

材料：当归三两（150克），生姜五两（250克），羊肉一斤（500克），调料适量。

做法：当归、生姜用清水洗净，切片备用。羊肉剔去筋膜，洗净切块，入沸水锅内焯去血水，捞出晾凉备用。将羊肉放入锅内，倒入适量清水，加入生姜、当归，转小火慢炖，1.5小时之后加入调料，即可食用。

适宜人群：气血虚弱、寒证人群。这类人往往手足冰凉，怕冷，精神欠佳，面色苍白。女性可伴有痛经、腹痛，温暖或者按压可以缓解疼痛，同时月经量偏少。当然，产妇产后气血虚弱，阳虚失温所致腹痛，血虚乳少，恶露不止等症状也可以服用本方。

不适宜人群：燥热体质，阴虚火旺，对羊肉过敏者不宜食用。

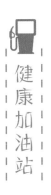

当归生姜羊肉汤可改善病后体虚

当归和羊肉温阳补血的效果很好，生姜可温中散寒止痛，对于久病体虚的患者具有不错的疗效。临床研究显示，本方对妇人产后身痛、腹痛亦有良好的治疗效果。

（张　晋）

25. 吃中药的时候能吃**绿豆**吗

绿豆汤是夏季解暑佳品，具有消暑解毒、止渴利尿的功效。在民间，有着"绿豆汤和中药不能同时服用"的说法，认为绿豆汤会削弱中药的疗效。事实真的如此吗？

绿豆是大家日常生活中的常用食材，具有丰富的营养价值。绿豆味甘性凉，入心、胃两经，具有清热解毒、消暑利水之功效。绿豆解毒之力人人皆知，以至于民间常有"绿豆减药效"的说法流传，其实古今本草著作都没有绿豆可以降低药效的观点，而对其解毒之功则常有论述。正如《本草备要》有言："一切草

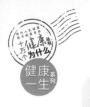

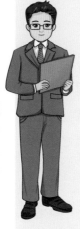
木、金石、砒霜毒皆治之"，绿豆常可用于治疗中暑烦渴、体内热毒炽盛所致的痈肿疮毒，也可作为误服毒药或食物中毒的解毒良药。

虽然绿豆一般不会降低药物的药性，但绿豆的加入确实会对中药复方产生一定影响，应根据具体疾病及所服药物的寒热温凉特性来决定"服用中药期间是否可以食用绿豆"。

若患者疾病性质属热，中药复方性质属寒，如患中暑、便秘或急性炎症疾病，出现红肿热痛表现，采用清热类中药治疗时，吃绿豆在一定程度上可以与药物协同作用，增强疗效；倘若疾病性质属寒，药物性质属热，如感冒出现恶寒、发热，受寒后出现腹痛、腹泻、痛经、关节冷痛，此时需要服用温散或温补的中药治疗，则暂时不要吃绿豆，因为此时吃绿豆可能导致药效降低，甚至可能加重病情。

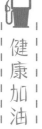

健康加油站

可以与绿豆同服的中药

使用黄连、黄芩、黄柏、板蓝根、大青叶、金银花、石膏等清热类中药时，与绿豆同服可起到相辅相成的作用。若因乌头、附子、半夏等毒性中药使用过量而中毒时，也可吃绿豆辅助治疗。

不可与绿豆同服的中药

在服用肉桂、附子、丁香、高良姜、干姜、细辛、人参等温补类药物时，未经医生许可，不要擅自服用绿豆，以免降低药效。

绿豆衣的作用

《本草纲目》记载："绿豆肉平皮寒"，即李时珍认为，绿豆衣比绿豆肉清凉效果更佳。应用绿豆的时候，最好连皮一起用。扁鹊三豆饮：绿豆、赤小豆、黑大豆各一升（1 000 克），甘草二两（100 克），煮至极熟烂，食豆饮汁 7 天，有疏解热毒的作用。

（张　晋）

26. 如何通过膳食调养
"手脚冰凉"

现代社会空调、冷饮广泛普及，许多人，尤其是女性，即使大热天也经常感到手脚冰凉，被戏称为"手脚冰凉星人"。

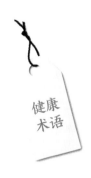

健康术语

不荣

古代汉字中"荣"通"营"，即营养滋润之意，不荣即局部或整体缺乏气血津液的营养。

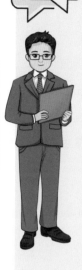

专家说

中医认为，导致手脚冰凉的核心病机，即阳气不能顺利到达四肢发挥温煦作用。但不是所有的手脚冰凉都是虚寒所致，其背后的原因可分为"不荣则冷"和"不通则冷"两类，病因不同，膳食调养的方法也不尽相同。

阳气虚弱

阳气就像人体内部的太阳，具有温煦、推动、兴奋的功能，阳气虚弱，位于身体末端的四肢缺乏阳气温养，就会手脚冰凉。调养原则：温补阳气。可适当食用肉桂、牛肉、胡椒等温阳驱寒的食物，忌食生冷寒凉的食物。

推荐膳食：生姜羊肉汤。材料：羊肉 500 克，生姜 50 克。做法：将羊肉的筋膜去除，切成小块，先入沸水中焯一下，去除浮沫及血水后加入姜片，加水适量，大火烧开后转小火煮约 90 分钟，待羊肉熟烂即成。

气血亏虚

气血不足，气血运行、推动无力，四肢缺乏气血濡养，就会手足不温。调养原则：补气养血。可适当食用山药、小米、大枣等食物。

推荐膳食：人参龙眼乌鸡汤。材料：人参片 10 克，龙眼肉 10 克，乌骨鸡 1 只，调味品适量。做法：人参片、龙眼肉装入鸡腹内，加水适量，用砂锅炖至鸡肉烂熟即可。

关键词

手脚冰凉 膳食调养

气机郁结

气机郁结，气血不通，阳气运行不畅，难以到达四肢，也会手脚冰凉。调养原则：行气解郁。可适当饮用玫瑰茶、茉莉花茶，食用陈皮等食物。

推荐膳食：合欢佛手饮。材料：佛手片 6 克，合欢花 6 克，白糖适量。做法：佛手、合欢花先入锅加水，大火烧开后转小火煲 10 分钟，加入白糖调味代茶饮。

手脚冰凉有时是由多个病因共同导致的，建议在专业医生的指导下，明确自身体质，选择合适的调养方法。

（林嬿钊）

27. 为什么说
"要减肥先祛湿"

随着生活水平的提高，不良的生活和饮食习惯导致肥胖率逐年上升，众所周知，肥胖可以诱发或加重很多疾病，如心脑血管疾病。超重人士都希望减肥，但对于一些人来说，似乎无论怎样节制饮食都难以达到减肥的目的。中医认为"胖人多痰湿"，痰湿重的人容

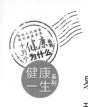

易发胖，肥胖之人多为痰湿体质，因此有"要减肥先祛湿"的说法。积极有效地改善痰湿体质，能更好地实现健康减肥，预防并发症的发生。

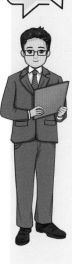

人体由于脏腑功能失调，不能将代谢垃圾——痰湿排出体外，痰湿就会积存于体内而致肥胖；痰湿易阻滞气血，加重代谢紊乱，形成恶性循环。

导致痰湿的原因众多，包括外感湿邪、阳气不足等，饮食不节则是肥胖之人发生痰湿最常见的因素，多饮多食，过食肥腻，而使脾胃虚弱，运化失常，水湿积聚，内生痰湿。因此对于痰湿体质的胖人来说，饮食的控制、脾胃的调理尤为重要。

肥胖者最重要的饮食原则是健脾化湿。宜多食用具有健脾祛湿化痰作用的食物，如谷物类的扁豆、赤小豆、蚕豆、薏米等；动物类的鲫鱼、鲤鱼、鲈鱼等；蔬菜类的冬瓜、山药、黄豆芽等。

饮食宜清淡，以七分饱为宜，忌暴饮暴食、进食过快，避免肥甘油腻、过咸过甜、生冷寒凉和不易消化的食品，如芝麻、柿子、酒、高糖饮料、煎炸食品等。

推荐膳食：陈皮粥。食材：陈皮2克，生姜2片，大米60克，油、盐少许。做法：陈皮、生姜切丝，与大米同煮为稀粥，油盐调味。功效：行气健脾，燥湿化痰。

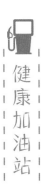

痰湿体质的特点

形体肥胖，身重乏力，胸闷有痰，腹部肥满松软，皮肤油脂多，苔腻，脉滑等。

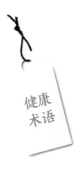

痰湿

是人体水液代谢障碍形成的病理产物。由于某些因素导致水液超过正常就表现为"湿"，水液凝聚日久就会形成质地黏稠的"痰"，包括有形之痰和无形之痰。有形之痰指可以通过咳嗽、呕吐排出体外的痰液。无形之痰指只见征象不见形质的痰，无形之痰于体内无处不到，虽看不见形质，但会表现出相关症状，如头晕目眩、心悸气短等。

（林嬿钊）

28. 为什么说
"喝茶养生亦伤身"

茶文化是中华民族的优秀传统文化，自古以来人们便视茶叶为延年益寿的珍品。中医认为，茶亦有药性，以茶养生，需要了解茶性，根据自身体质选择合适的茶品，不当饮茶反而伤身。

关键词

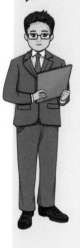

喝茶 宜忌 养生

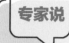
专家说

古人多认为茶性寒凉，如中国最早的关于茶的专著《茶经》上说："茶之为用，味至寒。"后世因制作工艺不同，茶性也有寒、凉、温、平之别，主要可分为绿茶、红茶、青茶（乌龙茶）、白茶、黄茶、黑茶六大类。

绿茶、白茶和黄茶发酵程度较轻微，性偏凉，虚寒体质，如气虚、阳虚体质者不宜饮用，常见绿茶有龙井、毛峰、碧螺春等；红茶、黑茶为全发酵茶、后发酵茶，性偏温，较适合虚寒体质者饮用，常见红茶有祁红、滇红，常见黑茶有普洱、六堡等；青茶为半发酵茶，性较平和，适宜人群较广，常见青茶有大红袍、铁观音、凤凰单丛等。

饮茶除了注意茶性与体质是否相宜以外，还需注意适量、适时、因人而异。

适量饮茶　饮茶之道在于节制，喝茶过量或过浓都易导致"茶醉"。一般来说，以每日饮茶 3~15 克，分 3 次左右冲泡为宜。

适时饮茶　俗话说"莫吃空心茶"，空腹不宜喝茶，空腹和饱餐后喝茶易影响脾胃功能，降低食欲，不利消化。睡前不宜喝茶，茶中含有咖啡因、茶碱等，可提神醒脑，晚间喝茶易使精神兴奋，小便变多，影响正常睡眠。四季应因时饮茶，春季可饮玫瑰花茶、茉莉花茶等，促进阳气生发；夏季宜饮绿茶、黄茶，清热消暑；秋季宜饮性平的青茶；冬季宜饮红茶、黑茶，温暖驱寒。

因人而异　一般而言，神经衰弱者、易失眠者、同时服用温补类中药者不宜喝茶，哺乳期女性、孕妇、经期女性、幼儿不宜常喝茶。若喝茶后出现胃肠不适、恶心、失眠等症状，不建议继续喝茶。

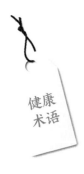

茶醉

因饮茶不当而出现的头晕、心慌、四肢乏力等症状，与心脏病、低血糖症状相似。出现该症状时，可以吃一块糖或喝一杯糖水缓解。

（林嬿钊）

29. 为什么说
"形寒寒饮则伤肺"

由于冷冻技术的发展，人们能随时随地吃到各种各样的生鲜冷冻食物。然而，过食生冷容易造成免疫力下降，除了易导致消化系统功能紊乱外，还常诱发感冒、鼻炎、支气管炎、哮喘等呼吸系统疾病。

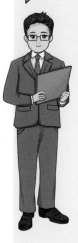

关键词

肺寒　饮食调养

中医经典《黄帝内经》有言："形寒寒饮则伤肺。"身体受寒、食用生冷，均可损伤肺脏。寒凉食物从口腔、咽喉进入，通过食管，会使相邻的肺脏感受寒气；或者寒气通过脾胃上达肺部，进而导致肺寒。肺寒的常见表现为易感冒、鼻塞、流清涕、打喷嚏、咳喘、痰白清稀、便秘等。

中医认为，肺脏受寒，肺气郁闭，鼻咽、气管等与肺相关的部位就会出现功能异常，日久水液运化不畅，则内生痰湿。肺与大肠相表里，肺寒会使大肠传导功能失常，引发便秘。由于小儿具有"肺常不足""脾常不足"的特点，相对更容易受寒而诱发疾病。

肺寒之人宜食用温肺散寒的食物，如紫苏、杏仁、茴香、肉桂、花椒、蒜、羊肉等。忌食罗汉果、梨、百合、菊花、冬瓜、螃蟹等寒凉食物。

推荐膳食：生姜葱白红糖水。材料：生姜 15 克，葱白 20 克，红糖适量。做法：生姜洗净切片，葱白洗净切段，沸水中加入生姜、葱白，煮片刻后加入红糖拌匀，待红糖溶化后饮汤即可。建议受寒后尽快服用。

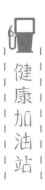

关于冷食的误区

中医认为，四气——寒、热、温、凉，是根据食物或药物作用于人体的反应归纳而成的。食物的温度高不等于是热性，食物的寒热之性即使经过加热或冷冻也不会被轻易改变（如把辣椒放进冰箱，也不会去除其辛辣燥热之性）。但是，低于体温的食物相对于人体仍带着一定的寒凉之性，这是因为胃肠会将食物加热到与人体一致的温度，食物一旦低于体温就会消耗胃阳。

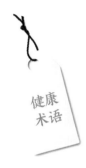

肺与大肠相表里

中医认为，手太阴肺经与手阳明大肠经相互络属，构成肺与大肠的阴阳表里相合关系。二者相互配合，肺气肃降有助于大肠传导，大肠传导亦有利于肺气肃降。

（林嬿钊）

30. 女性**月经期**
如何饮食**养生**

许多女性由于平素摄生不慎而饱受月经不调、经期不适带来的困扰，给生活和工作带来许多不便。适宜的饮食，有助于维持女性正常

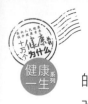

的月经周期，保持良好的气血状态，缓解经期不适、预防妇科疾病，改善女性体质。

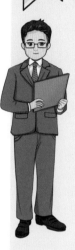

关键词

经期 饮食 宜忌

中医认为，月经的产生是各脏腑协调作用于子宫的结果，月经期气血下行，聚于子宫，此时女性往往具有"气随血泄，气血不足"的特点。女性在经期气血相对虚弱，卫外防御功能下降，因此更容易感受邪气而引发疾病，应更加注意生活饮食等方面的调摄。

饮食适宜 经期饮食应注意合理搭配，营养均衡，饮食清淡，易于消化。经期多加强饮食营养，以补充机体丢失的气血，同时清淡饮食能避免加重脾胃负担，利于营养吸收。

饮食禁忌 经期饮食应避免过饥、过饱；避免进食生冷、辛辣、燥热、酸涩食物。冷食包括冷饮、雪糕、凉茶及西瓜、香蕉、梨等寒性水果。中医认为，寒为阴邪，其性收引，易伤阳气，食用生冷，寒邪入侵子宫，气血受寒凝聚，运行受阻，易导致痛经、闭经、月经失调、宫寒不孕等疾病。辣椒、白酒、大蒜等属于辛辣刺激之物，过食辛辣、燥热易导致血热，进而发生月经过多、崩漏等疾病。柠檬、青梅等酸涩食物具有收敛固涩的作用，过食酸味不利于经血畅流，导致痛经、闭经。

经期膳食推荐 生姜红枣饮。材料：生姜20克，大枣3枚，红糖适量。制作方法：切3~5片生姜，大枣洗净去核，放入锅内，加适量水，大火煮开，小火继续煮 5~10 分钟，去渣，调入红糖拌匀。亦可将生姜、红枣直接用开水冲泡服用。适用于虚寒体质女性在经期饮用。

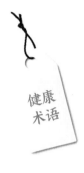

崩漏

指女性在非行经期的子宫不规则出血，突然大量出血称为"崩中"，淋漓下血不断称为"漏下"，两者常相互转化，故多以"崩漏"并称。

（林嬿钊）

31. 为什么说
一种**体质**有一种吃法

中医认为，体质是个人由于先天和后天因素形成的不同形态结构、生理功能、心理状态的相对稳定的特质。目前通用的有 9 种体质分类法，其中平和质是良好健康状况的体现，其余 8 种偏颇体质均说明身体需要一定的调理。每种体质都有其适宜的饮食养生之法，根据体质选择合理的饮食，可以改善体质偏颇，从而防治疾病，这正是对中医"因人制宜"食养原则的体现。

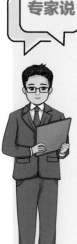

专家说

中医认为，食物和药物一样具有偏性，只不过偏性较小、适合日常食用，不同性质的食物会对不同体质造成不同影响。一般性质较平和的食物，各种体质皆可食用；偏性相对较为明显的食物，就应该注意根据体质适当调整。

平和体质 宜营养均衡、寒温适中、粗细搭配、荤素合理。

气虚体质 以健脾益气为基本原则。适宜食物：山药、莲子、大枣等。气虚者多脾胃虚弱，饮食不宜苦寒滋腻、难以消化。慎食食物：木薯、西瓜、苦瓜等。

阳虚体质 以温补脾肾为基本原则。应在食物温热时进餐。适宜食物：羊肉、韭菜、龙眼等，适当增加姜、胡椒、茴香等调味料。慎食生冷寒凉食物。

阴虚体质 以滋阴补肾为基本原则。适宜甘凉滋润的食物，如猪肉、莲藕、百合等。慎食辛辣燥热及祛湿类食物，如羊肉、辣椒、薏苡仁等。

痰湿体质 以化湿健脾为基本原则。适宜食物：扁豆、海藻、荷叶等。慎食肥甘油腻、过咸、过甜和不易消化的食品，如肥肉、酒、高糖饮料、煎炸食品等。

湿热体质 以清热利湿为基本原则。适宜食物：扁豆、薏苡仁、绿豆等。慎食辛辣燥烈、大热大补之物。

血瘀体质　以活血化瘀为基本原则。适宜食物：黑木耳、洋葱等，可适当以黄酒等调味。慎食食物：乌梅、柿子、石榴等涩血之品，及高盐、高脂食物。

气郁体质　以行气解郁为基本原则。适宜食物：玫瑰花、茉莉花、萝卜等。慎食食物：青梅、李子等酸涩食物，以及生冷寒凉之物。

特禀体质　根据个体实际情况选择不同饮食。饮食宜清淡、均衡，应慎食辣椒、酒、鹅肉等辛辣、腥膻发物及含致敏物质的食物，以减少过敏发作的机会。

（林嬿钊）

32. 熬夜者如何饮食养生

熬夜已然成为当代人，尤其是年轻人的生活常态，人们或由于娱乐放松而主动熬夜，或由于学业工作而被迫熬夜。尽管随之出现了许多熬夜后遗症，如失眠、疲劳、抑郁、焦虑、猝死……但仍然有越来越多的人加入"熬夜

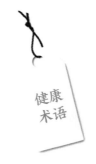

健康术语

寒包火

又称寒包热，像寒把火包裹在体内一样，中医指体外有寒、体内有热的证候表现。

大军"的行列。

古人曾说："养生之诀，当以睡眠为先。"睡眠对于人体健康至关重要，熬夜期间及熬夜后应该注意饮食调养，以尽可能减轻熬夜的危害。

关键词

熬夜 饮食养生

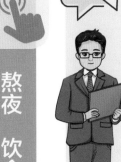

专家说

由于体质不同，熬夜后不同人的身体状态并不相同，因此并没有一种适合所有人的熬夜饮食养生方法，仍需要因人制宜辨证养生。例如，有人熬夜后容易出现痤疮、口腔溃疡、口臭等上火表现，但中医认为，上火的原因不一，包括阴虚火旺、寒包火或郁火等，不能一见上火就食用寒凉清热泻火，从而损伤阳气。

虽然养生要因人而异，但仍有一些较为普适、可以共同遵循的熬夜饮食养生原则。

熬夜的时候宜进食易于消化的食物，不宜食用油炸、烧烤等高热量或肥甘厚腻的食物，避免食用生冷寒凉。适当多饮温开水补充津液，促进体内代谢废物的排出。

尽量避免喝咖啡提神，咖啡味苦性燥，易耗气伤阴，长期饮用反而使人更加疲劳，需要不断加量，形成恶性循环。可适当饮用偏温性的红茶，同时注意茶不宜过浓。

熬夜后，脾胃在夜间休息不充分，运化功能下降，应清淡饮食，适当食用温热的白粥、燕麦等养胃驱寒。避免肥腻、刺激性食物加重脾胃负担，避免辛辣油炸食物增加内火。

膳食推荐：红枣枸杞小米粥。做法：小米 50 克，红枣 2 枚（去核切片），枸杞 10 克，洗净加水适量，大火烧开后小火熬成粥。功效：红枣补血健脾，枸杞滋补肝肾，小米健脾和胃，适合因熬夜所致血虚人群。

熬夜对身体带来的伤害难以估量，熬夜的养生只能当作权宜之计，建议条件允许时尽量不熬夜，如果已经熬夜一段时间，则应积极寻找专业医生调理身体。

（林嬿钊）

33. 为什么说
"胃以喜为补"

清代名医叶天士有句名言："食物自适者，即胃喜为补。"意思是吃的食物如果能适应胃之所喜，就能够调补身体，且事半功倍，无须刻意进食补品。

人们往往喜补恶泻，常常盲目随意地食用燕窝、灵芝、海参等名贵补品，结果本非虚弱之人，反而加重了脾胃负担，补而成疾，事与愿违。"食不在补，适口为珍"，只有那些脾胃能够吸收、消化和利用，有助于脾胃功能的食物，对于身体来说才是真正的"补品"。

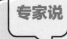

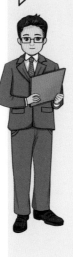

什么是"胃喜"和"胃厌"

一般而言，食物无美恶，适合最重要，吃下去令胃舒服的就是胃喜的食物，反之称为"胃厌"。当胃遇到不适应的食物时，就会发出胃痛、胃胀、腹泻等"排斥"信号以自我保护。

胃喜温恶寒 胃的主要功能是受纳腐熟食物，这就需要适宜的温度作为保证。寒冷时节喝上一杯热姜汤，胃暖暖的就会感到十分舒适和惬意。如果环境不对，吃了寒凉的食物，胃就会痉挛疼痛或引起腹泻、便秘，以作出"抗议"。因此，不宜长期食用生冷寒凉之品，以免令胃受寒、损伤胃阳。

胃喜润恶燥 胃中津液充足，才能充分消化，过于辛香燥热的食物会损伤胃中津液，宜少食用辛辣、煎炸、干硬的食物，适当食用山药、莲子、面食、粥类等温软养胃的食物。

胃喜少恶多 胃喜欢适量、适度、易于消化的食物。过多食用肥甘厚腻之品时，胃就会以胀痛、打嗝等方式发出"警告"，提醒人体停止进食。

莫把嘴馋当胃喜

嘴馋是口舌之欲引起的浅层次饮食偏好，身体真正的、深层次所需才是胃喜。古人有句养生格言："若贪爽口而忘避忌，则疾病潜生。"纵容嘴馋，不顾胃厌，就会对身体有害。吃一顿美味佳肴时，即使已经饱腹难耐，还是禁不住诱惑而不节制饮食，就是欲望所喜战胜了胃之所厌。

《黄帝内经》有言："有胃气则生，无胃气则死"，可知胃对人体的重要性。我们要学会听"胃的声音"，感受"胃的感受"，选择"胃之所喜"，尊重身体、尊重胃的需要，呵护、关心胃的不适，才能吃得香甜，活得健康。

（林嬿钊）

关键词

少食 杂食 长寿

34. 为什么说
"少食长寿，杂食无病"

随着生活水平的提高，人们为了补充营养或满足食欲，喜欢吃得又多又好，食补方法层出不穷，各种疾病随之出现，如肥胖、高血糖、高血脂、高尿酸。俗话说"少食长寿，杂食无病""能吃是福，善吃是智"，古今长寿之人，都非常注重节饮食和不偏食。

专家说

脾胃为"后天之本"，人出生以后的各项生理功能均有赖于脾胃运化提供的营养。经常饱食不仅有损脾胃功能，还会让气血过多聚集在腹部，其余脏腑包括大脑所得的营养减少，在腹部肥胖的同时也会伴随各种健康问题。偏食挑食会影响人体对营养物质的均衡摄取，中医认为食物的性味与脏腑存在对应关系，长

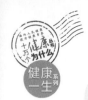

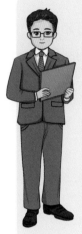

期偏嗜某种性味的食物会导致相关脏腑失调。

国医大师干祖望享年 104 岁，他所提倡的"养生八字诀"中即有一条长寿饮食养生之法——"蚁食"。

蚁食，顾名思义，就是像蚂蚁一样进食。蚂蚁的饮食特点为饮少食微，细嚼慢咽，且就地取食，不分精粗。其中有两层含义：一是像蚂蚁一样吃得少，不求多，不贪食、不饱食；二是像蚂蚁一样吃得杂，不求精，不偏食、不挑食。

一方面，吃饭不过饱。尽量每餐饭都以七八分饱为宜，根据食量权衡节制，且让食物经过口腔充分咀嚼，给脾胃留有余地，不增加脾胃负担。

另一方面，饮食无偏嗜。平衡膳食，荤素合理，粗细搭配，对于无害身心的卫生食物，不求冷、热、精、细、美味，每样都吃点儿又不多吃，才能摄入均衡丰富的营养，以适应身体所需。需要注意的是，"杂食"并非什么都吃，若体质有偏，罹患疾病，则需要根据自身体质和医嘱少食或忌口不利于健康的食物。

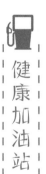

国医大师干祖望的"养生八字诀"

童心、龟欲、蚁食、猴行。童心，即如孩童般心态无忧无虑；龟欲，即如乌龟般不贪、不争、无欲无求；猴行，即如猴子般灵活好动；蚁食，即如蚂蚁般饮少食微，不分精粗。

（林嬿钊）

35. 为什么说
饮食要因地制宜

我国幅员辽阔、气候多样，如《素问·五常政大论》说："天不足西北，左（北方）寒而右（西方）凉，地不满东南，右（南方）热而左（东方）温……地有高下，气有温凉，高者气寒，下者气热。"不同地区由于海拔、气候等差异，形成了不同的物候物产，因此人们的饮食也要因地制宜。

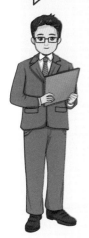

俗话说："一方水土产一方物，一方水土养一方人"，不同地区由于气候条件、地理环境的差异，当地的食物不同，当地居民的生理情况、病理特点也不尽相同。为了适应当地的自然环境，各地居民逐渐形成了不同的饮食习惯和偏好，这是中医"因地制宜"食养原则的体现。

饮食因地制宜就是根据不同地域特点选择适宜的膳食，可以更好地提高食疗效果。如"南方多吃米饭，北方多吃面食"，就是因为南方气候炎热潮湿，适合吃性偏凉的大米；北方气候寒冷干燥，适合吃性偏温的小麦。

南方地区，尤其岭南一带地势偏低，阴寒之气缺乏，人多湿热，饮食宜甘淡清凉，饮食中的肉类以鸡肉、鱼肉、猪肉为主，同时由于湿困脾虚，宜多食茯

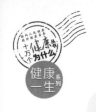

苓、山药、砂仁等健脾利湿。不宜多食助湿生痰之品，亦不宜过食寒凉，以免损伤脾胃阳气。

地势偏高的地区往往阳热之气不足，饮食中的肉类宜以牛羊等畜肉为主，配合蒜、葱等以温热驱寒。当地的牛乳、酥油茶等食品亦可起到清润滋阴之功。慎食寒凉生冷食品。

云贵川湘地区气候多潮湿，人们喜食辣椒、花椒等辛辣温热之物以除湿，为了防止过热上火，可适当配合鱼腥草等以清热泻火。

在同一季节，南北地区的饮食养生之法也各异。同处夏天，北方多暑热，易伤津液，宜食用清热养阴的食物；南方多暑湿，宜食用清热祛湿的食物。

因地制宜是饮食调养的基本原则，但个人仍应视自身体质情况而定，不可机械套用。

（林嬿钊）

36. 为什么说
饮食要因时制宜

我国幅员辽阔，经纬度差别很大，大多数地区四季分明，一年中气候差别较大，根据天人相应的理念，人的饮食也要因时制宜。

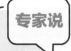

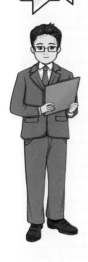

 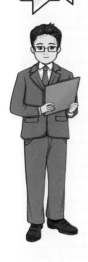

中医认为，人处在天地之间，无时无刻不受气候变化的影响，外在自然环境有别，人体内环境变化也不同。如四季气候交替，具有"春生，夏长，秋收，冬藏"的规律，人体之气亦呈现出春夏阴消阳长、秋冬阳消阴长的特点。因此遵循"因时制宜"原则，顺应自然气候的变化调整饮食，才能让人体与自然保持内外环境的和谐统一。

春季万物萌生，与中医五脏的肝相应。饮食宜协助阳气升发，调畅肝胆气机。宜食用葱、姜、春笋、香菜等食物振奋阳气，食用青绿色的果菜助肝气升发；少食酸而避免肝火偏亢损伤脾胃，可食用性味甘平的食物，如燕麦、黑米等养护脾胃。

夏季炎热潮湿，与心相应。应在防暑热、防湿邪的同时顺盛阳以养护阳气。可适当食用清热祛湿的食品，如苦瓜、西瓜、绿豆汤等，少食油腻助湿的食物。切记不可贪凉而过食生冷，以免损伤阳气。在高温酷热、大汗淋漓的环境下，可适食酸性食物，如酸梅汤以生津止渴（过食酸梅汤易收敛太过，使热内郁，不能及时散发）。

秋季气候凉爽、干燥，与肺相应。秋燥易伤及肺脏，当以防燥伤阴、滋阴润肺为准则，适当食用梨、银耳、蜂蜜等甘凉滋润的食物。秋天宜收不宜散，辛味发散泻肺，应注意少食葱、姜、蒜、韭、椒等辛味之品。

冬季万物潜伏，气候寒冷，与肾相应。应避寒就温，保阴潜阳。适当食用羊肉、牛肉、韭菜、胡椒等温热补阳的食物。同

时顺应冬藏之势，根据身体需求有针对性地适宜进补。冬天阳气内伏收敛容易郁而化热，注意不可过食燥热，可适当食用萝卜等食物行气解郁。少食咸味以免肾气过旺，适食莲子等苦味食品养心。

在实际应用中，应注意根据个人体质酌情选择，才能更好地达到饮食调养的目的。

（林嬿钊）

运动导引

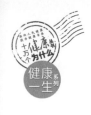

37. 不同人群如何选择合适的
运动项目

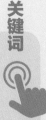
适当的运动有益健康，但不同体质人群适合的运动并不相同。运动养生是传统养生方法，也是非常经济的养生方法。大家应该选择适合自己的运动项目，运动强度也要因人而异。

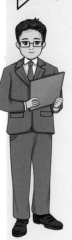

平和体质 此类人群大多体形匀称，精力充沛。基本可以参加各类运动项目，如跑步、游泳等。可以经常运动，但不宜过量。

气虚体质 此类人群大多元气不足，易疲乏、气短、出虚汗。应选择柔缓的运动，如八段锦，运动量不宜过大，忌用力过猛或做憋气动作。

阳虚体质 此类人群大多体倦嗜卧、肢体水肿、畏寒怕冷。中医讲究"动则生阳"，所以此类人群要坚持锻炼，选择舒缓柔和的运动，如五禽戏、站桩功。阳虚体质者在夏天不宜做剧烈运动。

阴虚体质 此类人群大多形体消瘦，适合进行间歇性、中小强度的身体锻炼，如太极拳、健步走、瑜伽。锻炼时要注意控制出汗量，及时补充水分。

痰湿体质　此类人群大多腹部肥满，容易困倦。应根据个人身体情况选择有氧运动并长期坚持，如慢跑、游泳，也可选择五禽戏、八段锦等。

湿热体质　此类人群大多肢体困重，适合强度高、出汗多的运动，使体内多余的阳气散发，如游泳、长跑。但为避免内热加重，在暑热时节应酌情减少户外运动时间，可选择在室内打羽毛球、打篮球等。

血瘀体质　此类人群大多面色晦暗，口唇黯淡，可选择太极拳、健步走、健身操等促进气血运行。此类人群心血管功能常有隐忧，不宜进行高强度、刺激性运动，若出现胸闷、呼吸困难等不适症状，应立即停止运动，及时就诊。

气郁体质　此类人群大多易于激动或忧郁寡欢。可多进行户外运动以及群体性运动，如跑步、登山、球类运动等，融入社会，防止自闭倾向；也可选择健身气功，调节身体气机。

特禀体质　此类人群由于先天禀赋不足等原因易引发过敏等，可选择健身气功、游泳、健美操等增强体质。需要注意的是，此类人群易过敏，可根据户外情况酌情减少外出运动时间，降低过敏的风险。

（代金刚）

38. 传统导引养生如何体现 "流水不腐，户枢不蠹"

"流水不腐，户枢不蠹"意指常流的水不会发臭，常转的门轴不会遭虫蛀。意为人只有经常运动，才能拥有旺盛的生命力。

传统导引养生是在中医理论指导下，在我国古代劳动人民长期和疾病、衰老进行斗争的实践中，逐渐摸索、总结、创造出来的，通过肢体运动、呼吸吐纳和精神调节相结合的方法健身，具有强身健体、防治未病、调畅情志、延年益寿的作用。

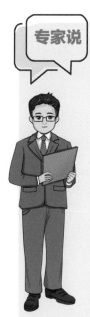

专家说

传统导引养生种类繁多，大致可分为三类：一是以肢体运动为主的运动养生方法；二是以呼吸吐纳为主配合简单导引动作的运动养生方法；三是以精神调节为主的运动养生方法。每种方法侧重点不同，但都有助于疏通经络，让人体气血运动起来，充分体现了"流水不腐，户枢不蠹"的思想。

以肢体运动为主的运动养生方法 如八段锦、五禽戏、二十四节气导引法等，既可以外练筋骨，又可以内强脏腑，综合起来则可以对人体五脏六腑、气血经络进行整体调节，同时对头项、五官、躯干、肩腰、胸腹等全身各部位进行锻炼，是机体内外全面调养的运动养生方法。

以呼吸吐纳为主配合简单导引动作的运动养生方法　如"六字诀"，又称"六字气诀"，是我国古代流传下来的一种以呼吸吐纳为主，辅以简单导引动作的独特健身养生方法。通过嘘、呵、呼、呬、吹、嘻六种字音来调整肝、心、脾、肺、肾、三焦气机，起到强壮脏腑、祛除病邪、益寿延年的作用。

以精神调节为主的运动养生方法　如静功，静功的静包括两个方面：一是外形之静，没有复杂的动作；二是内心之静，精神集中，神与气合，神与脉合，气息归元。静功的练习方法有很多，以保健为目的有周天搬运法、归一清净法；以治疗为目的有脏腑小练形、存想法。

健康加油站

"流水不腐，户枢不蠹"形象地说明了"动"的重要意义，宇宙间万物都在运动，可以说没有运动就没有丰富多彩的生命。这里的"动"既包括肢体运动，也包括调节呼吸、促进气血运行的运动，还包括精神调节，心情通达，只有这样才能达到健康养生的目的。

（代金刚）

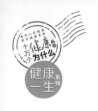

39. 如何练习**八段锦**

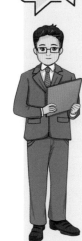

八段锦 导引 养生 防病

八段锦由八组动作组成，其功法为徒步定式，简单易学，老少咸宜，且不受年龄、性别、健康状况、场地的限制，无须借助任何器械，通过坚持修习可外练筋骨，内调脏腑，放松身心，延缓衰老。

第一式：双手托天理三焦

1. 双手十指交叉，缓缓上提，到胸前翻掌，向上伸直，头向上仰。

2. 目视两掌，双手继续上提，在面前翻掌，掌心向上。双臂伸直，掌心上顶，双脚下踩。双手打开，缓缓下落至与肩平，掌心向下。

3. 双腿屈膝，双手下落，捧于腹前。

第二式：左右开弓似射雕

1. 双手腕交叉，掌心向内，上提至肩部。

2. 右手变虎爪，左手呈八字掌，做向左开弓动作，目视左手，动作略停。

3. 左右手同时变掌，左掌位置不变，右手向外划弧推出，目视右手，双臂水平伸展。

4. 左脚收回，并脚站立。双臂下落，双手捧于腹前。

第三式：调理脾胃须单举

1. 双腿逐渐伸直，左手上提；右手转掌心向下，下按。左手至胸前转掌，掌心向上。双肩外展，目视前方，略停。

2. 屈膝，左手下落，转掌心向下，右手原路返回。双手在腹前转掌，变掌心向上捧于腹前。

第四式：五劳七伤向后瞧

1. 双腿伸直，双臂伸直，双手掌心向后，指尖向下。双臂外旋，头向左转，目视左后方，动作略停。

2. 头转正，双腿微屈，双手还原下按。

第五式：摇头摆尾去心火

1. 双腿伸直，双手上托至头顶，掌心向上，力在掌根。

2. 双臂由身体两侧下落，同时屈膝，蹲成马步，手置于大腿上方。身体先向右侧倾斜，然后俯身，目视地面，再向左划弧。身体摆至左侧后，转头，还原成马步姿势，目视正前方。

第六式：双手攀足固肾腰

1. 双手指尖变为向前，双臂上举，直到肘关节向上伸直，目视前方。

2. 双臂屈肘，双手下按于胸前，指间相对。双臂外旋，双手顺腋下反穿于背部。

3. 身体前倾，随之双手沿脊柱两侧的膀胱经从上向下摩运，直到脚踝处时，抬头，略停。

4. 双臂向前抬起，目视地面，直到双臂与地面呈几乎平行的状态，略停后缓缓起身，双臂上举。

第七式：攒拳怒目增气力

1. 双手握固收于腰间，自然站直，左脚开立，与肩同宽，两腿屈膝呈骑马势。

2. 左拳用力向前方冲出去，然后手掌打开，大拇指向下立掌，手臂向外划弧，握拳，收回腰间。然后如法击出右拳。

第八式：背后七颠百病消

收下巴，随着缓缓提起脚跟，头上顶。当脚跟提至最高点时暂停几秒，然后脚跟落下，约距离地面仍有两指距离时振脚（颠）。反复练习 7 次。

特别提醒：练完八段锦后不宜立即洗澡、用餐。

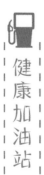

健康加油站

哪些人不可练习八段锦

1. 不明病因的急性脊柱损伤者。

2. 存在脊髓压迫症状者。

3. 严重心、脑、肺疾病患者。

4. 过于体虚者。

5. 处于过饿、过饱状态者。

6. 处于空气污浊环境者。

（代金刚）

40. 如何练习**五禽戏**

五禽戏是中医仿生导引法的一种，坚持锻炼可有效提高自身免疫力，达到活动筋骨、疏通气血、养生延年的目的。

勤练虎戏，身强力壮健如虎

关键手型：虎爪。

伸出双手，掌心向前，然后五指尽量全部分开，第一、二指关节弯曲内扣，虎口撑圆，呈抓东西的爪

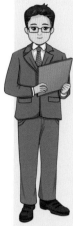

式，力量达手指末端。虎戏动作充分体现了虎刚劲威猛的特点，对三焦、脊柱、肝脏等有很好的调节作用。

坚持鹿戏，补肾强腰精力足

关键手型：鹿角。

手掌与手臂相平，中指与无名指弯曲，其余三指伸直，形似鹿角的分支。在习练鹿戏时，双手同时做鹿角姿势，向右（左）摆起，向左（右）旋转，模仿鹿扭腰转体等动作。鹿戏对应肾脏，肾藏精，勤加练习对调节生殖系统功能有较好作用。

力至熊戏，调理脾胃饮食佳

关键手型：熊掌。

拇指压在示指指端上，其余四指并拢弯曲，每指第一和第二指关节弯曲，虎口撮圆，成空拳。熊戏主理脾胃，巧妙地利用了构成腹腔的腰、腹、胁部位的运动，从而达到唤醒脾胃，强化脾胃的功效。

巧练猿戏，肩颈舒缓少病痛

关键动作：猿勾。

五指撮拢，屈腕，如猿猴的双手。练习时可以保持猿勾动作，手臂向正前方伸直，然后打开手指，变掌，然后再次变成猿勾缩回到胸前。猿戏对应心脏，可使注意力集中，既不外驰，也不固守，由外而内锻炼身体，由内而外滋养身躯。

学练鸟戏，改善呼吸人轻盈

关键手型：鸟翅。

在五指稍张开的基础上，做拇指、示指、小指上翘的动作，无名指、中指并拢，并向下压。鸟戏主理肺脏，能补肺宽胸，调畅气机。勤加练习，可以提高呼吸系统功能，养护心肺，对胸闷、气短等症状有很好的改善效果。

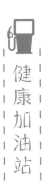

五禽戏习练顺序及动作细分

五禽戏的习练顺序为虎、鹿、熊、猿、鸟，其中每一戏有两个动作，整套功法共 10 个动作。虎戏：虎举、虎扑；鹿戏：鹿抵、鹿奔；熊戏：熊运、熊晃；猿戏：猿提、猿摘；鸟戏：鸟伸、鸟飞。

（代金刚）

41. 如何练习"六字诀"

"六字诀"又称"六字气诀"，该方法以六个字不同的发音口型，唇齿喉舌不同的用力程度，牵动不同的脏腑经络，吐出脏腑之浊，吸进天地之清，达到身心安康的状态。由此可见，六字诀中每个字分别

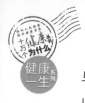

与一个或两个脏腑器官密切联系，因此要掌握每个字的正确发音，辅以恰当动作，以达到养生保健的功效。

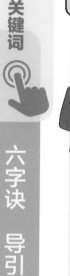

"嘘"字诀，平肝气

读音为 xū，平声，属牙音。

发声吐气时，两唇和牙齿稍微张开，舌头放平，上下槽牙（即磨牙）中间留有缝隙，槽牙与舌两边也留有空隙。气息主要经舌两边及槽牙间的空隙慢慢呼出体外，口中发"嘘"字音。

"呵"字诀，调心神

读音为 hē，平声，属舌音。

发声吐气时，两唇和牙齿张开，舌头稍微后缩。气息主要经舌面与上腭之间缓缓呼出体外。

"呼"字诀，和脾胃

读音为 hū，平声，属喉音。

发声吐气时，口唇撮圆，将舌体稍微下沉，气息主要从喉部呼出，经撮圆的口唇间慢慢呼出体外。

"呬"字诀，增肺气

读音为 sī，平声，属齿音。

发声吐气时，上下门牙对齐，舌尖轻轻抵在下牙内侧。气息主要从门牙及其他牙齿间的缝隙中慢慢呼出体外。

"吹"字诀，补肾气

读音为 chuī，平声，属唇音。

舌尖轻轻抵在下齿内侧，发音时把"ch—ui—吹"三步连起来；气息主要从喉部呼出，经两边绕到舌下，再经口唇间慢慢呼出体外。

"嘻"字诀，理三焦

读音为 xī，平声，属牙音。

发声吐气时，两唇及牙齿稍微张开，嘴角稍微后拉，舌尖轻轻抵在下齿内侧；气息主要从槽牙及其他牙齿间的空隙中慢慢呼出体外。

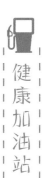

健康加油站

六字诀的吐字顺序

六字诀中六个字的次序是根据中医五行生克理论排列的。在习练六字诀的过程中，以治病为主要目的，应以五行相克的顺序习练，即呵、呬、嘘、呼、吹、嘻。以养生为主要目的，则应按五行相生的顺序习练，即嘘、呵、呼、呬、吹、嘻。无论练习的目的如何，顺序都不能随意更改。

（代金刚）

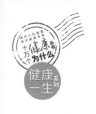

42. 中医为什么不提倡运动到**大汗淋漓**

运动 大汗 危害

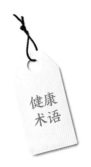

健康术语

津液

津液是津和液的总称，指人体内运行的正常水液，为维持人体正常生命活动的基本物质之一。津和液均生成于脾胃，源于水谷精微，常并称，但临床上津液耗损出现的病理变化存在一定差异。津于阴阳而言属于阳，质地较清稀，流动性大，存在于皮肤、孔窍等部位，主要起到滋润作用；液于阴阳而言属于阴，质地较浓稠，流动性小，存在于脏腑、脑、髓等部位，主要起到濡养作用。

《黄帝内经素问·阴阳别论》中道："阳加于阴，谓之汗。"人体之所以汗出，是阳热熏蒸阴液的结果。中医认为，汗液是津液通过阳气的蒸化，经汗孔排出体表的液体，与血液、唾液同出一源，有"血汗同源"之说。

汗液的少量排出有利于人体的新陈代谢，起到濡养肌肤、调节体温等作用，而运动到大汗淋漓，易导致体内津液流失过快，耗伤心阴，以致气血亏虚。因此，不提倡剧烈运动导致汗出过多，且在运动过后应及时补充水分，避免津液大量丢失。

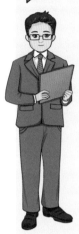

专家说

运动到大汗淋漓的危害如下。

津液不足　大汗淋漓使津液流失过快，体内津液亏少，内至脏腑，外达皮毛、孔窍失去濡养，产生目涩、尿少、口干舌燥、皮肤失去弹性等一系列干涩枯燥的病理变化；津能载气，津液是气的载体之一，大量出汗，津液丢失，体内之气失去依附而随着津液外泄，导致气的耗损，出现体倦乏力、少气懒言等气虚的病理表现。

津亏血瘀　津液和血都由水谷精微化生，同具滋润、营养等作用，二者为相互转化、互资互用的关系，称为"津血同源"。津能生血，血可化津，脉外之津液可进入脉中化而为血，血中之津液亦可渗出脉外化生为津液。运动到大汗淋漓，津液外泄，大量耗损，体内运行的津液随之减少，血中津液渗出脉外加以补充维持机体所需，从而导致血量减少，血行涩滞不畅，出现头晕、心悸、口唇发紫等血脉空虚、血瘀的病理表现。

（代金刚）

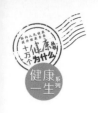

43. 秋冬季节养生
要**注意**什么

自然界有"春生夏长、秋收冬藏"的规律，人体有与之相适应的"春夏养阳，秋冬养阴"的养生理念，只有顺应自然而为，才可达到祛病防病、益寿延年的目的。

《备急千金要方》曾道："冬时天地气闭，血气伏藏，人不可作劳汗出，发泄阳气，有损于人也。"可见秋冬季节，阳消阴长，暑去凉生，万物凋零，静谧闭藏。汗出过多，扰动阳气，于人体健康多有不利，因此秋冬季节要注意避免汗出过多。

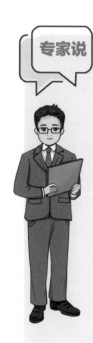

专家说

秋冬季节人体正常的生理活动 "阴者，藏精而起亟也；阳者，卫外而为固也。"阴指阴精，阴精内守；阳指阳气，阳气外运。阴精为阳气提供物质基础，阳气为阴精固护机体、抵御外邪，二者相互为用，各司其职。秋冬季节，天气转凉，人体肌肤腠理紧密，以固守阳气，内护阴精，抵御寒邪，维持人体在寒凉环境下的正常生理活动。

秋冬季节出汗过多的病理表现 "盖汗之为物，以阳气为运用，以阴精为材料"，汗液为阳气熏蒸阴液的产物，秋冬季节出汗过多，导致腠理开泄，扰动阳气外泄，固卫失司，寒凉之邪乘虚而入，寒客肌肤，卫阳被遏，导致鼻塞、喷嚏等症状；阴精失守，直中少阴，耗伤肾阳，出现腰膝酸软、形寒肢冷、精神萎靡、小便清长等症状。

津能载气，津液是气的载体之一，津液的丢失会导致气的损耗。秋冬季节汗出过多，体内津液大量丢失，气亦随津液外泄，出现少气懒言、体倦乏力等"气随津脱"的表现。汗为心之液，汗出过多甚至可引发心脑血管疾病。因此在秋冬季节应该避免大量汗出，固卫阳气，固密阴精，顺时养生。

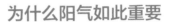

健康加油站

为什么阳气如此重要

中医经常强调阳气的重要性，提倡"动而生阳"。"日行而天下暖，人动则真阳生"，人体阳气旺盛则气血畅通、阴阳平衡、脏腑经络调和，诸症皆消；若人体阳气虚弱，其温化、推动、兴奋功能必然减退，加之推动乏力，血行减缓，久之可继发气滞、痰凝、血瘀等。

（代金刚）

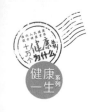

44. 为什么传统健身运动注重肢体动作与呼吸、意念的**协调配合**

传统健身运动强调肢体动作、呼吸和意念的配合，即所谓调身、调息、调心的统一，分别对应人体形、气、神，三者是相互联系且不可分割的统一体。调身，指形体运动；调息，指调节呼吸；调心，指意念专注。若能形态与精神彼此统一，意念与气息彼此调和，形态与气息彼此感知，锻炼时形体协调、气息均匀、动静结合，那么健身与养生的功效必然会更好。

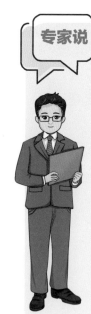

专家说

调身是调息与调心的基础　古人云："形不正则气不顺，气不顺则意不宁，意不宁则神散乱"，明确指出了调身是调息与调心的基础，只有形正体松，才能达到气定神敛。以正确的方式习练传统健身运动，有助于疏通经络，调畅气血。经络是人体周身气血运行和输布的通道，是将人体连成一个整体的重要系统。经络通畅，人身气血才可以正常运行，生命便得以在正常状态下延续。

调息是调身与调心的重要环节　一方面，形正体松，则气定神敛；另一方面，"抱神以静，形将自正。"

心神安宁，自然就会气息平和、形正体松。调息的练习，能促进先天与后天之气在体内的充分交汇融合，达到吐故纳新、促进全身气血运行、调节人体呼吸系统功能、改善各组织器官生理功能、增强活力的目的。

调心是调身和调息的核心　调心入静，是传统健身运动的基本要求和目的。古人认为"练功要旨唯入静"，而"静能生慧"。功法习练中安宁、轻松、愉快、喜悦的良性心理活动，不仅有利于调节心理、心态，也有利于身体功能的促进，达到身心健康的目的。

调息的基本要求

调息的基本要求是匀（均匀）、细（细密）、柔（柔和）、长（深长）。同时，还要遵循顺其自然、循序渐进的原则，切忌刻意追求、生搬硬套。调息是在形正体松（即调身）、心神安静（即调心）的基础上，通过长久练习，自然地逐步达到形、气、神三者合一的状态，此时不调息而息自调，呼吸自然也会变得匀、细、柔、长。

（代金刚）

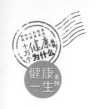

45. 为什么说
"饭后百步走，活到九十九"

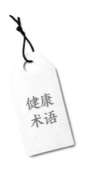

健康术语

升清降浊

脾胃是脏腑气机升降的枢纽，是维持人体生命活动正常运行的重要环节。脾之升清，与胃之降浊相对而言，脾宜升则健，胃宜降则和，只有二者功能协调，才能保证饮食水谷正常消化、吸收和排泄。脾气不升，则水谷运化失常，气血生化无源，可表现为神疲乏力、眩晕、泄泻等症状；胃气不降，浊气在上，则易出现反酸、嗳气、胃胀等症状。

"饭后百步走，活到九十九"是自古便流传下来的养生谚语，药王孙思邈曾道"食饱行百步""饱食即卧，乃生百病"，可见饭后缓行有助于脾胃运化，固后天之本，充精血之源；饱食即卧，食物停聚于脾胃之中未能及时消化，积滞淤阻，运行不畅，脾胃受伤，气血痰食积聚而百病丛生。

脾胃功能，运化水谷精微

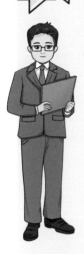

脾胃为后天之本，所有的生命活动都有赖于后天脾胃摄入的营养物质，胃和脾互为表里。脾的主要生理功能如下。

主运化　脾把水谷化为精微，将精微物质吸收、转输至全身。

主统血　统摄血液在脉内运行，不使其逸出脉外。

主升清　脾气上升，将运化的水谷精微向上转输于心、肺、头目。

胃的主要生理功能是受纳、腐熟水谷。胃主降浊，与脾的运化功能相配合，使水谷化为精微，供养全身，维持机体的生命活动。

简单来说，脾胃消化食物所得到的营养，经过吸收后进入血液，血液由心脏供给全身，同时伴随肺部呼吸提供的气来运送营养，为身体骨骼、肌肉、经络等所有活动提供动力。

饭后缓行，以助脾胃运化

脾胃在腹腔之内，饭后缓行可以增强脾胃运化功能，从而达到唤醒脾胃、锻炼脾胃、强化脾胃的功效。因此，基于脾胃的生理特性与功能，通过千百年的实践检验，"饭后百步走"的养生观念得以流传至今，但饭后什么时间走、怎么走、走多久要因人而异，不可盲目跟从，不然不仅达不到养生目的，反而对健康有害。

（代金刚）

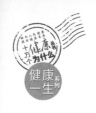

46. 如何选择**运动时间**

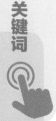
在一天中，人体阳气的变化与太阳的升落息息相关，清晨阳气始生，趋向于外；午时阳气最旺，达至顶峰；夕阳西下，阳气渐消，阴气始生；夜晚阴盛，阳气内敛。人体的生命活动亦随自然界阴阳消长而变化，因此，运动时间的选择也应该符合阴阳规律。

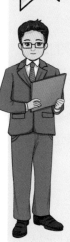

专家说

清晨运动 "一日之计在于晨"，清晨，天光渐亮，阳气始生。这个时候进行运动能够促进血液循环，由静引动，激发体内阳气，顺应天地之气。清晨大肠经当令，肺与大肠相表里，此时运动可以增强肺与大肠的功能，促进体内清浊之气的交换与肠道的运输传导。

午时运动 午时，太阳当中，阳气最盛，阴气始生。此时为一日中气温最高的时段，体内外阳气皆盛，若进行剧烈运动，易耗气伤阴。午时阴阳之气交接，应保持气机平和，以促进阴阳消长和气机转换，可适当小憩，阴阳相交才可身静心安。

日落运动 日落，阳气减衰，阴气渐盛。此时太阳逐渐西沉，阳气随之渐消，体内外阴气逐渐占据主导地位，不宜做长时间、剧烈运动，若体内阳气盛则会抑制阴气生，导致阳气内收内敛受阻，长久会导致阴阳失调，气机不畅。

夜晚运动　夜晚，阴气最盛，占据主导。晚上是一天中阴气最盛、阳气最弱的时间，此时人体活动应以静为主，减少外出，避免室外雾露侵袭，为逐渐进入睡眠状态做好准备。若此时进行运动，激发阳气，导致阳不入阴，容易引发失眠等。

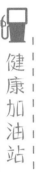

疾病在一天内的变化规律

《黄帝内经》曰："阳气者，一日而主外，平旦人气生，日中而阳气隆，日西而阳气已虚，气门乃闭，是故暮而收拒，无扰筋骨，无见雾露，反此三时，形乃困薄。"中医经典认为在一天之内疾病症状从早晨、白天到傍晚、入夜呈现逐渐加重的趋势。

（代金刚）

47. 经期运动
有哪些注意事项

《黄帝内经素问·上古天真论》："女子七岁，肾气盛，齿更发长。二七而天癸至，任脉通，太冲脉盛，月事以时下，故有子。"此处的"月事"，即月经。经期是一个推陈出新的过程。先有"气血充盈"，随后是"满则溢"，这一过程中伴随津液气血的耗伤、亏虚，这一变化过程是影响运动的关键。不建议女性在经期进行有可能加重津液气血亏虚的运动，可以尝试进行有助于温煦、推动气血运行的运动。

关键词

月经　运动

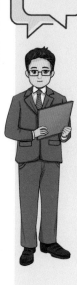

专家说

静态运动　如打坐、调息吐纳，此类运动比较缓和，通过呼吸和意念的调节行气活血、补气摄血，从而起到虚实双调的功效，无耗伤风险，适宜在经期进行。

微动态运动　如瑜伽、简化太极、慢跑，此类运动可以行气活血。对于有气血瘀滞、寒凝体质的女性，有行气活血、温阳的作用，有利于月事，适宜在经期进行。

高强度运动　如健身操、打羽毛球、打网球、长跑、搏击，此类运动强度较大，出汗较多、耗伤气阴。对于气虚的女性，会引发经期出血量大的问题；对于血虚的女性，会出现贫血、头晕、心悸等症状；对于阴虚的女性，会出现口干、口苦、烦躁、失眠等症状。故不建议女性在经期选择此类运动。

由于经期特殊的生理情况，某些需要在特殊环境及温度下进行的运动亦不推荐，如游泳、滑雪、滑冰。寒凝、水湿的环境会导致寒凝气滞血瘀，引发痛经、头痛等症状，还有可能造成月经淋漓不尽。

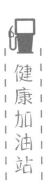

中医对月经的认识

中医认为月经的形成，与肾气 - 天癸 - 冲任 - 胞宫生殖轴有关。肾藏精，主生殖，肾气盛，对女性月经起主导和决定性作用。任脉通，太冲脉盛则气血津液旺盛，冲脉为五脏六腑之血海，在天癸的作用下，广聚脏腑之血，故是月经产生的中心环节。气血是化生月经的基本物质，气血充盛，血海按时满盈才能经事如期。脏腑为气血之源，五脏安和，气血调畅，月经才能按时到来。

（代金刚）

48. 如何在**冬季**进行**运动**

冬季气温低，人通常因回避寒冷而减少运动，从而导致身体气血不畅，容易引发各种疾病。冬季运动应以温阳散寒、养身藏精为目的，由外而内锻炼身体，由内而外焕发精力。

中医认为，冬季是贮藏精气、滋养肾脏的时节，冬季运动应活动筋骨、调节气息，以养神藏精为指导，进一步疏通经络气血，调和脏腑，达到增强体

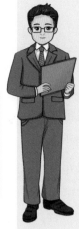

质、益寿延年的目的。以下两种养生操就非常适合在冬季进行。

甩、搓、抻

动作　自然站直，双脚开立与肩同宽。双手由身前上提至与肩同高，整个手臂用力向下甩 10 次左右，直到感觉手部微麻、发热。双手于胸前以最快速度搓手心，感觉发热后，再以一只手的手掌搓另外一只手的手背，双手交替。双臂在身前平举，手指向前。然后双掌变拳，双臂尽量向后伸展，保持几秒后双拳再变掌，双臂向前伸，重复 10 次。

功效　甩手的动作可以将血液冲向手掌、手指末端，促进血液循环；搓手的动作可以产生热量，温暖双手，刺激手部毛细血管，让流向双手的血液多做停留；抻手的动作可以活动手部经络，以防冬季双手麻木、僵硬。"甩、搓、抻"三个动作，简单方便，促进气血运行，能够有效温暖双手。

冬季强肾操

动作　站立或端坐，双手贴耳，揉搓双耳至温热。双手上举，以双侧肋部感觉有牵拉为度。上身分别向左右两侧倾斜，以侧腰有拉伸感为度，两侧分别拉伸 5 次。

功效　肾气通于耳，人体五脏中肾脏对应的五官为双耳，揉搓双耳使其温热，可以唤醒肾脏活力，激发肾脏功能。拉伸身侧肋部与腰部，可有效拉伸肾经，由外而内给予肾脏锻炼。双手搓热温暖肾脏，可缓解肾脏压力，固肾藏精。

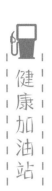

冬季运动的注意事项

冬季运动以温阳散寒、疏通气血为主，需要选择合适的运动项目，避免阳气过度发散。盲目、过度的运动会扰动阳气外泄，固卫失司，寒凉之邪乘虚而入，寒客肌肤，卫阳被遏，易导致感冒，出现鼻塞、打喷嚏等症状。

（代金刚）

49. **办公室**人群应该
如何进行**导引运动**

在生活节奏快、工作压力大的现代社会，办公室人群伏案工作时间过长，头痛、头晕、颈部不适问题频发。以下两种导引动作可以有效锻炼颈椎，缓解上述不适。

六指揉颈

动作 自然端坐，双手伸出，拇指与小指内屈，拇指按住小指，其余三指伸直，按在后脑与颈椎连接处，指尖相对。六指指肚用力按压，然后以向外旋转的方式揉按颈椎。手指一边按揉，一边向下移动，按揉至颈肩

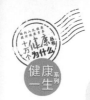

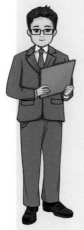

处后双手握拳，做 3 次扩胸运动。双手再次变回"三指"状态，重复按压，按揉颈椎，10 次为一组。

功效　头晕常由大脑缺氧或供血不足所致，此动作可以舒缓位于后颈并向头部供血的动脉，让供血更加通畅。这一动作还可以有效缓解肩颈疲劳，减轻头晕症状，扩胸运动能改善浅快呼吸，促进全身血液循环，增加供氧，缓解头晕症状。

旋颈养生操

动作　自然站直，双脚开立，与肩同宽。双手叉腰，头正颈直，注意力集中在鼻尖。头向左转至极限，停顿 3 秒，转正再停留 3 秒；头向右转至极限，停顿 3 秒，转正再停留 3 秒。双向各做 10 次为 1 组。注意转头速度要慢，幅度要大，体会做动作时颈椎是否有阻碍。还可用同侧手掌轻托下颏，在头部转动时施加一定阻力，这样锻炼效果更好。

功效　旋颈养生操能调节体内阴阳平衡，强健颈部骨骼肌肉，疏通经脉，缓解头痛症状。

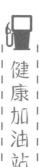

健康加油站

中医谈颈椎

中医养生理论中，颈在前而属阴，项在后而属阳。颈椎是人体气血供应的重要关口，上承头颅，下连胸廓，沟通手、足三阳经。许多疾病是从头部开始出现症状的，锻炼颈项，不仅有利于头颈部的气血畅通，同时还有调和阴阳气脉的作用，故为养生、导引、推拿的重要部位。

（代金刚）

50. 为什么**导引运动**适合**老年人**

导引法讲求形、气、神"三调合一"，外练筋骨皮，内养精气神，可以起到通畅气血、舒筋活络、调节脏腑阴阳的作用，在养生保健、防病治病领域应用广泛。

老年人面临记忆力下降、行动迟缓等问题，但导引运动动作相对简单，方便操作执行，对环境要求低，也不需要借助器械，通过坚持修习可养生调摄、放松身心，延缓衰老，因此十分适合老年人习练。

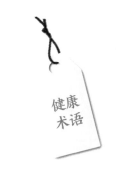

健康术语

三调合一

中医导引理论强调调身、调息、调心，简称"三调"，分别对应人的形、气和神，是习练导引运动的基本要素。三者是互相联系、不可分割的统一体。其中，调身是调息和调心的基础和前提；调息是调身与调心的重要环节；调心则是"三调"中的核心环节，也是调身和调息的目的。

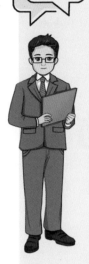

专家说

导引运动种类繁多 每种导引运动侧重点均有所不同，既可以外练筋骨，又可以内强脏腑，使三焦、肝肺、脾胃、心肾等脏腑得到相应的调理，综合起来可以对人体五脏六腑、气血经络进行整体调节，同时对头项、五官、躯干、肩腰、胸腹等各部位进行锻炼，使机体内外得以全面调养。导引运动非常适合饱受慢性疾病困扰的老年人修习。

导引运动简单易学 导引运动中的形体动作、呼吸吐纳方法大多可在生活和生产实践中找到原型，如八段锦中的"双手托天理三焦"，两手上托，充分拉伸整个身体，其实就是从生活中伸懒腰的动作演化并加大幅度而形成的。于老年人而言，复杂的运动记忆困难，但与生活息息相关的动作则相对简单易学，只需要对动作加以规范化练习，便可达到强身健体的目的。

导引运动愉悦身心 导引运动不仅可以调整躯干及四肢，也可以调节精神意识、思维活动，还可以不断训练老年人的思维活动能力，充实老年人的精神世界，调整精神状态，愉悦身心。

（许　冬）

51. 如何顺应**节气**变化进行**导引运动**

人想要健康长寿就必须顺应自然规律，《黄帝内经》中提出"天人相应"的四时养生理论，认为人不仅要顺应四时，更应掌握其规律并将其应用于养生保健中。

春夏秋冬四季变化既是寒暑更迭的标志，也是阴阳升降的象征。春温春生，夏热夏长，秋凉秋收，冬寒冬藏，人体生命就在这"温热凉寒"中"生长收藏"，而导引运动也应该顺应四季节气进行。

生机勃勃，春季养生经 春季，万物初始，欣欣向荣，肝气通于春，喜条达恶抑郁，夜卧早起，调畅情志，适应春季时令。春季导引动作练习重点在头项、两胁，通过牵拉拔伸，刺激经络，引动体内之气向上生发，疏通肝胆，与春季之气相应。

排湿降热，夏季养生经 夏季，万物繁茂，长势旺盛，心气通于夏，心主通明，心神以清明为要，夜卧早起，无厌于日，精神外向，适应夏季时令。夏季导引动作练习重点在四肢、肩背，通过四肢拉伸，疏通气血，同时促进心气下降，宣畅情绪，调心补肾，与夏季之气相应。

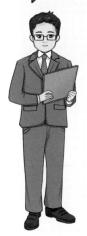

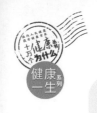

　　不干不燥，秋季养生经　秋季，暑去凉生，草木皆凋，肺气通于秋，喜润恶燥，以降为顺，收敛神气，保持清肃，适应秋季时令。秋季导引动作练习重点在脊柱、腰背，伸展胸腹，润泽身心，升降相宜，促进肺气肃降，与秋季之气相应。

　　温心暖身，冬季养生经　冬季，霜雪严凝，静谧闭藏，肾气通于冬，肾性潜藏，勿扰阳气，安静自若，适应冬季时令。冬季导引动作练习重点在腰股和四肢，活动筋骨，调理气血，补肾壮腰，与冬季之气相应。

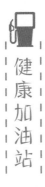

健康加油站

二十四节气导引养生法

　　节气养生包括饮食、民俗、运动、情志等多个方面。中医二十四节气导引养生法是在中医理论指导下，根据不同节气特点习练针对性的导引动作、呼吸吐纳的传统功法。该功法相传由唐末宋初时期陈希夷编创，是中医顺时养生、天人合一的功法代表。

（许　冬）

52. 导引运动
有哪些注意事项

导引运动在习练过程中需要对一些事项加以注意，如练习之前应做好热身，练习之后应做好收功；选择合适的场地，不影响别人，也别让环境影响自己；选择能相互督促的师友共同习练。

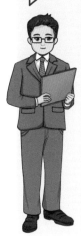

导引运动前的注意事项　导引运动宜选择安静的环境，锻炼时不会受到干扰，从而集中精神。可以去空气清新、含氧量高的地方，如户外草木茂盛的公园、绿地，或是自家有花草的居室。在户外锻炼时要注意防暑、防晒、防蚊虫叮咬，易过敏的人群要注意避开致敏环境。

导引运动过程中的注意事项　部分导引运动采用坐姿，盘腿静坐时腿部气血运行会逐渐减慢，同时抵抗外界"邪气"的能力也会随之下降，所以此时腿膝容易被风、寒等外邪侵入。因此在盘坐时应用毛毯围覆双腿，即使在天气炎热的时候也要用薄布巾或毛巾覆盖双腿。对于初学者，做导引动作时应自然呼吸，不要刻意呼吸、大呼大吸，尽量不憋气，用腹式呼吸。

导引运动后的注意事项　导引运动后不宜立即进食，运动后 1 小时左右方可进食。导引运动后，气血

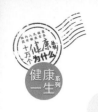

多集中在肢体或心肺部，脾胃部气血较少，消化功能较弱，立即进食可能导致消化不良等情况。导引运动后 1 小时左右方可洗澡，这是由于运动会出汗，毛孔处于张开状态，立即洗澡可能导致湿气入体。

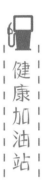

导引运动的呼吸

导引运动中呼吸要匀（均匀）、细（细密）、柔（柔和）、长（深长）。调息是在形正体松（即调身）、心神安静（即调心）的基础上，通过长久练习，逐步达到形、气、神三者合一的状态，此时不调息而息自调，呼吸自然会变得匀、细、柔、长。

（许　冬）

53. 如何练习**太极拳**

太极拳，是一种以太极、阴阳辨证理念为核心思想，集强身健体、养性怡情等多种功能于一体的内外兼修、柔和缓慢、刚柔相济的中国传统拳术。传统太极拳门派众多，常见的太极拳流派有陈氏、孙氏、杨氏、武氏，呈百花齐放之态。

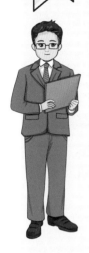

尽管太极拳的流派及招式不尽相同，但其中蕴含着共同的中医养生要义。

动静结合、内外兼修 太极拳在外主动而养形，在内主静而养神。练习太极拳动作应轻松柔和、舒缓大方，且动作宜慢不宜快，同时慢而不滞、连贯均匀，力求身形与步法协调统一；通过外在的肢体运动达到全身放松，经络疏通，气血流畅的目的。在内需注重精神内敛、心静神定，以意导气，以气导动。"身虽动，心贵静；气须敛，神宜舒。心为令，气为旗；神为主帅，身为驱使。"从而达到形神、内外合一。

吸呼有序、吐纳自如 练习太极拳需要习练腹式呼吸，使呼吸深、长、匀、细；同时把呼吸贯穿于运动当中，使呼吸与拳式动作相配合——拳收则吸气、拳出则呼气，从而达到通调气血的目的。

刚柔虚实、阴阳平衡 练习太极拳时，应注重其间蕴含的阴阳之法：有些招式讲求左右力量的平衡；有些招式讲求虚实变化；有些招式则体现了刚柔相济的特点。这些招式中的阴阳之道是太极拳运动的基础，也是太极拳运动的规律所在。在练习太极拳时应领悟其要义，才可尽得太极养生之益。

关键词

太极拳 导引 养生

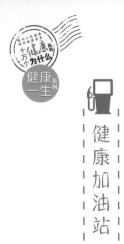
导引养生运动练习要诀

导引运动多种多样，但练习时应遵循导引法最基本的四字要诀，即大、慢、停、观。大是指在练习伸展功时，所有动作都要尽可能做到最大幅度；慢是指在练习伸展功时，要缓慢地、匀速地完成每一个动作；停是指在导引运动过程中，当动作做到最大幅度时，要稍停顿；观是指在练习过程中要静静地观察、体会这些动作对自己身体、呼吸、精神有怎样的影响。

（许　冬）

54. 为什么练习**易筋经**可以锻炼膝关节

易筋经是一种以中医理论为指导的中等强度运动疗法，被广泛用于健身和调理疾病。"易"的意思是变化，"筋"指肌肉和肌腱，"经"指方法，"易筋经"字面上的意思是指一系列改变肌肉和肌腱的运动。易筋经锻炼强调动作、意识和呼吸相结合，可调节阴阳平衡和疏通气血。研究发现，练习易筋经可以达到预防损伤的目的。

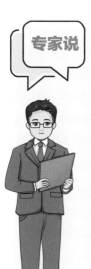

专家说

易筋经可以调治膝骨关节炎　中医学认为，老年人肝肾不足，导致筋骨失养，下肢肌肉力量减弱，韧带固护能力降低。活动时，膝关节负荷增多，会促发膝骨关节炎。研究表明，练习易筋经可以有效提高下肢，尤其是膝关节周围的肌肉力量和柔韧性，增强机体神经对肌肉的控制能力，改善下肢骨骼肌的收缩功能，提升关节的活动度，使下肢膝关节行动更加协调，减轻膝关节负荷，改善平衡与协调能力，在维持膝关节稳定性和预防、延缓膝骨关节炎进展方面具有积极意义。

易筋经三盘落地　三盘落地式的屈膝下蹲属于身体的一种动力性收缩做功过程，可增加下肢肌肉力量，提升肌耐力，同时在静力性收缩中训练膝关节的整体平衡能力，增加膝关节的稳定性。三盘落地式对缓解膝关节疼痛及增强下肢力量有着良好的效果，适合膝骨关节炎患者练习。以下是三盘落地的动作分解。

1. 开步直立，双脚距离约宽于肩；双臂侧平举，掌心向下。

2. 屈膝下蹲；同时沉肩、坠肘，双掌逐渐下按至约与臀部同高，双肘微屈，掌心向下；目视前下方。口吐"嗨"音，音吐尽时舌尖向前轻抵上下牙之间，终止吐音；动作稍停。

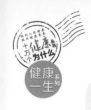

3. 翻转掌心向上，肘微屈，上托至侧平举；同时，缓缓起身直立；目视前方。

4. 重复第2和第3个动作3遍。第1遍微蹲；第2遍半蹲；第3遍全蹲。视个人情况灵活掌握下蹲深度，不必极力追求动作标准；下蹲时膝盖与脚尖同方向。

（代金刚）

四

怡情畅志

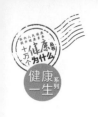

55. 容易**焦虑抑郁**的人
应如何**养生**

在社会节奏加快的今天，人们的生活、工作、学习压力较大，面对多元化的选择和不确定性，很多人出现了情绪问题，如烦躁不安、过分担心、悲伤忧虑等症状。如何改变自己的情绪状态呢？《黄帝内经》有云："上古之人，其知道者，法于阴阳，和于术数。食饮有节，起居有常，不妄作劳，故能形与神俱，而尽终其天年，度百岁乃去。"此为养生大法，以"顺"为常。

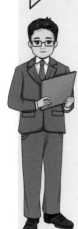

对于容易焦虑、抑郁的人，可以使用以下几种方法进行自我调节。

顺其自然法 适时、适度地放弃执着，选择顺应，而不是用条条框框约束自己。

正念放松法 在呼吸中培养正念，全身心地感受它，感受呼入的气体进入身体，以及呼出的气体离开身体，仅此而已。只需感受呼吸，并且清醒地知道自己在呼吸。这并不意味着要深呼吸或强迫自己去呼吸，亦不是努力去体验什么特殊的感觉，更不是去考虑自己的呼吸方式是否正确，仅仅是意识到气息的流入和流出而已。

中医泡足法　入睡前可以根据自己喜好选择 40℃ 左右的温水泡足，以温热的刺激温通经络，使肢体放松，诱导大脑进入抑制状态，促进睡眠。

穴位按摩法　对于失眠、头晕、头痛的人，可以选择梳头法：在睡前使用相对温和的梳齿，对头上的神庭穴、百会穴、四神聪穴、头维穴进行梳理，起到活络安眠的效果。

对于伴有心烦不宁、心慌、胸闷、担心紧张的人，可以选择点按法：使用手指对内关穴、神门穴、膻中穴进行点按，有效达到宁心安神的作用。

气功导引法　如八段锦、五禽戏、太极拳等，可以放松肌肉、通调气血，改善各脏腑功能和心理状态。

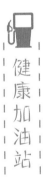

健康加油站

《黄帝内经》指出"精神内守，病安从来""恬淡虚无，真气从之"。所谓"恬"就是静，"淡"就是安，"恬淡"就是安闲清静的意思，"虚无"就是没有贪求妄想、没有患得患失的意思。在生活中避免患得患失，尽量保持一颗平常心，能在一定程度上避免焦虑和抑郁。

（许　冬）

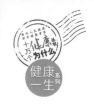

56. 为什么说养生的关键是 "养情绪"

　　提到养生，人们更多想到的可能是饮食养生、起居养生或者是四时养生，却常常忽略情绪养生。其实情绪对人体健康具有非常重要的影响，情绪如水一般，平时润物于无声，如果失控泛滥又可毁物于无形。

专家说

　　人类在日常活动中对外界刺激会产生喜、怒、忧、思、悲、恐、惊等不同的情绪反应，一定范围内的、可控的情绪可以使人更好地适应外界环境。但是如果长时间让各种情绪无节制地泛滥，则会由此变生各种疾病。《黄帝内经》中记载"怒伤肝、喜伤心、思伤脾、忧伤肺、恐伤肾。""余知百病生于气也。怒则气上，喜则气缓，悲则气消，恐则气下，惊则气乱，思则气结。"同时，《黄帝内经》中也对于良好的精神情绪对健康及养生的益处做了大量的描述："恬淡虚无，真气从之，精神内守，病安从来"，大意是指保持精神情绪上的安定清静，体内的气机也会调和顺畅，保持精神和情绪上稳定，可以增强正气，减少和预防疾病的发生；"志闲而少欲，心安而不惧，形劳而不倦，气从以顺……所以年皆度百岁，而动作不衰"，则从另外一个侧面反映了如果能够做到心态平和、情绪稳定、清心寡欲，才符合养生之道，才能达到祛病延年的目的。

健康加油站

如何才能保持良好的情绪

首先，要有规律地安排个人生活。消除紧张感，不躁不怒，尽量避免不良的精神刺激。

其次，加强体育锻炼，劳逸适度，可以使经络通畅，气血调和，阴阳偏盛、偏衰得以恢复平衡。可以通过气功、太极拳、八段锦等中医功法、导引术，或者慢跑、散步等调整情绪，在运动中增强体质、获得欢乐，忘掉烦恼。

再次，培养广泛的兴趣爱好，如养花、听音乐等，不仅可以增加生活情趣，还有利于陶冶性情，保持良好的心态。

最后，积极参加社会活动，多与他人交流，在沟通交流中抒发不良情绪。

（许 冬）

57. 七情如何伤身

早在《黄帝内经》中，对七情就已经有了详细的记录，它是指人类在日常活动中对外界刺激产生的喜、怒、忧、思、悲、恐、惊七种不同的情感反应。

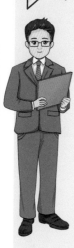

关键词

七情 健康 致病

正常而适度的七情对人体是有益的，它可以通过影响脏腑的气机，使人体进行自我调节，从而更好地适应外界环境。但是如果长时间让各种情绪没有节制地泛滥，或者突然受到强烈的情绪刺激，超出了人体自我调节的范围，则会变生各种疾病。

七情伤身源于伤及五脏　人类的七情在内对应五脏，不同的情绪变化可伤及不同的脏腑，并由此产生不同的病理变化，"怒伤肝、思伤脾、喜伤心、悲伤肺、恐伤肾"，在中医的五脏相配中认为忧和悲同属肺：忧之极至则为悲。七情致病是通过破坏脏腑间的平衡，进而使人体代谢功能发生异常，最终引发各种疾病。

七情伤身的关键在于扰乱人体气机　人体生命活动的正常进行有赖于气机的有序升降出入，"升降出入，无器不有"（《黄帝内经素问·六微者大论》）。气机有序则机体健康，气机乱则脏腑之间的功能不协调，百病由生。七情伤身及致病离不开气机的变化。同时，气机的正常升降出入是津液等物质输布的必要条件，所以当气机运行不畅时，会影响到津液的输布，进而产生痰湿、瘀血等。

七情伤身形神同伤　七情伤身不仅可以表现为躯体症状，还可以伤神而表现为相应的精神症状，"肺喜乐无极则伤魄，魄伤则狂，狂者意不存人"，我们熟悉的《范进中举》的故事就是情绪致病的生动展示。

综上所述，七情伤身，首先是影响脏腑气机，使气机升降出入失常，破坏脏腑之间的协调平衡；其次，气机紊乱进一步加重并损伤气血，从而出现阴阳、气血虚损；气血紊乱也可以增加脏腑气血阴阳的损伤，使人体正气减弱，抵抗力降低，从而为外邪入侵致病创造条件。

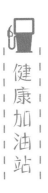

人生在世，喜、怒、哀、乐等情绪变化始终贯穿其中，我们要培养乐观的人生态度，精神上淡泊宁静，情绪上开朗乐观，人则长寿。

（许　冬）

58. 为什么**情绪调控**可以治病

中医认为人体是一个有机的整体，生理与心理，也就是形与神，相互依存，相互协调。各种生理、心理活动都不是孤立的，而是多个脏腑参与、五脏间协调配合的结果。

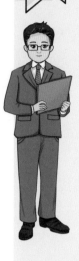

关键词

形神统一 情绪 心理

专家说

中医将人的不同情绪归纳为"喜、怒、忧、思、悲、恐、惊",称为"七情"。情绪作为重要的心理活动,不仅能影响自身的各种外在行为,也能影响脏腑的功能活动,如大怒、暴怒会伤肝,喜则气血运行和顺、畅达,欲望过多则伤身、伤神,少欲则养神、养身……这些都是情绪对脏腑功能的作用。所以情绪有可能会成为重要的致病因素。任何一种情绪,如果反应强度太大,或者持续时间太长,就会干扰脏腑功能,造成气血失调,导致躯体疾病。

对于已经发生的疾病,情绪变化对病情有两方面的影响:一是有利于疾病康复,情绪积极乐观,情绪反应适当,当怒则怒,当悲则悲,怒而不过,悲而不消沉,有利于病情的好转;二是加重病情,情绪消沉,悲观失望,或者情绪波动过大,可使病情加重或恶化。

通过调养心神,适度作出情绪反应,促生积极乐观的情绪,抵御不良情绪,保持欲望适度,可以使脏腑气血和功能得到心神的正向调节,使形体健康、精气充足。

很多疾病在治疗和康复的过程中会受到情绪活动的或良或劣的影响。在已经发生的疾病中,不良情绪可以使疾病加重。在这些疾病的治疗中,应该使用多种治疗手段,包括树立医患共同参与、家庭社会共同支持的意识,矫正患者的消极情绪和行为,激发正常的、积极的情感活动,阻断心理情绪与身体生理之间的恶性相互影响,使心身进行良性互相支持,促进疾病康复和痊愈。

(杨秀岩)

59. **不良情绪**
对人体有哪些影响

关键词

气机紊乱 七情内伤

中医认为，情绪变化是人体脏腑功能活动的表现，人应对外界刺激而产生的情绪反应可以帮助人体抵御外界不良因素的刺激，使机体保持身心平衡。但情绪变化对脏腑亦有反作用，情绪反应过于强烈或者持续时间过长，超过了人可承受、可调节的范围，就会导致生理功能失调，脏腑气血受损，引起疾病。

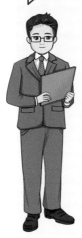

专家说

情绪刺激导致疾病，主要表现为引起机体脏腑气血功能的病变。

首先是造成气机紊乱。情绪异常时，会破坏人体生理与心理之间协调平衡的状态，使气机郁滞、气行不畅，或者运行失常。"怒则气上"，过度愤怒，引动肝气上逆，常引起眩晕、头痛、呕逆、胸胁胀满、喘促，以及呕血、衄血、视力与听力急剧下降等症状，或者诱发旧病急性发作。"喜则气缓"，狂喜太过会使心神涣散不收，表现为精神意识不稳定，身软无力、心悸失眠等。"思则气结"，思虑过度会使得气机停滞中焦，影响肝脾功能，出现食欲缺乏、腹胀、胁肋胀痛等症状。"悲则气消"，过度的悲伤情绪会使人意志消沉，心神沮丧，肺气消耗，表现为少气乏力、忧愁不解，体弱懒言。"恐则气下"，过于恐惧可致肾气不

固，气限于下，表现为筋骨萎软，二便失禁，或惶恐不安、遗精阳痿等。

脏腑气机失调，进一步使得人体内的水液运行和代谢发生障碍，水湿内生，痰饮凝滞，气血运行障碍导致气滞血瘀，这些病理产物积聚体内，又进一步影响人体气血津液的正常化生和运行。气机郁滞、运行失常会进一步化热化火，耗伤人体阴液。这些变化都会使疾病变得更加复杂或严重。

养生提倡运用人类意志特有的主观能动性，提高对不良情绪的觉察能力，在不良情绪损伤人体之初，即以节制、转移、以情胜情等方法，有意识地排除和抵制不良情绪的侵扰，自我调摄，自我化解，并积极寻求外界帮助，获得良好的人际支持，达到保持良好情绪状态的目的。

（杨秀岩）

60. 怎样看待
《范进中举》的故事

中医将人的不同情绪归纳为"七情"。在正常情况下，欢乐、喜悦这些良好的情绪体验能使人心情舒畅，气血调和，脏腑功能活动协调，有益于身心健康。但是，如果情绪反应的强度过大，或者持续时间过长，就会干扰脏腑功能，造成气血失调，引发疾病。

中医将七情对应五脏，由于五脏分属五行，五行之间又有相生相克的关系，所以可以适当运用情志相胜之法来减轻七情过极带来的伤害。

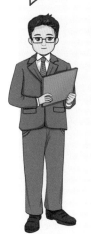

中医认为，喜为心之志，喜的情绪过于强烈，超过人可以承受的程度，就可导致心气涣散、心神受损，表现为心神不安，精神涣散，注意力不能集中，甚至哭笑不休，举止失常，神志错乱等。我国清代讽刺小说《儒林外史》中讲述了一个主人公范进参加乡试中了举人的故事，作者刻画了范进因为中举喜极而发为狂疾的形象。欣喜过度，心神骤散，神志失主，以致精神错乱、举止失常，这一变化正是对上文中医理论的生动诠释。

在中医理论中，恐为肾之志，肾五行属水；心五行属火。因而，根据五行学说中水克火的原理，按照"恐胜喜"的思路，可以通过恐吓的手段使因喜乐过度而致病的患者从失常错乱的病态中解脱出来。小说中，范进平日对岳父心怀恐惧，当他因中举而狂喜至精神错乱时，以其岳父的怒骂责打作为治疗手段，克制住了范进失控的兴奋情绪。这种现象可以用情志相胜理论"恐胜喜"来解释。偶有古今医案记载用情志相胜的思路使患者在惊惧、羞怯的情绪中逐渐缓解心神骤散、失常错乱之症。

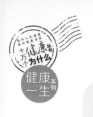

从中医角度看,《范进中举》的故事是以喜和怒这两种情绪为例,展示了情绪过极可导致疾病和不同情绪之间存在相克相胜的现象。

现实情况中,我们所处的自然环境和社会环境都在快速变化,并不是所有情绪所致疾病的治疗都适合采用"五行相胜"的方法,有记载的每位医家在应用情志相胜之法时都有很强的个体性和主观性,且情志相胜并不是治疗情绪所致疾病的唯一方法。

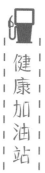

健康加油站

在情绪过激致病的过程中,个人对不良情绪刺激的承受和调节能力起到了关键的作用。如果对不良情绪刺激较敏感,感情较脆弱,遇事不能平静自处,容易产生较激烈的情绪波动,则容易因此致病;如果性格乐观开朗,思想开明,遇事能较快适应,则能较顺利地应对不良情绪刺激。因此,在日常生活中要提升自己调节情绪的能力,免受不良情绪带来的伤害。

(杨秀岩)

61. 为什么民间常说 "笑一笑，十年少"

人正常的"七情"有利于脏腑功能的运行、气血津液的流通，是维系身心健康的重要因素之一。七情中的喜，为欢乐、高兴之意，代表脏腑气血功能协调，是遇事遂心、轻松愉快的情绪体验和相应的表情、行为变化。喜则气血充和，营卫流畅，脏腑功能协调有序，精神振奋，神清气爽，怡然自得，不但有益于健康、预防疾病发生，也有益于疾病的恢复，使人心身趋于轻松、强健，民间"笑一笑，十年少"的说法正是对喜乐之情可以促进健康的形象概括。

喜乐的主要作用是促进心理健康、身体健康和增加成就感。性格乐观、思想开明的人进入新环境后感受到的压力、抑郁和孤独感相对较低，能够获得更多的社会支持，更容易适应新生活，心理也更为健康。

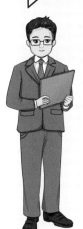

适度的喜悦有益于心主血脉的功能发挥，能使心脏、血管的运动加强，身体组织器官得到良好营养，血压稳定，心跳舒缓，胃张力上升，消化液分泌增强，能增强心血管系统、消化系统功能，提高机体免疫力，增强机体抗病能力。同时，喜乐有益于心主神志的作

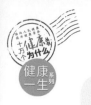

用，能使人精神健旺，心神稳定，思维活跃，对外界反应灵敏、适应性强。现代研究表明，良好的情绪管理可以防止老年人病理性衰老，有助于预防神经退行性病变。长寿者的共同特点之一就是能够保持心绪愉快、乐观豁达、心平气和。

喜乐有助于提升自信。欢乐、愉快、喜悦、乐观、满足等这些良好的情绪能提高大脑及整个神经系统的活力，使体内各器官活动协调一致，有益于身心健康、提高学习和工作效率，使人感到精力充沛，更容易获得成功，提升自信。

调神养生中，七情调摄关键在于保持积极情绪（如喜乐），抑制消极情绪（如怒、忧、思、悲、恐、惊）。首先要保持乐观和愉悦，主要手段是注意道德修养，有健康的人生观、价值观，不对自己和他人要求过高，还要注意避免情绪的大起大落，能理性对待人生的得失成败。其次，生活中的不顺利使情绪低落时，要及时通过适当的方法将不良情绪宣泄出来，排解忧愁。再次，可以通过转移注意力、改变周围环境、与不良刺激因素脱离的方式摆脱不良情绪困扰。另外，可以根据不同情志变化及五脏之间存在的五行生克原理，适当地用相互制约、相互克制的情绪来转移和减轻原有的对机体有害的情绪。

（杨秀岩）

62. "老好人" "没脾气"
对身体好吗

生活中我们可能会碰到"没脾气"的"老好人"，这种情绪状态可能是两种心理的表现：一种是为人心胸宽广，不爱计较，与人为善，内心平静；另一种是压抑自己的情绪反应，刻意不流露出来。后一种状态对健康不利，需要发挥个人的主观能动性并寻求社会支持，调节情绪，减轻和消除不良情绪的伤害。

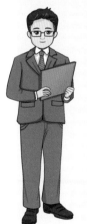

健康不仅是没有疾病，还要有良好的心理状态和社会适应能力。中医养生强调调摄情志，就是通过调节七情，排除不良情绪刺激，保持心情愉悦以达到养神的目的，是预防疾病、促进疾病康复、达到身心健康的必要方法。

保持良好的情绪状态，就是要有意识地排除和抵制不良情绪的侵扰，通过自己内在调节达到消减不良情绪对自身影响的目的。不良情绪主要有两种，一是"太过"，即过度强烈的情绪反应，如狂喜、暴怒、悲痛欲绝、惊骇不已、终日郁郁寡欢等；二是"不及"，即压抑正常的、适当的情绪反应，或待人待事淡漠、麻木。我们需要正确而灵敏地觉察不良情绪的存在，并学会把积聚、压抑在心中的不良情绪通过适当的方式宣泄、表达出来，具体可以采用如下方法。

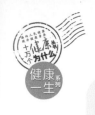

一是直接发泄。利用正当的、理性的途径，以最直接、最不加掩饰的方式将内心的不良情绪宣泄出来。如伤心悲痛时就大哭一场，受挫压抑时找一个开阔无人的地方大声呼喊出心中的郁气，这是快速摆脱不良情绪的有效方法。

二是通过呼吸调气、服用解郁安神药物等方式疏导气郁。

此外，在日常生活中可以多欣赏明媚阳光、鲜艳花草，善于发现生活中的乐趣，多听节奏明快的音乐，参加体育锻炼或体力劳动，还要适当多交朋友，朋友之间互相尊重，互相帮助，在需要的时候互相安慰，这也是疏泄不良情绪的良药。

（杨秀岩）

63. 怎样缓解
伤春悲秋的情绪

中医认为，时节和风物的变化会影响人体脏腑功能和气血循行，我们的情绪也会相应地受到影响。春天万物生发，朝气蓬勃，却又短暂易逝，容易让人产生因为把握不住美好事物而生的忧愁，或者自身境遇不遂己意，明媚春光为自己的落魄失意更添感伤。秋天自然之气肃杀收敛，寒风渐起，草木摇落，生机衰减，容易让人产生悲伤愁苦的情绪。

悲伤太过，就会耗伤肺气，使人气弱，正气消减，意志消沉，表现为气短、胸闷、声低、精神萎靡、忧愁难解、悲观易哭等。长期悲伤、郁郁寡欢的精神状态会令五脏不堪重负，气消而积郁难解，疾病丛生。

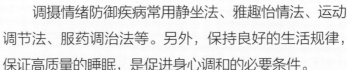

调摄情绪防御疾病常用静坐法、雅趣怡情法、运动调节法、服药调治法等。另外，保持良好的生活规律，保证高质量的睡眠，是促进身心调和的必要条件。

静坐法通过集中注意力，使人进入平和与安静的意境，达到自我放松身体与心神的目的，坚持正确习练有助于缓解压力、提高专注力和情绪稳定性，促进身心平衡、改善健康状态。经常欣赏艺术表演，或者养花赏花、参与琴棋书画等活动，可以陶冶情操、怡养心神、调整心态；欣赏铿锵有力、肃劲嘹亮或轻松明快的乐曲，可以发泄心头郁闷，摆脱悲伤，振奋精神。太极、舞蹈、瑜伽、散步、爬山等运动能使人形神舒畅，怡养情志。悲伤难过会使人哭泣，哭可以表达悲伤，发泄情绪，适度的哭泣可以使郁结的情绪得以发散消弭，对身体是有益的。

中医认为容易悲伤往往与肺虚、肝郁有关。平时可以饮用具有疏肝解郁、补气润肺的中药代茶饮，如玫瑰花、代代花、佛手、麦冬、百合、石斛等。

另外，要树立正确的人生观，培养乐观豁达的个性，发现事物积极的一面，同时要注意善待自己，满足自己合理的欲望，悦纳他人，获得良好的人际支持。

（杨秀岩）

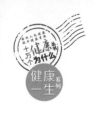

64. **爱生气**的人要注意
哪些健康问题

关键词

大怒伤肝 五脏受损

生气是每个人都有过的体验，在日常生活中经常发生。凡遇事愤怒或者事不遂意而产生的一时激怒，只要持续时间不长，一般不会致病。中医把生气称为"怒"，怒为肝之志，与五脏之肝有特定的生理病理联系。若肝之精血不足，不能涵养怒志或肝阴不足，肝阳偏亢，则稍有刺激即易发怒。相应的，过度的愤怒易导致人体气机逆乱，最先伤肝，继而损及其他四脏。

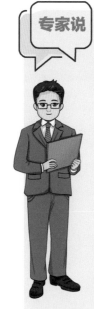

专家说

过于愤怒，会引动肝气上逆，甚至血随气逆，并走于上，故可见面红目赤、青筋怒张、横眉瞪目、头痛，甚则呕血、咯血、昏厥、跌扑。因发怒气逆而引起的常见病症有眩晕、头痛、呕逆、胸满胁痛、喘促；血随气逆时，还可见呕血、衄血，或视力、听力急剧下降，以致失明、耳聋；或盛怒后大量脱发，或头发变白。

除了肝脏，其余四脏中，心和脾也容易被愤怒情绪所伤，与之相关的心脏功能和脾胃气机受损，引起或者加重心血管疾病和消化系统疾病。所以，临床上的情感障碍、心因性疾病、高血压、甲状腺功能亢进症、糖尿病、胃痛、溃疡性结肠炎、支气管哮喘、偏头痛、月经病、不孕不育等均与愤怒等不良情绪有关，应该严格注意调整情绪。

另外，愤怒的刺激易伤潜病之脏。有些病症处于已经发生但无明显临床表现的状态，这些病症所在之脏、所伤之脏属于潜病之脏。如曾经患有冠心病、心肌梗死、消化不良、头痛的人，虽然目前临床症状已经消失，但是受到愤怒刺激后首先出现所患病症的临床症状，患有冠心病的人受到愤怒情绪刺激后首先易出现胸闷、胸痛等症状，患有消化不良的人受到愤怒情绪刺激后则首先易出现腹痛、腹泻等症状。

（杨秀岩）

65. 为什么说**不同年龄**人群**精神调养**方法不同

中医对人体的调养，在强调整体协调的同时非常注重个体化调养，要根据实际情况，因人、因时、因地不同而调养。因人调养是根据年龄、性别、职业、生活习惯等不同特点而针对性地选择摄生保健方法。

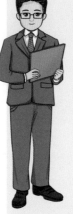

关键词 👆 因人调养 年龄阶段

不同年龄阶段的人生理功能各有所异，气血阴阳变化各不相同。如少年儿童生机旺盛，但气血未充，脏腑娇嫩；青壮年时期，机体脏腑组织功能日臻成熟，精神饱满，气血旺盛；人至老年，精血亏耗，阴阳失调，脏腑功能日渐衰退。因为形与神的统一性，不同年龄阶段的人在思维、意念、情绪等神志活动，乃至社会功能上也有明显的不同。

中医在精神调养方面的总原则是恬淡虚无、精神内守。恬淡虚无可以使人聚精积气、神气充足；精神内守可以使人专注于少数几件事情，为积极进取获得成功打下基础。如果心神活动过于亢奋或者躁动，就会大量消耗气血，影响脏腑气机，导致气虚血少、脏腑功能失调。对于青中年来说，保持身心健康是实现人生价值的基石；对于老年人来说，体验过种种人生际遇，最重要的是保养精气。上述人群都要注意宁静虚心，精神专一，不妄用心神。

精神调养的同时重视自我价值和社会价值的实现，也就是要积极进取获得成功。养生是要在实现人生价值的基础上，保持健康，减少病痛，追求高品质的幸福感。

青少年、壮年时期，身体处于发育发展阶段，精力充沛，应当抓紧时间积极上进，完成学业和事业，建立和谐的家庭，健全社会功能。在此阶段的调神应放在精神内守、神不外驰，目的是节约心身精气，不因胡乱妄想、幻想而额外耗费有限的精神；同时也要恬淡虚无，对不现实和与学业、事业无关的欲望不做过分追求，一心一意地专注于学习事业。

对于老年人来讲，年老体衰，精力下降，脏腑功能退化，而且人生百味遍尝，所以调神的重点应放在静养心身。此时的恬淡虚无有利于宁静心身，不妄用心思，不妄想欲念，有利于健康长寿。在不损害精神的前提下，仍应当适当积极进取，但绝不能过度耗费心神，否则神躁则气血受损、脏腑失调，容易变生百病。

（杨秀岩）

66. 不同**情绪**
对人体有哪些影响

中医认为，情志因素对人体的影响要因人、因情而论，具体情况具体分析。情绪刺激的性质不同、强度不同、持续时间不同，每个人的精神、情志、体质也存在差异，所以受到的伤害、症状表现也就不同，故而调神养生也需因人、因情制宜。

在喜、怒、忧、思、悲、恐、惊七情中，只有适度的喜的情绪属于良性情绪。经常保持喜悦、乐观的情绪，对健康大有益处。但喜乐过度则可损伤心神，表现为精神涣散、注意力不集中，甚至哭笑不休、举止失常。愤怒对人体危害较大，致病较为严重，多怒

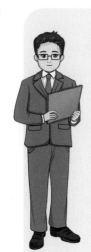

伤肝，表现为头晕、头痛、面赤目红、血压升高，甚至呕血或昏厥，另外还可出现腹胀、腹泻、呃逆、呕吐等。临床上常见的出血性脑卒中常由大怒而发病出血，生命垂危，所以高血压患者特别忌讳大怒。思虑重重会使得脾气郁结，表现为食欲缺乏、腹胀便溏甚至肌肉消瘦，还会因耗伤心血而致心悸、失眠、健忘等。悲伤太过会耗伤肺气，使正气消减，意志消沉，胸闷声低，悲观萎靡。惊恐多自外来，在思想毫无准备的情况下突然遇到异于寻常的场景、声音，使人惊骇，多伤心肾，可有遗精、二便失禁、心悸不安甚至下肢萎软的表现。

情绪对人体影响的关键在于情绪的强弱程度、自身对不良情绪的承受和调节能力。前者为外因，后者为内因，内因是关键。突如其来的情绪刺激，如意料之外的巨大打击、难以忍受的伤痛等，这些突发性的、强烈的刺激使人气血逆乱，导致暴病、急病的发生，如中风（脑卒中）、暴聋、暴盲、发狂等情况，大多与喜怒惊恐有关。情绪问题在较长一段时间内存在，使人长期处于不良状态，如精神紧张、思虑忧愁、悲伤不已等，会直接伤人精气，引起脏腑气机失调而致病。

个人对不良情志刺激的承受和调节能力，在抵御情志病的过程中起着关键作用，如心态较为脆弱的人，对恶性刺激非常敏感，则非常容易受伤发病；心态良好，能较快接受现实，思想开明，不过分计较得失的人，则较容易从恶性情绪刺激中走出来。所以在日常生活中要注重个人修养，面对突发或者不良情绪时能恰当处理，正确应对。

（杨秀岩）

67. 为什么**传统运动**可以改善不良情绪

形与神互生互用，协调统一，身形强健、气血充盈流畅、脏腑气机顺畅，就能充养心神，神旺心安。经常锻炼的人，心情能保持舒畅而稳定，不易被不良情绪所伤。运动还可以磨炼人的意志、增强人的自信心，有机会交到更多的朋友，这些都有助于改善不良情绪。

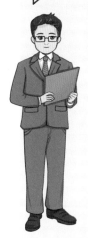

中医认为，动静相宜方能平衡，保持健康必须做到有张有弛、动静结合。运动强调人体内外的协调统一、形神兼修，因而能形神舒畅，心神安和，达到阴阳协调，消解不良情绪的目的。太极拳、八段锦、五禽戏、散步等，都是怡养情志的运动方式。太极拳通过缓慢而流畅的伸展动作提升人体气的流动、维持内在和谐，提高身体的灵活性，达到强身健体的目的。同时，由于练习太极拳时人的精神会专注于身体动作，也有助于精神与形体的联系，起到改善身心平衡的作用，进而改善不良情绪。

坚持运动会显著改善不良情绪，但需要注意以下五点。

一要掌握运动要领，在调形的同时配合调息、调神。形体动作端正到位，连贯灵活，同时呼吸均匀绵长，配合动作，精神专注。

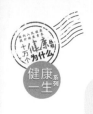

二要循序渐进，不要急于求成。

三要坚持不懈，持之以恒。

四要选择合适的运动时间和环境。一般宜在饭后 1~2 小时运动，太晚与太早都不适宜。古人说："早起不在鸡鸣前"，一般在清晨太阳出来后开始锻炼较好，心脑血管疾病患者尤其要注意不可过早起床。运动可在室内或室外进行，环境应光线充足，空气清新，相对安静，不可在马路上及空气污浊的地方运动。如果遇到大风、雷雨、大雾、大雪等异常天气，出于安全考虑不建议在室外运动。

五要因人制宜，由于人的体质不同、所患疾病不同，个人爱好和习惯也不同，所以每个人应当选择适合自己的运动。即使是同一种运动方式，动作也应有所侧重，如动作明快、幅度较大的引导功法，可以舒展阳气；动作柔缓、运动幅度较小的引导功法，可以养阴安神。

（杨秀岩）

68. 为什么要根据季节调整**精神调养**方法

人与自然是和谐统一的整体，人类生活在自然界中，就必须认识、运用自然界的规律，根据不同季节合理进行精神调养，只有这样才能使机体内环境保持稳定，预防疾病的发生、发展。

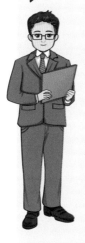

《黄帝内经》中关于"四时养生"有着精辟而又实用的论述。

"春三月，此谓发陈，天地俱生，万物以荣，夜卧早起，广步于庭，被发缓形，以使志生，生而勿杀，予而勿夺，赏而勿罚，此春气之应，养生之道也。"春季是推陈出新、万物生发的季节，应该适当地晚睡早起，宜披散头发，身着宽松的衣服，到户外散步，使身心自然舒展。不要滥行杀伐，要多施与，少敛夺，多奖励，少惩罚，这是适应春季的自然之气，也保养生发之气的方法。

"夏三月，此谓蕃秀。天地气交，万物华实，夜卧早起，无厌于日，使志无怒，使华英成秀，使气得泄，若所爱在外，此夏气之应，养长之道也。"夏天是草木生长非常旺盛的时候，天地阳气交合，也是人体新陈代谢旺盛时期。此时最应顺应自然，天黑而眠，天明而起。不要厌恶太阳，要保持情志的愉悦，不要发怒，要让自己的精神状态适应夏气舒张，使身心的气机得以宣畅，达到表里、上下通泄自如，心情开朗，对外界事物要有浓厚的兴趣。

"秋三月，此谓容平。天气以急，地气以明，早卧早起，与鸡俱兴，使志安宁，以缓秋刑，收敛神气，使秋气平，无外其志，使肺气清，此秋气之应，养收之道也。"秋天万物已经成熟，天气清肃，大地明净。人们应该早睡早起，使情志安定宁静，神气内敛，不使阳气外散，肺气保持清肃。这就是顺应秋

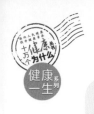

气、养护人体收敛机能的法则。

"冬三月，此谓闭藏。水冰地坼，无扰乎阳，早卧晚起，必待日光，使志若伏若匿，若有私意，若已有得，去寒就温，无泄皮肤，使气亟夺，此冬气之应，养藏之道也。"冬季三个月是生机潜伏，万物收藏的时令。要早睡晚起，待阳光出来时再起床为好。使情志内藏、就像人有隐私、就像心有所获等等一样；还要保暖避寒，不要让肤腠开启出汗而使阳气大量丧失。这乃是顺应冬气、养护人体闭藏机能的法则。

由此可见，不同季节的精神调养都要做到"天人合一"，顺应四时生长收藏规律，方能阴平阳秘，精神百倍。

（张先慧）

69. 如何在**更年期**
保持良好的情绪

更年期是指卵巢功能逐渐减退到接近完全停止的过程，包括绝经前期、绝经期和绝经后期。而对男性来说，更年期是指性成熟期至老年期之间的过渡阶段。

更年期女性由于卵巢功能减退，情绪上容易抑郁、多虑、敏感、易激动，而更年期男性由于睾丸功能减退，容易陷入悲伤、焦虑、猜疑、偏执、烦恼状态。

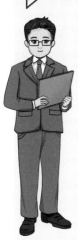

中医认为更年期的产生主要与肾虚，特别是肾阴虚有关。更年期是自然的生理过程，只有正确认识更年期出现的生理与心理变化，才能平稳度过更年期。除了寻医问药以外，日常生活中以下方法有助于在更年期保持良好的情绪。

1. 坚持适宜的运动，适当锻炼有助于增强体质，振奋精神，保持平和乐观的情绪。

2. 应注意根据更年期的身心特点安排生活和工作，劳逸结合，既不要不顾身心变化勉强行事，也不要谨小慎微，顾虑重重，无所事事。

3. 应积极主动地与家人、同事沟通，取得他们的关心、理解和支持，这样做对于保持乐观情绪具有重要意义。

4. 睡前不饮酒、不喝茶，不看惊险和悲惨的影片，以保持良好的睡眠。

5. 合理饮食，限制糖类、高热量食品及油、盐的摄入，注意补充优质蛋白（奶类、鱼类、豆类、瘦肉等）以及维生素、微量元素。

6. 中药茶饮：枸杞子 3 克，玫瑰花 3 克，代代花 3 克，每日代茶频饮，可以补肾疏肝，解郁除烦，改善情绪和睡眠。

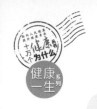

7. 药膳：①鲜枸杞汁可补肝益肾，适用于更年期腰膝酸软，内热消渴，舌红少苔，脉细者。鲜枸杞 250 克，洗净后用纱布包裹，榨取汁液饮用即可。②山萸肉粥可补益肾气，适用于更年期短气脉虚，心悸失眠者。山萸肉 10~20 克，糯米 50~100 克，上两味共入砂锅加水慢火煮熬，以表面有粥油为度。

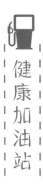

健康加油站

家人的理解和支持是度过更年期的关键

因激素水平的改变，更年期人体的情绪调节能力下降，容易出现一系列情绪问题，甚至可能突然性情大变。这时候家人一定要给予其充分的理解、支持，家人的关心是帮助他们消除烦恼，走出困境的关键。

（张先慧）

70. 为什么说"情绪不好，所有的养生都是徒劳"

很多疾病和负面情绪有关，如果一个人情绪不好，会让养生的效果大打折扣，甚至徒劳无功。俗话说"笑一笑，十年少"。可见好心情、好心态对养生的重要性，好的情绪会使养生的效果更加明显。

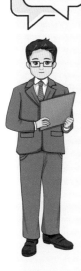

五脏和情绪的关系　在中医理论中，五脏分管不同情志，肝、心、脾、肺、肾分别对应怒、喜、思、悲、恐。可见，情绪的改变会对脏腑状态产生相应的影响，良好的情绪才是养生的关键。

中医讲怒伤肝，指平时容易生气、发脾气的人，气血上涌，肝气上逆，使肝失疏泄，影响肝气条达，出现肝气郁滞、肝火旺盛等情况。

思伤脾，脾胃为后天之本，是食物消化吸收的场所，中医理论认为"思则气结"，过度思虑会影响脾胃运化，让人食欲大减，饮食不化，体态上也会出现过胖或者过瘦的情况。

喜伤心，指出现暴喜或过喜的情况会损伤心气，严重者精神涣散、神不守舍，甚至心气耗竭。

悲伤肺，中医认为肺主气，既主呼吸之气，又主全身之气。人在强烈悲哀时会使肺气闭塞，耗散气阴，出现肺气虚的表现。

恐伤肾，肾主司二便，藏精，过于惊恐则肾气不固，气陷于下，可出现二便失禁、遗精、肢冷等症。

生活中舒缓情绪的方法

1. 不较真，不比较，以宽容的心态面对一切，多给自己积极的心理暗示。

2. 平时可以选择自己喜爱的活动，如看书、看电影、听音乐，让精神放松下来。运动既可以锻炼身体、增强体质，又可以

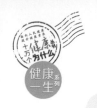

刺激大脑内啡肽的分泌，可以提高愉悦感，有利于改善情绪。体质虚弱的人可以选择一些舒缓的运动方式，如太极拳、八段锦、健步走，运动过程中适当出汗还有利于阳气升发。

3. 平时可以敲打肝胆经，点按太冲穴舒缓肝气。脾胃虚弱可以按揉足三里。失眠可以点按神门穴、安眠穴。肾气亏虚可以按摩涌泉穴。

4. 必要时进行心理治疗。如果抑郁、焦虑已经达到疾病状态，需要及时进行专业的心理疏导和药物干预，以免影响正常生活。

（张先慧）

71. 为什么有些人总**爱发火**

现实生活中，有些人遇到不顺心的事就容易发怒，在中医理论中，将爱发脾气的情况归为"善怒"。作为五志之一，怒与五脏中的肝脏息息相关。中医认为肝是将军之官，主疏泄，具有调畅气机、调畅情志的作用。肝喜条达而恶抑郁，其气易逆易亢，其性刚强，喜欢柔和舒缓的情绪。如果肝的疏泄功能异常，不能调理全身气机升降出入的运动，就会出现急躁易怒的情况。

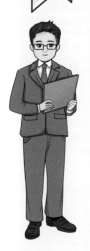

俗话说"气大伤身"，在日常生活中应该如何调节自己的脾气呢？

首先，可以通过精神调养的方式来调节神志和情志。可以做一些自己感兴趣的事情，如书法、下棋、读书等，将自己的注意力转移到喜欢的事物上，保持心情愉悦。

其次，根据病因进行食补调养。中医认为爱发脾气一般是肝郁气滞、肝火上升、脾虚肝盛等原因所致，可针对病因进行有针对性的食补调养。针对肝郁气滞引起的善怒，可以多吃芹菜、茼蒿、西红柿、萝卜、橙子、柚子等，平时用香橼、佛手泡水喝，疏理肝气。肝火旺盛者，应戒烟限酒，忌食肥甘辛辣的食品，多吃苦瓜、绿豆、白菜、油菜、丝瓜、青梅、山楂等，清肝泻热。对脾虚引起的善怒要以健脾理气为主，多吃补益脾胃的食物，如薏米、莲子、芡实、山药、大枣、胡萝卜、南瓜等。

再次，要保证充足的睡眠，避免劳累，休息好，精神才能好。

最后，要保持适当的体育锻炼，释放压力，避免精神紧张，保持乐观的心态。

生活中，我们可以按揉太冲穴、涌泉穴，每个穴位按摩 2~3 分钟，既可舒缓肝经，又可缓解因肝火上冲导致的心脏不适，血压升高等症状。

情绪　肝脏　养生

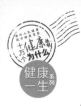

健康加油站

关键词

情绪　肝脏　养生

如果总是爱发脾气而自己无法控制，且持续时间比较长，需要及时去医院就诊，在医生的指导下排查有无重大疾病，如甲状腺功能亢进症、高血压、焦虑、抑郁等。

（张先慧）

72. 应该如何避免

"气生百病"

经常听老中医讲："百病皆生于气"，这句话强调人的情志状态过极以及气的升降出入运动异常，气机失调，脏腑功能受损会引发疾病。《黄帝内经素问·举痛论》曰："百病生于气也，怒则气上，喜则气缓，悲则气消，恐则气下，寒则气收，炅则气泄，惊则气乱，劳则气耗，思则气结。"由此可见气的重要性。应该如何避免"气生百病"？

专家说

避免情志过极　正常人都会有喜怒哀乐，只要不是长期的、过度的情绪变化，一般不会影响气机。如果情志过极，如经常暴怒，则会气血上逆，正所谓怒发冲冠，《三国演义》中的周瑜就是被诸葛亮激怒，最后吐血而亡的。喜则气平和，营卫通利，但是暴喜会导致心气涣散，出现笑不休甚则狂，如同范进中举的故事。过

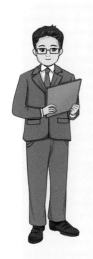

于悲伤会导致心肺受伤，气机消沉，上焦气机不通出现肺痿、痿痹等。惊恐心无所依，神无所归，气乱则升降不交，血气分离，出现痴癫僵仆。

避免过劳 体力劳动过度或运动锻炼过度就会耗伤精气，出现气喘、出汗过多、乏力等症状。思考、思虑过度，神志凝聚，气结而不行，出现食欲缺乏、失眠等症状。

寒温适度 寒邪收引闭塞，气收于表则无汗，气收于里则腹痛、腹泻。热邪升散，腠理开，汗大泄，营卫之气随汗而耗散，容易出现中暑。

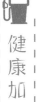

健康加油站

郁怒而不发危害更大

现实中有一部分人平时不是特别爱发火，但是并不代表没有发怒，往往怒而不发，郁郁寡欢，这种对健康的危害更大。这类人群大多是气郁体质，平时可以吃一些茴香、洋葱、萝卜、山楂等理气的食物，可以用玫瑰花、合欢花泡水喝，并配合适当的运动，如瑜伽、八段锦、太极拳等舒缓的运动。平时可以按揉双手合谷穴、双脚太冲穴，每个穴位每次按揉 2~3 分钟，以疏肝理气，平肝泻热。此外，如果心中有郁怒，应该以适当的方式发泄出来，这样有利于排解郁火，也有利于交流和解决问题。

（张先慧）

第四章

养生之器

一

针灸、推拿

1. 为什么**针灸推拿**能够**减肥**

由于人们饮食水平的提高，摄入量增加，日常运动量减少，所以肥胖逐渐成为影响我们健康和美丽的重要因素。虽说运动是减脂塑形的好方法，但是也有很多人希望通过"不那么辛苦"的办法达到减肥目的，他们想到了针灸推拿。针灸推拿是否可以起到减肥的效果呢？

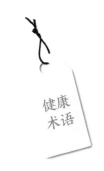

健康术语

脾虚湿盛

主要是指脾虚弱时，体内的水湿运化不出，聚集于体内，湿气就会变得旺盛的情况。

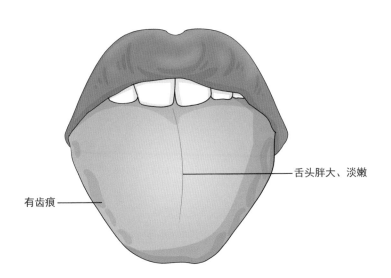

舌头胖大、淡嫩

有齿痕

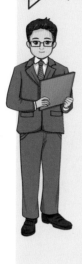

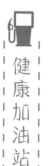

肥胖产生的原因　从中医角度讲，引起肥胖的直接原因是脾胃功能失调。由于长期嗜食肥甘厚味，造成脾胃负担过重，长此以往导致脾失健运，水谷精微运化失常，聚成痰湿，一旦运动量减少，则大肠传导功能受阻，食积不泻，代谢产物蕴于体内，和痰湿结聚，形成肥胖。因为"脾在体合肌肉，主四肢"，运动少则肌肉不生，进一步加重脾虚。所以，肥胖者的舌头一般胖大、淡嫩，甚至是水滑、有齿痕，这就是一派脾虚湿盛之像。

针灸推拿为什么能够减肥　有研究显示，中医针灸推拿通过调理脾胃功能，可提高人体乳酸脱氢酶活性，加快糖的代谢和分解，降低体内胰岛素水平，有效降低葡萄糖转化为脂肪的速度，起到分解脂肪的作用。另外，通过针灸可以增强下丘脑、垂体、甲状腺系统的功能，提高人体基础代谢率，达到减肥降脂的目的。

健康加油站

自我推拿方法之摩腹——中脘穴

定位：中脘穴位于人体上腹部，前正中线，当脐中上4寸。

操作：以掌心内劳宫穴置于中脘穴上，以前臂连同腕关节及掌心做顺时针或逆时针方向的环形移动摩擦。

自我推拿方法之运腹——神阙和带脉

定位：在脐（神阙穴）水平线上，脐中旁开 0.5 寸（肓俞），脐中旁开 2 寸（天枢），脐中旁开 4 寸（大横），章门下 8 寸（带脉）。

操作：以掌根置于腹部带脉处，手掌自然放置于腹部，做水平方向的直推，当中指推至另一侧带脉时，做回拉动作，当掌根至带脉处为一循环。

（刘长信）

2. 为什么有些情况 **不适合**推拿

随着人们中医养生意识的提高，越来越多的人对针灸推拿的治疗作用产生了浓厚兴趣，尤其是推拿，可以有效减轻服用药物带来的心理负担和针刺引起的疼痛感受，在舒适度、安全性和治疗效果等方面获得了人们的认可。

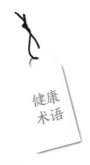

健康术语

脾升胃降

脾主升、胃主降，是中医论述的脾胃生理现象，即脾主升清，胃主降浊。脾主升，能将水谷精微上输到心肺；胃主降，能将腐熟的水谷下移至肠。两者共同完成食物的消化和吸收，以及精微物质的输布，从而滋养全身。

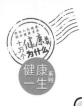

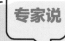

关键词

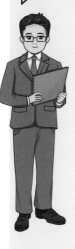

推拿 禁忌 安全性

一切治疗方法都应该在一定范围内施行，推拿也不例外。具有下述情况的人不适宜做推拿。

1. 患有急性传染病，如呼吸道传染病、肠道传染病等。

2. 皮肤有破损，如烫伤、烧伤、感染等。

3. 恶性肿瘤的局部，包括转移灶的局部。

4. 感染性疾病的局部。

5. 局部有出血以及有止血或凝血功能障碍，如急性软组织损伤，局部仍在出血；或者内脏溃疡、穿孔；或有血友病等。

6. 内脏器官功能衰竭或者体质极度虚弱。

7. 严重的骨质疏松。

8. 患有精神疾病。

9. 极度疲劳或酒醉后。

10. 处于经期或妊娠期。

健康加油站

为什么在空腹时或进食后不建议做推拿

空腹时胃中内容物很少，"脾主肌肉"，对肌肉进行刺激会加速胃中食物的消化，消耗能量，以致没有多余的营养供给大脑，导致缺血缺氧，引发头晕甚至休克。

进食后也不能立即做推拿，由于食物在体内还没来得及消化吸收，在推拿时同样会给脾胃带来刺激，使"脾升胃降"的生理功能发生紊乱，引发胃气上逆，导致呕吐。比较合适进行推拿的时间是饭后30分钟到1小时。

（刘长信）

3. 为什么夏天**温灸**可预防**"寒病"**

预防疾病往往比治疗疾病更加重要。随着人们健康意识不断增强，中医理论中"治未病"的概念逐渐出现在大众视野中。"治未病"出自《黄帝内经》，"上工治未病，不治已病，此之谓也"。防病于先，在疾病尚未表现于外时就有预见性地予以调治，而非等到病情发展变化后再去医治，及早预防和治疗才能掌握战胜疾病的主动权。在夏季温灸便可预防冬季易发的"寒病"，如哮喘、咳嗽、关节炎。

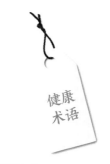

关键词

灸法　治未病　常用穴位

健康术语

五输穴

是十二经脉各经分布于肘、膝关节以下的井、荥、输、经、合五类腧穴的统称，是脏腑经脉气血运行出入的部位，也是调节脏腑经络、阴阳气血的重要穴位。

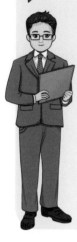

专家说

夏季温灸，可借助自然界三伏天充沛的阳气，与温灸本身的热气和温热的药性共同作用于腧穴、经络，从而加大温阳的力度，对于寒邪深伏、久病虚寒的体质非常有帮助；同时对一些属于寒邪深藏，一到寒冷季节就容易发作的疾病能够起到预防以及治疗作用。

并不是所有人都适合温灸。如果体质偏实热，易身热汗出、口干口渴，温灸反而会加重体内的火热之邪。

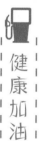

健康加油站

温灸法的常用穴位

关元作为重要的保健养生穴，具有培补元阳的功效，能有效改善阳虚症状，遏制"亚健康"状态向疾病状态转变，所以自古就有"灸必加关元"的说法。灸关元可培肾固本，温肾壮阳，扶助人体正气。

足三里是足阳明胃经五输穴的合穴，应用范围广泛，为全身强壮要穴。艾灸此穴可以起到调理脾胃、运化水湿、调和阴阳、扶正补虚的作用。

（刘长信）

4. 为什么针刺
能够**缓解疼痛**

2010 年 11 月 30 日，德国埃森大学医院的研究负责人 Nina Theysohn 和他的同事找来 18 位疼痛患者，利用功能性磁共振成像扫描来捕捉他们接受针刺治疗时的大脑活动。结果显示，不使用针灸时，他们脑部某些涉及疼痛的区域有兴奋活动；在使用针灸的过程中，这些疼痛区域兴奋活动减少。这说明针刺可以通过对大脑疼痛区域的直接调节来缓解疼痛。

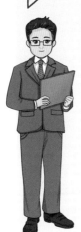

专家说

中医理论中针刺缓解疼痛的方式主要有两种，一种是近端取穴，一种是循经取穴。

《黄帝内经》提出："以痛为腧"，也就是说在疼痛部位针刺，可以达到止痛的目的。这是因为中医认为"不通则痛"，当症状表现在局部时，说明该处的气血运行不畅，通过针刺疏通局部的气血可以缓解疼痛。国外研究者通过实验证实，在痛处行针可引起腺苷类物质的释放，作用于腺苷受体，产生局部镇痛作用。

另外一种为"循经取穴"，《黄帝内经》记载："经脉流行不止、环周不休，寒气入经而稽迟，泣而不行，客于脉外则血少，客于脉中则气不通，故卒然而痛。"这里说的是寒气可以凝结经脉的流动，现在引申为任何

性质的气机郁滞都会造成经络不通而发为疼痛。所以，在针灸治疗前可根据经络的循行部位和脏腑的络属关系取穴，人体某一部位的疾病归于某一经病变，即对疾病进行辨证归经，为选穴提供依据。

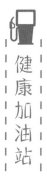

哪些疼痛不适宜针刺

1. 孕妇的下腹部和腰骶部不宜进行针刺治疗，尤其在孕早期。

2. 患者存在精神过度紧张、体质极度虚弱、过饥过饱、大出血等情况，不宜进行针刺治疗。

3. 小儿囟门未闭，不宜对头顶部腧穴进行针刺治疗。

4. 局部皮肤有溃疡、感染等情况，不宜进行针刺治疗。

（刘长信）

5. 哪些动作可以防治**肩周炎**

中老年人容易出现肩部不适，很多人到了医院检查会被诊断为肩周炎，也就是民间常说的"五十肩""冻结肩"。这种病大多表现为肩关节周围疼痛伴活动受限，昼轻夜重，会影响患者的正常生活，比较痛苦。哪些动作可以防治肩周炎呢？

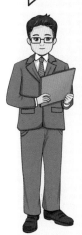

预防和缓解肩周炎的原则

　　肩周炎在中医理论中属于"肩痹"范畴，其病机多为寒湿痹阻、瘀血阻络。肩周炎的发生主要是代谢产物堆积造成关节粘连，所以防治的原则应为松解粘连、通络止痛。可以通过科学的肩关节运动方法合理地改善肩关节活动度，促进肩关节周围组织气血的灌注和濡养，有利于疏通局部经络，缓解疼痛。

防治肩周炎的动作

　　上肢爬墙　面对墙壁，单侧患肢沿墙壁缓慢向上爬动，使患肢尽量上举，然后再缓慢向下回到原处，反复进行，循序渐进，不断提高爬墙高度。6~8 次为一组，每天可做 3~5 组。

　　拉手　双手向背伸，用健侧拉住患肢腕部，逐步向上提拉，反复进行，6~8 次为一组，每天可做 3~5 组。

　　越头摸耳　患侧手指越过头顶摸对侧耳朵，反复进行。适用于肩关节不适，梳头困难者，6~8 次为一组，每天可做 3~5 组。

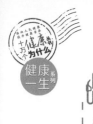

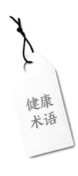

健康加油站

不是所有的肩痛都是肩周炎

当出现肩痛伴活动受限时，不要轻易给自己下"肩周炎"的诊断，应及时到医院就诊。在临床中有很多疾病的症状和肩周炎相似，但治法却大相径庭，如肩袖损伤、肩撞击综合征，若采用肩周炎的治疗方法有可能进一步加重病情。

肩袖损伤

肩袖是覆盖于肩关节前、上、后方的肩胛下肌、冈上肌、冈下肌、小圆肌肌腱组织的总称，位于肩峰和三角肌下方，与关节囊紧密相连。肩袖损伤表现为肩部疼痛、压痛，活动时加重，肩关节功能明显受限。

（刘长信）

6. 为什么按摩
可以**缓解便秘**

便秘可以说是困扰很多人的健康问题，但是大家似乎对便秘存在一定误解。有些人认为排便干燥就是便秘，实际上这是不准确的。便秘主要表现为排便次数减少和排便困难，便秘者排便次数每周少于3次，严重者长达 2~4 周才排便一次；便秘者每次排便时间可达 30

分钟以上，或每日排便多次，但粪便排出困难，质地硬结如羊粪状，且数量很少。中医的一些特色按摩方法可以缓解便秘症状，解决很多便秘者的困扰。

缓解便秘的按摩方法

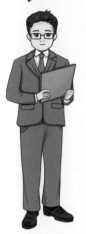

摩腹　双手掌重叠置于腹部，以脐中为圆心，通过前臂带动腕部，做顺时针环形移动摩擦（不带动皮肤），每分钟 40 次，连续按摩 3 分钟。

穴位按摩　①点揉天枢穴：双手拇指置于双侧天枢穴，余四指自然附于两侧固定，以手腕带动拇指做顺时针或逆时针按揉，每分钟 80 次，连续按摩 3 分钟，以有酸胀感为宜。②点按支沟穴：一手拇指置于一侧手臂支沟穴处，余四指夹持固定于手臂内侧，拇指垂直肌表，缓缓用力，每分钟 25 次，连续按摩 3 分钟，以有酸胀感为宜。③点按丰隆穴：一手示指、中指、环指并拢，中指指腹抵住丰隆穴，缓缓用力、慢慢松手，每分钟 25 次，连续按摩 3 分钟，以有酸胀感为宜。

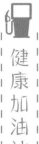

健康加油站

为什么按摩可以缓解便秘

按摩主要通过以下两方面的机制来缓解便秘，首先，通过作用于腹部，对胃肠进行良性刺激；其次，作用于经络腧穴，经络具有内联脏腑、外络肢节的作用，手法刺激脾经、胃经、大肠经时，可疏通经络、

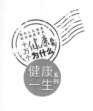

调和气血，使气血在经络的引导下归聚于相应脏腑，脾升胃降，从而改善排便。

（刘长信）

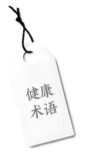

7. 按摩哪些穴位
可以**改善失眠**

人一生中约有 1/3 的时间是在睡眠中度过的，睡眠是人体恢复精力所必须的休息方式。当前，越来越多的人由于各种原因而失眠，不仅影响第二天的精神状态，还会造成不良情绪的堆积。实际上，中医推拿中有针对失眠的保健方法，可以在平时进行自我按摩以改善失眠的情况。

五神

即"神、魂、魄、意、志"五种精神活动，在中医五行理论中与五脏功能相对应，即心藏神，肺藏魄，肝藏魂，脾藏意，肾藏志，又称"五脏所藏"。

专家说

按摩是通过作用于穴位，刺激经络发挥作用。安眠穴是经外奇穴，具有平肝息风、镇惊止痉的作用。该穴位处浅层，有耳大神经和枕小神经分布，通过轻揉可以促进该分布区神经递质的释放，进而影响中枢

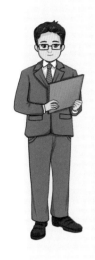

神经系统，改善失眠。

中医认为失眠与"五神"密切相关，五神归五脏所藏，其中"心藏神"，"神安则寐"。神门穴是手少阴心经的穴位之一，对该穴进行轻刺激可以调节心经，濡养心神，改善失眠。

三阴交是脾、肾、肝三经的交会穴，由于脾藏意、肾藏志、肝藏魂，与神志和睡眠关系密切，所以对三阴交的调节可以同时调理肝、脾、肾三脏，与神门穴配合操作可以起到疏肝理脾、交通心肾的作用。心肾相交，则人会进入高质量的睡眠状态。

改善失眠的按摩方法

揉安眠穴　双手拇指按于双侧安眠穴处，其余手指自然放置在头枕部，通过前臂带动腕部，做顺时针或逆时针揉动，每分钟 75 次，连续按摩 3 分钟。

揉神门穴　一手拇指按于另一手腕神门穴处，其余四指夹持腕部，置于背侧固定，通过前臂带动腕部，做顺时针或逆时针揉动，每分钟 75 次，连续按摩 3 分钟。

揉三阴交　一手拇指按于同侧小腿内侧三阴交处，其余四指夹持小腿部放置于外侧固定，通过前臂带动腕部，做顺时针或逆时针揉动，每分钟 75 次，连续按摩 3 分钟。

（刘长信）

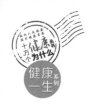

8. 推拿哪些穴位
可以**调节血压**

高血压是世界范围内心脑血管疾病发病和死亡的主要原因，其患病率逐年上升。若患有高血压则无法根治，只能长期服用降压药。推拿作为一种安全有效的辅助干预手段，已经广泛用于调节血压。

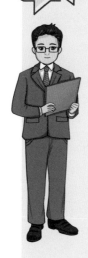

专家说

推拿降压的原理

现代研究表明，推拿降压的效应主要集中在内分泌机制、神经机制和血管功能等方面。内分泌机制方面，推拿可通过抑制肾素 - 血管紧张素 - 醛固酮系统减少水钠潴留，发挥降压作用；神经机制方面，手法操作刺激机体各反射区向大脑皮质传递信息，抑制交感神经兴奋，释放神经递质，使血压下降；血管功能方面，推拿可促进血液循环，提高血流速度，增强血管内皮功能，有效降低患者的收缩压及舒张压。

《黄帝内经》中记载："以两手四指挟按颈动脉，久持之，卷而切，推下至缺盆中，复止如前，热去乃止，此所谓推而散之者也。"这就是现代"推桥弓"降压推拿法的雏形。

自我推拿方法

揉太阳　操作者将双手中指指腹放在患者双侧的太阳穴上，轻柔和缓地按揉约半分钟。

推桥弓　桥弓位于人体颈部两侧的筋肉上，操作者将示指、中指、环指并拢，从耳后开始缓慢推到锁骨上窝处，推完一侧后，再推另一侧，每侧推 20~30 次。

揉内关　患者可以自己用拇指按揉内关穴，也可以让他人同时按揉患者双侧的内关穴，时间为 12 分钟。

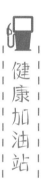

健康加油站

推拿能否代替降压药

推拿可以降低高血压患者的血压，但是这只是针对一些症状比较轻微的高血压患者，对于严重的高血压患者，还是要在遵医嘱服用降压药的同时进行辅助治疗。

（刘长信）

9. 为什么穴位按摩 可以**缓解头痛**

头痛是非常常见的症状，几乎所有人都有过头痛的经历，症状或轻或重。头痛发病原因复杂，很多疾病可以导致头痛。穴位按摩是缓

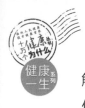

解头痛的有效方法，尤其对于原发性头痛，可以通过自我按摩相应穴位来缓解。

专家说

中医认为，头痛有外感和内伤之分。外感头痛多是由于感受风、寒、湿、热之邪所致。内伤头痛病因复杂，与肝、脾、肾功能失调导致肝阳上亢、痰浊中阻、血虚、肾虚等有关。基本病机为气血失和、经络不通。

现代医学将头痛大致分为原发性头痛和继发性头痛，原发性头痛主要由偏头痛、紧张性头痛等导致；继发性头痛常继发于颅脑疾病、五官科疾病、颈椎病、高血压等。

穴位按摩主要是根据相关症状及头痛的部位，选取相应经络腧穴进行按摩，以达到调和气血、通络止痛的作用。通过作用于局部太阳、百会，疏通头部经气，配合远端止痛要穴——合谷，通络止痛。

现代医学研究表明，穴位按摩缓解头痛的原因包括调节交感神经功能，恢复血管收缩功能，调节头痛患者脑区功能连接，促进镇痛物质释放，抑制致痛物质释放等。

穴位按摩方法

揉太阳　太阳穴善于治疗头面部疾病，尤善于缓解外感头痛以及两侧头痛。太阳穴位于颞部，眉梢与目外眦之间，向后约一横指的凹陷处。操作时，可用示指或中指指腹端轻轻按揉 3~5 分钟。

揉百会　百会穴可通络止痛、醒脑开窍，尤善于缓解巅顶部头痛。百会穴位于头顶部，前发际正中直上 5 寸，或两耳尖连线与头正中线交点处。可用示指或中指指腹端轻轻按揉 3~5 分钟。

揉合谷　合谷穴是治疗头痛的经验效穴，可缓解各种类型的头痛。合谷穴位于手背，第 1、2 掌骨间，第 2 掌骨桡侧的中点处。取穴时，将一手拇指指间横纹放在另一手拇指、示指间的指蹼缘上，屈指，拇指指尖所指之处即为合谷穴。操作时，可用拇指指尖轻轻按揉，至有明显酸胀感时止痛效果更佳。

（刘长信）

10. 为什么穴位按摩可以**缓解痛经**

痛经是指月经前后或月经期间出现下腹部疼痛症状，是较为常见的妇科症状。据不完全统计，50% 以上的女性曾被痛经困扰，严重

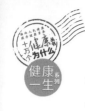

者会影响正常的生活和工作。中医穴位按摩操作简单，对于缓解原发性痛经效果明显。

痛经 穴位 按摩

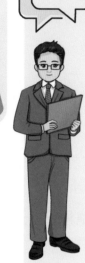

　　中医认为，痛经多是由于寒邪侵袭、情志不调、气血不足等因素所致，有虚实之分。实证痛经是由于寒邪、气滞引起血瘀，或湿热蕴结所致；虚证痛经是由于气血不足、肝肾亏虚所致。穴位按摩可以通过按揉三阴交、次髎等穴行气、活血化瘀、调经止痛；也可以通过按揉关元等穴来调补气血、温养冲任。

　　三阴交　属于足太阴脾经，同时是足三阴经（肝经、脾经、肾经）的交会穴，可同时调理肝、脾、肾三脏，以健脾益气、补肝益肾，是治疗妇科疾病的经验穴，可有效缓解实证和虚证痛经。

　　次髎穴　属于足太阳膀胱经，是治疗痛经的经验穴，对于实证痛经效果更佳。

　　关元穴　属于任脉，为元阴元阳所藏之地，故名关元，该穴具有培补元气、调经止带的作用，对于虚证痛经效果更佳。

穴位按摩方法

三阴交　在小腿内侧，当足内踝尖上 3 寸，胫骨内侧缘后方。操作时，可用拇指指腹轻轻按揉 3~5 分钟，有酸胀感时效果更佳。

关元　在下腹部，前正中线上，脐中下 3 寸。操作时，可用中指指腹轻轻按揉 3~5 分钟，有酸胀感时效果更佳。

次髎　在骶部，髂后上棘内下方，正对第 2 骶后孔。操作时，可用拇指指端用力按压 1~3 分钟即可止痛。

（刘长信）

11. 哪些情况**不适合艾灸**

艾灸是通过燃烧的艾绒刺激体表经络腧穴，以达到防治疾病的目的。艾绒为艾叶经制作而成，《本草从新》曰："艾叶苦辛……能回垂绝之阳，通十二经，走三阴，理气血，逐寒湿，暖子宫……以之灸火，能透诸经而除百病"。艾灸具有温经散寒、升阳固脱、通经活络、理气活血等作用。

"药之不及，针之不到，必灸之"。近年来，艾灸受到越来越多人的欢迎，很多人通过居家自我艾灸进行日常保健及身体调理，但并

不是所有人都适合艾灸，艾灸也有一些禁忌。

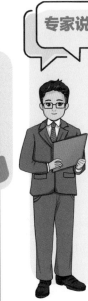

关键词

艾灸 禁忌

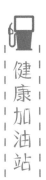

健康加油站

专家说

1. 以下部位不适宜艾灸　面部、大血管处、乳头、会阴区，孕妇的腹部和腰骶部，局部皮肤有破损、溃疡、瘢痕处等处。

2. 以下状态不适宜艾灸　过度疲劳、空腹、过饱、醉酒等。

3. 以下人群不适宜艾灸　月经期女性、实热内盛之人、阴虚火旺之人，有严重心肺疾患、糖尿病患者。

家庭艾灸有哪些注意事项

1. 灸中注意安全　艾灸过程中一定要注意防火，防止燃烧的艾绒脱落烧伤皮肤；艾烟刺激性较强，因此在艾灸过程中要注意通风、保持空气流通，尤其是夏季高温时，要预防中暑；保持合适的艾灸距离，防止烫伤，一般艾条距离皮肤 3~5 厘米，以皮肤能耐受为宜。

2. 灸中守神治神　《黄帝内经》曰"粗守形，上守神""凡刺之真，必先治神"，守神治神是保证良好疗效的关键。首先，保证艾灸环境安静舒适；其次，艾灸过程中要保证身心放松、专心致志，注意力集中。

3. 灸后防感染　艾灸后若出现水疱，应正确处理，当水疱较小时，可不处理，任其自然吸收即可；若水疱较大，可用消毒针具将水疱挑破，排出液体，再涂以烫伤膏。

4. 灸后注意饮食　艾灸后 2~3 天以内不宜食用生冷油腻、辛辣刺激性食物，如冷饮、牛羊肉、海鲜等。生冷食物宜让身体受寒，辛辣刺激性食物容易导致过敏。

5. 艾灸时间合理　艾灸时间过短难以保证疗效；艾灸时间过长容易烫伤皮肤，同时会导致上火、耗气。通常每个部位艾灸时间应保持在 15~30 分钟，总体艾灸时间以不超过 1 小时为宜。

（刘长信）

12. 颈椎保健的重点是什么

颈椎连接头部和身体，具有支撑头部，保护神经、脊髓以及运动等功能。颈椎病是最常见的颈部疾病，好发于 30~60 岁长期伏案工作者。近年来，随着生活方式的改变，颈椎病的发病年龄趋于年轻化，发病率也在不断升高。如何保护颈椎，避免颈椎病的发生成为大众关注的重点。

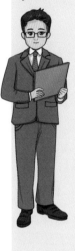

专家说

　　导致颈椎病的原因有很多，其中慢性劳损导致的颈椎退行性改变是最常见的原因。长时间伏案工作、学习，以及过度使用手机、电脑等，会导致颈部肌肉、韧带出现应力牵拉状态，随之出现劳损、痉挛，引起颈部肌肉僵硬、疼痛等，进而引起颈椎退行性改变、骨质增生、韧带钙化等，导致颈椎病的发生。寒冷刺激也是引起颈椎病的原因，中医认为"寒则凝之"，寒冷刺激会使颈部肌肉痉挛，使颈部血管收缩，导致缺血，引起颈部肌肉僵硬、疼痛等。

　　颈椎保健的重点　首先，伏案工作、学习时应保持正确的坐姿，避免长时间低头看书、学习、玩手机等，每隔 1 小时可自行起身活动颈椎。其次，注意颈部保暖，尤其是冬季外出和夜间休息时，要防止颈部着凉。另外，保持良好的睡眠体位，可采取侧卧位或仰卧位，选择合适的枕头，枕头高度一般在 10~15 厘米，不可过高或过低。

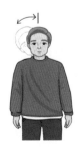
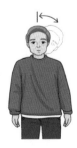
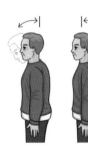
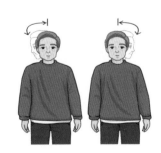

颈椎活动方法

家庭颈椎保健方法

与项争力势 头后伸看天，使前额尽量保持最高位，然后还原；头前屈看地，闭口使下颌尽量紧贴胸部，然后还原。每组动作做 10~12 次。

哪吒探海势 头颈伸向左前方，双目注视左前下方 2 米许，使颈部尽量保持伸长位置，然后还原；头颈伸向右前方，双目注视右前下方 2 米许，使颈部尽量保持伸长位置，然后还原。每组动作做 10~12 次。

拉肩拔背势 挺胸，头后伸看天，双手向后，十指交叉抱拳，双臂伸直后伸，牵拉前胸部，保持 2~3 秒后还原。每组动作做 10~12 次。

（刘长信）

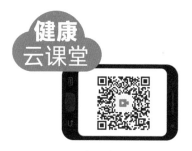

如何缓解颈部疼痛、活动受限

13. 捏脊、摩腹
对儿童有哪些益处

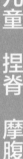

关键词

儿童 捏脊 摩腹

近年来，小儿推拿蓬勃发展，由于其治疗效果明显、安全、痛苦小、无不良反应等优势，深受家长的欢迎。越来越多的家长会主动选择小儿推拿来为孩子调理身体、治疗疾病。捏脊和摩腹作为小儿推拿的常用手法，可以健脾和胃、防病保健，有利于儿童健康成长。

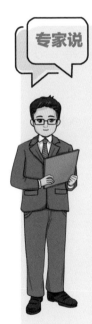

专家说

捏脊有哪些好处　捏脊可以调和阴阳。脊柱位于背部正中，属于督脉循行之处，督脉为阳脉之海，主一身阳气。所以，捏脊可以振奋阳气，温煦脾阳，调和阴阳。

捏脊可以调理脏腑功能。膀胱经为背俞穴所在之处，背俞穴是五脏六腑之气输注于背部的腧穴。因此，捏脊可以通过刺激背俞穴调理五脏六腑的功能。

捏脊可以增强抵抗力。捏脊所刺激的部位属于皮部，皮部是人体的第一道防线，外邪侵袭，背部皮肤首当其冲。皮部是十二经脉功能活动反映于体表的部位，是机体的卫外屏障。因此，捏脊可以通过刺激皮肤保卫机体、抗御外邪，增强机体的抵抗力。

摩腹有哪些好处 小儿具有脏腑娇嫩、形气未充的生理特点，其中"脾常不足"，即脾胃功能发育不成熟。小儿生长发育所需的营养物质依赖于脾胃运化的水谷精微，小儿生长发育迅速，所需的营养物质较多。若喂养不当、饮食不节，容易损伤脾胃而出现腹胀、食积、食欲缺乏、腹泻、便秘等症状。

腹部，为脾胃所藏之处，摩腹有助于健脾和胃；脾主升，胃主降，脾胃为气机升降之枢纽，摩腹有助于调畅气机。腹为五脏六腑之宫城，气血阴阳灌注之所。五脏六腑除心肺外均位于腹部，且心肺也通过经络互属与腹部关联。因此，摩腹可以调理五脏六腑之功能，促进儿童健康成长。

（刘长信）

14. 为什么**艾灸**
可以延年益寿

从古至今，长寿一直是人们的向往与追求，人们倾尽一生致力于寻找各种方法延年益寿。"保命之法，艾灼第一"，艾灸作为中医学重要的组成部分，是预防保健、延年益寿的有效方法。

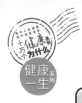

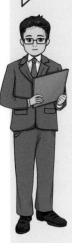

艾的作用　《本草从新》曰"艾叶苦辛，生温，熟热，纯阳之性，能回垂绝之阳，通十二经，走三阴，理气血，逐寒湿，暖子宫……以之灸火，能透诸经而除百病"，艾灸具有理气活血、温经散寒、防病保健的作用。

常用的穴位　足三里、关元、气海、命门及神阙是常用的长寿保健穴位。

足三里是大家熟知的保健要穴，被古人称为"长寿穴"，艾灸此穴可健脾和胃、补气养血；可增强体力、消除疲劳；可补益肾气、强筋壮骨。

《扁鹊心书·须识扶阳》曰"人于无病时，常灸关元、气海、命门，虽未得长生，亦可保百余年寿矣"，提出艾灸关元、气海、命门等穴可延年益寿。关元穴，又名丹田，为一身元气出入之所，是全身强壮要穴，灸之可补元气、补益肝肾。气海穴，为先天元气聚会之处，为男子生气之海，灸之可补肾益气。命门穴，意为生命之门户，为元气之根本，灸之可补肾阳。

神阙穴为先天之蒂，为全身经络之枢纽，此穴通过奇经八脉与十二经脉相联系。隔盐灸神阙穴是常用方法，盐性咸，入肾经，隔盐灸神阙穴可补肾、回阳、固脱、延年益寿。

长寿保健灸法如何操作

灸足三里、关元、气海、命门等穴时，手持艾条，将点燃的一端对准穴位，距离皮肤 2~3 厘米，在穴位上方往复回旋移动，每个穴位灸 10~15 分钟，每周 1~2 次。

为了提高疗效，可以隔盐灸神阙，用干净的细盐填平肚脐，盐上置一艾炷或艾灸盒。灸 3~5 炷或 30 分钟左右，每周 1 次。

（刘长信）

15. 为什么**小儿推拿**可以退热

发热是小儿临床常见、多发的症状，具有起病急、病程短、传变迅速等特点，治疗不当容易出现高热、惊厥、抽搐等症。小儿推拿是中医特色外治法之一，近年来在治疗发热中已经显示出明显的临床优势。小儿推拿治疗发热具有退热效果明显、不良反应少、痛苦小等优点，深受家长欢迎。

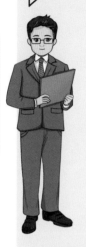

关键词

发热 小儿推拿 退热

　　小儿具有脏腑娇嫩、形气未充的生理特点，五脏六腑尚未发育成熟，腠理疏薄，"肺常不足"，卫外功能不固，易受外邪侵袭，且小儿为纯阳之体，故发热多见。中医认为，发热有外感和内伤之分。外感发热多是六淫、温热疫毒等外邪侵袭后营卫失和、脏腑阴阳失调所致。内伤发热多是气血阴阳亏虚，脏腑功能失调所致。

　　小儿推拿主要通过清肺经、清天河水、推脊等手法退热。清肺经有助于解表清热。清天河水是小儿推拿退热中最常用的手法。天河水具有清热作用，《厘正按摩要术》记载："取天河水法；法主大凉，病热者用之"。结合经络循行分析，天河水属于心包经循行范围，《黄帝内经灵枢·经脉》提及心包经"是主脉所生病者，烦心，心痛，掌中热"，证明天河水具有清热作用。推脊是退热的重要手法。脊柱属于督脉循行的一部分，督脉为"阳脉之海""总督一身之阳气"，推脊具有清热泻火的作用。

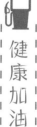

健康加油站

　　清肺经　肺经位于环指末节。操作时，用拇指向环指指尖方向直推 300~500 次。

　　清天河水　天河水位于前臂正中，腕横纹与肘横纹之间。操作时，可用示指、中指从腕推向肘 300~500 次。

推脊　脊柱穴位于后背正中，自大椎至长强呈一直线。操作时，以示指、中指二指指腹自上而下直推，从大椎推至臀裂，100~300 次，以背部出痧效果为佳。

（刘长信）

16. 为什么**摩耳**可以预防感冒

耳朵不仅是人体的听觉器官，同时也是协助诊断疾病、防治疾病的部位。摩耳保健法是非常受欢迎的中医防病保健方法，具有操作简单、方便的特点，可以有效调理五脏六腑，预防耳鸣、耳聋、头痛、头晕、失眠等症。

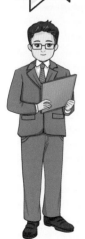

专家说

耳与十二经脉联系密切，六阳经均直接入耳，六阴经均通过与阳经相合而间接与耳联系。

中医认为，耳与五脏关系密切。耳为肾之窍，《黄帝内经灵枢·脉度》曰："肾气通于耳，肾和则耳能闻五音矣"，耳主听觉，肾精、肾气充足，则听觉灵敏；肾精、肾气不足，则可能出现耳聋、耳鸣、听力下降等症。同时，耳是肾的外部表现，与肾的外形相似，若耳朵红润饱满，代表肾精充足。心寄窍于耳，心主血脉、主藏神，血液循环通畅，营养物质可上输于耳，使听觉灵敏。《厘正按摩要术》曰："耳珠属肾，耳轮

一　针灸、推拿 | 325

属脾，耳上轮属心，耳皮肉属肺，耳背玉楼属肝"，提示耳的不同部位与五脏相关。所以，通过刺激耳部可以达到预防疾病（如感冒）的目的。

健康加油站

摩耳轮　双手握空拳，将拇指置于耳郭外侧，示指置于耳郭内侧，两指相对用力，沿耳轮上下来回搓摩，至耳轮充血发热。遇有痛点或结节，可多多揉捏。

摩对耳轮　双手握空拳，将拇指置于耳郭外侧，示指置于耳郭内侧，两指相对用力，沿对耳轮上下来回搓摩，至耳轮充血发热。遇有痛点或结节，可多多揉捏。

提捏耳尖　将双手拇指、示指相对置于耳尖部，先轻轻揉捏，再向上提捏 10~20 次，至耳尖充血发热。该方法可以醒神开窍，同时可以治疗小儿惊吓。

捏拉耳垂　将双手拇指、示指相对置于耳垂部，先轻轻揉捏，再向下拉并揉捏 10~20 次，至耳垂充血发热。

鸣天鼓　两手掌掩耳，拇指、小指固定，分别用两手示指、中指、环指轻轻击打脑后枕骨。该方法可以醒神开窍、聪耳明目，有效预防和治疗耳鸣、眩晕、失眠、头痛等。

（刘长信）

17. 按揉哪些穴位
可以**缓解胃肠不适**

很多人，尤其是老年人，由于消化功能减退，会出现饭后积食、腹痛、腹胀、腹泻，以及因胃肠蠕动减慢出现便秘，这些胃肠不适常对日常生活产生影响，而自我按摩可以很好地解决上述问题。

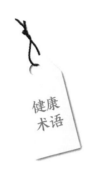

健康
术语

下合穴

是六腑气血汇聚于下肢三阳经的部位，是治疗六腑病症的主要穴位，刺激下合穴可以通降腑气。

专家说

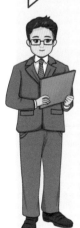

中脘、天枢、气海、内关、足三里是自我按摩常用的穴位，每天饭后或空闲时按揉以上穴位，配合摩腹，可以预防、缓解胃肠不适。以上穴位，每穴按揉 2~3 分钟，以出现酸痛为度，每天可按揉 2~3 次，按揉前后可配合顺时针摩腹。

中医认为，"腹者，生之本，百病皆根于此"，腹居人体中部，是连接上下的枢纽，为全身经脉汇聚之所；腹部是精气五神之府，人体气血生化之源泉。通过自我按摩可刺激腹部的中脘、天枢、气海等穴，再配合足三里可以对胃肠功能起到很好的促进作用。其

自我按摩 腹周穴位 足三里

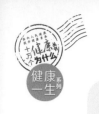

中，中脘是胃经经气汇聚之处，刺激中脘有助于脾胃消化食物；足三里是胃经下合穴，有健脾和胃、通调腑气之功，中脘与足三里配合可以更好地发挥脾胃作为人体气机之枢纽的作用。中医学有"肚腹三里留"的说法，高度概括了足三里的作用，多数胃肠不适可以通过针刺或者按摩足三里缓解。

（刘长信）

18. 为什么**眼保健操**能预防近视

眼保健操是按照中医经络理论，运用推拿手法，通过对眼周重要穴位进行刺激达到缓解眼疲劳、保护视力的一组按摩操。

以下将以某版眼保健操为例介绍其预防近视的功效。

揉天应穴　操作时，双手攥空拳，用示指侧面抵在双眉上方，拇指指腹按揉内侧眉头与眼睛内角之间的部位。

挤按睛明穴　睛明穴属于膀胱经的穴位，意为眼睛接受膀胱经的气血而变得明亮。操作时，用左手或

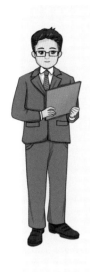

右手的拇指、示指指腹放置于两眼之中的鼻根处，双指同时向下捏住鼻根处皮肤，转而力度向上，抵住局部骨头。

按揉四白穴　操作时双手示指置于两侧穴位，同时按揉。

按太阳穴轮刮眼眶　眼眶周围有攒竹、鱼腰、丝竹空、瞳子髎、承泣等穴位，操作时，手攥空拳，拇指指腹置于两侧太阳穴，示指侧面轻刮上下眼眶，上侧从内侧眉头开始，至外侧眉梢；刮下眼眶可从眼角内侧至外侧。

眼保健操每日可操作 2~3 次，每次 5 分钟，操作力度应以局部感到酸胀为度。

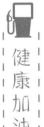

健康加油站

推拿为何能预防近视

中医认为，久视伤血，眼主司视觉，当近距离用眼时间过长，会使得眼睛疲劳，久而久之造成气血不能上荣于眼部和头面，局部气血运行不畅，失于濡养和调达，就很容易出现眼部患病，最常见的便是近视。

选取眼周等部位的特定穴，在穴位上进行手法按摩，可改善眼组织血液循环并调节睫状肌张力，增强眼的视觉功能，也可激发机体自身调节作用，扶正祛

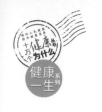

邪，调整脏腑功能，增强机体抗病能力，达到防病治病的目的。

此外，在临床上可配合耳穴（眼、目1、目2、肝、脾、肾、心）治疗，以改善肝肾亏虚以及阴液不足的症状；肾为先天之本，肾精上输于眼中瞳仁，肝经上连于目，运用耳穴配伍调理脏腑，可改善视力。耳穴贴压无创伤，安全、简便，不影响日常学习与生活。

（刘长信）

19. 为什么**按摩耳周穴位**
能保护听力

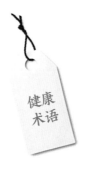

听觉是人与外界沟通交流的重要途径，在日常生活中我们一定要注重对于听力的保护。

耳部常见不适包括耳鸣和耳胀。其中耳鸣往往会在短时间内消失，故而很容易被大家忽视。如果耳鸣持续时间较长，则建议到医院就诊以查明原因。耳闷胀感，甚至兼有疼痛或头部昏沉症状，称为耳胀，病久者耳内如物阻隔，清窍闭塞，称为耳闭。

肾开窍于耳

依据中医基础理论，五窍指的是人的目、舌、口、鼻、耳。中医将人体五窍对应五脏，肝开窍于目，心开窍于舌，脾开窍于口，肺开窍于鼻，肾开窍于耳。五脏出现病变时，相应的五窍也会表现出一些症状。

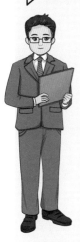

耳朵与脏腑的关系较为密切，肾开窍于耳，肾中精气充沛则耳得以濡养，耳聪目明。耳窍常因肾精及肾气的亏损而受牵连。《黄帝内经灵枢·口问篇》中说："耳者，宗脉之所聚也"。耳与全身经脉都有一定联系，更有手足少阳经、足阳明经及手足太阳经直接循行经过耳部。耳门、听宫和听会三穴分属手少阳三焦经、手太阳小肠经和足少阳胆经，手太阳经脉"却入耳中"，手、足少阳经均"从耳后入耳中，出走耳前"，翳风穴位于耳垂后方，属手少阳三焦经，穴下有耳大神经及耳后动脉分布，常与听宫及听会等穴相配伍治疗耳聋。根据"经脉所过，主治所及"的理论，诸穴共用可疏通耳部经络气血，为耳部疾患的常用穴位。

耳门、听宫、听会加翳风四个穴位均具有通经达络、聪耳窍的功效。可以用双手拇指螺纹面缓慢按揉耳门穴大概 30 秒，以感到局部酸胀感为度。听宫穴、听会穴、翳风穴的按揉方法同耳门穴。耳门、听宫、听会三穴选一个，配合翳风穴按揉即可保护听力。

（刘长信）

关键词

耳周穴位　自我按摩

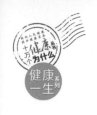

20. 为什么说

"若要安，三里常不干"

关键词

足三里是众所周知的养生保健穴，俗语说"若要安，三里常不干"，这是为什么呢？

专家说

中医认为，脾胃乃后天气血生化之源，五脏六腑皆赖以所养。在长期的临床实践中，医家发现足三里是强壮保健要穴，可以防治多种疾病，尤其是在提高免疫力、治疗虚劳体怠、调节胃肠功能等方面效果显著。

古医籍记载，足三里可采取化脓灸（将散艾绒揉成小艾柱，置于足三里处点燃，直至燃尽，局部皮肤会因过热而化脓），且强调连续施灸，保持穴位皮肤化脓状态以发挥功效。所谓"不干"形容的便是足三里在施灸过程中一直处于化脓状态，这样可以给足三里持续的刺激，不断激发其保健功效。

现在看来这种方法有些不妥，一是患者疼痛程度较剧烈，二是存在感染风险，所以目前已经极少使用，"若要安，三里常不干"作为一句谚语流传下来，其主要目的是强调足三里的保健功效。

目前比较推荐的足三里保健方法如下。

捶打　足三里处肌肉、筋膜丰厚，适当捶打并不会造成损伤。可以手握空拳，用小鱼际垂直捶打，力度以产生酸胀感为度，每次可捶打 50 次。

艾灸　是足三里的经典保健方法，可以采用手持艾条等进行温灸，艾条距离皮肤 3~5 厘米即可，一次施灸 10~15 分钟。

按压　以拇指螺纹面按压足三里，按而揉之，逐渐加大力度，直至产生酸胀感，持续数秒后逐渐放松，每次可操作 2~3 分钟。

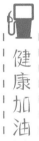
健康加油站

肚腹三里留

除了"若要安，三里常不干"的谚语，还有"肚腹三里留"的说法，"肚腹三里留"乃《四总穴歌》首句，意为足三里擅长治疗腹部疾患。历代医家认为"胃"泛指整个消化系统，张景岳有"安五脏即所以调脾胃"的论述，《黄帝内经灵枢·本输》也说："大肠小肠皆属于胃"；足三里是足阳明胃经的重要穴位，也是胃经经气汇聚壮大之所。所以，后世医家在临床运用中多依据此理论取足三里治疗腹痛、腹泻、恶心、呕吐等消化系统常见症状。

（刘长信）

21. 哪些方法
可以预防并**缓解腰痛**

慢性腰痛的发病率一直居高不下，中医认为，腰痛内因多为肾虚，外因多为风、寒、湿侵袭或跌打损伤。很大一部分中青年人罹患慢性腰痛的原因是长期伏案工作，缺乏有效锻炼，导致腰部肌肉弹性差、力量不足，无法很好地支撑上半身躯体，这种情况可以通过居家按摩及功能锻炼来改善。

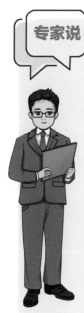

专家说

日常生活中，可取俯卧位，家人互相在双侧肾俞、腰阳关、大肠俞、命门按摩，每个穴位按揉 3~5 分钟，以局部酸胀为度；随后双手来回摩擦腰部 5 分钟，以局部红热为度。每天可操作 1~2 次。配合以下自我锻炼方法，效果更好。

小燕飞　呈俯卧位，去枕，双手背后，用力挺胸抬头，使头和胸离开床面；同时膝关节伸直，双腿用力向后离开床面；持续 3~5 秒，然后肌肉放松休息 3~5 秒，此为 1 组，每次 7~10 组，每日 2 次。视身体状况循序渐进，可逐渐增加头、胸及双腿离开床面的时间。

五点支撑　呈仰卧位，双肘、双髋和双膝屈曲，双肘、双足和头部着床，双手掌托扶腰部，用力将身体缓慢抬起离开床面形成拱桥形，撑起，保持 5~10 秒后缓慢下降腰部，一抬一降为 1 组，每次 10~15 组，每日 2 次。视身体状况循序渐进，可逐渐增加撑起的时间及组数。

俯卧交替抬腿　呈俯卧位，去枕，下肢伸直后向上抬起，臀部固定，髋关节后伸，抬起时间持续 3~5 秒，每组 10~20 次，每日 2 次。此动作在锻炼臀大肌的同时可以锻炼股后肌群，动作要缓慢，注意在做动作时不要抬高臀部。

在出现以下情况时，应暂停上述自我锻炼：①疼痛剧烈，处于腰椎间盘突出症急性期的患者或有急性腰扭伤病史的患者；②腰椎不稳、腰椎管狭窄的患者；③在锻炼过程中及锻炼后出现疼痛不适加剧者。

（刘长信）

22. 如何通过
足部按摩调理身体

作为调节机体脏腑经络功能的一种治疗方法，按摩足底反射区可对全身多个系统的疾病进行治疗，如消化系统、神经系统等，且对于特定疾病效果显著，如高血压、高血糖、高血脂、月经不调、绝经综合征以及慢性疲劳综合征。

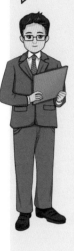

关键词

自我按摩 足底 足踝

许多人为了时尚、美观，喜欢在秋冬季节将脚踝裸露在外，其实这样对人体的危害较大。中医认为，足踝部是人体肝、脾、肾三条阴经和胆、胃、膀胱三条阳经汇聚之处。寒冷的天气裸露脚踝，容易使相关经脉受外邪侵袭，轻者脾胃受寒，出现食欲缺乏、腹痛、腹泻等症状；重者肝、肾两经受损，引发各种疾病，尤其是对于女性容易导致痛经、月经不调等。脚是人体的精气之源，有各脏器的反射区，被称为人体的"第二心脏"，脚踝则是重要的交通枢纽。可以在每晚泡脚后运用手法进行足底按摩，有拳击脚底、掌根推脚底、搓揉脚趾、点按涌泉穴等方法。

拳击脚底　可以缓解疲劳，促进脚底血液循环。单脚操作 100 次。

掌根推脚底　用掌根自脚后跟起，给予脚底一定压力的同时擦向脚趾方向，单脚操作 100 次。

搓揉脚趾　示指、中指置于脚趾两侧，以各脚趾长轴做捻搓动作，每个脚趾搓揉 2~3 分钟。

点按涌泉穴　将中指屈曲，用中指的第 1 指间关节进行点按，以局部有酸胀感为度。

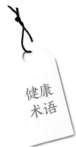

涌泉穴

归属肾经，是肾经的第一个穴位。肾为先天之本，又与诸脏腑关系密切，故刺激涌泉穴既可调整肾经经气，又可激发全身正气，有扶正祛邪，补虚泻实，平衡阴阳之功。

（刘长信）

二

砭石、药浴

23. 为什么**砭石**能治病

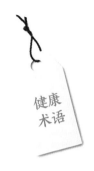

砭石在古代也被称为箴石，在《说文解字》中记载，"砭以石刺病也"。以砭石作为医疗工具，在古代称为砭术，是中医古代治疗疾病的六大方法之一。

砭石疗法是中华民族几千年来在与疾病斗争过程中积累起来的宝贵经验，是中医保健、中医养生、中医理疗学的重大发明。它具有一套以脏腑经络学说为中心的完整理论，强调整体，重视内因；采用无创性的温和刺激扶正祛邪，调动机体本身的防御能力，调和阴阳、气血、脏腑功能，使失衡的内部稳定，从而恢复身心健康。

砭石

砭石是古代的医疗工具，是用光滑的小石子、小石块磨制而成，有锥形、针形、刀形，有的用来切割排毒，有的用来刺血泻热，还有的用来叩击皮肤，不同形状的砭石具有不同的功效。

人在正常生理状况下，机体处于气血畅通、脏腑协调、阴阳平衡的状态。在患病的情况下，则气血不畅、经络壅滞、脏腑失调、阴阳失衡。砭石疗法通过操作砭具（现多行刮痧疗法）发挥砭石的作用，具体功效有活血祛瘀、调整阴阳、舒筋通络、排出毒素、行气活血等。

砭石疗法在操作过程中的注意事项如下。

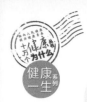

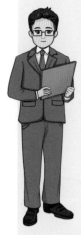

1. 有出血倾向的疾病，如血小板减少症、白血病、过敏性紫癜症等不宜用泻刮手法，宜用补刮法或平刮法。出血倾向严重者暂不应用此法。

2. 新发生的骨折部位不宜触碰，须待骨折愈合后方可在患部进行砭石治疗。外科手术瘢痕处亦应在两个月以后进行局部刮痧。

3. 原因不明的肿块及恶性肿瘤部位禁刮，可在肿瘤周围进行补刮。

4. 女性在月经期慎刮下腹部，妊娠期禁刮下腹部。

5. 皮肤有化脓性炎症、渗液、溃烂，以及急性炎症红、肿、热、痛（如湿疹、疱疹、疔、疖、痈、疮），不可在皮损处或炎症局部直接刮拭，可在皮损周围刮拭。

（方　泓）

24. 为什么用**砭石梳头**可治头痛

人体的头部分布着 6 条经络，使用砭石制成的砭梳梳头，可借助砭石独有的功效，疏通经络，发挥正向作用，改善颅脑缺氧状态，促进血液循环，对治疗头痛、头晕、高血压、失眠多梦、神经衰弱有较好的疗效。

使用砭石对足底反射区出现的敏感点或压痛点进行点按刺激，可以和气血、理脏腑；刺激足部穴位，可以滋阴降火、调和阴阳。砭石反复摩擦皮肤可以疏通经络，改善微循环，进而调整脏腑功能，有助于头痛、失眠等疾病的治疗。

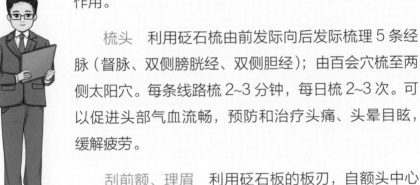

使用砭石进行治疗操作可弥补手法力度不足的缺陷，并兼针刺与按摩推拿之长，更具砭石特殊的治疗作用。

梳头　利用砭石梳由前发际向后发际梳理 5 条经脉（督脉、双侧膀胱经、双侧胆经）；由百会穴梳至两侧太阳穴。每条线路梳 2~3 分钟，每日梳 2~3 次。可以促进头部气血流畅，预防和治疗头痛、头晕目眩，缓解疲劳。

刮前额、理眉　利用砭石板的板刃，自额头中心交替向两边轻轻刮动，自眉头向外刮动至眉梢，每个部位刮 2~3 分钟，每日刮 2~3 次。与梳头功效相似，配合操作可增强疗效。

叩刮脚部穴位　利用砭石叩击涌泉穴及脚后跟，并用砭石板在昆仑穴及太溪穴附近进行上下刮动。涌泉穴及脚后跟各叩击 100 次，昆仑穴和太溪穴每次刮 2~3 分钟，每日可操作 2~3 次。上述操作可以促进脚踝部血液循环，疏通经络，缓解疲劳，助睡眠，还可增强机体免疫力。

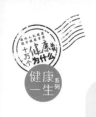

点揉足趾趾腹　用砭石尖端点揉、按拨足部十趾趾腹，每点持续时间 1~2 分钟，以有酸胀感为宜，对调节全身气血有一定帮助。

（方　泓）

25. 如何利用砭石**缓解腰痛**

中医学认为腰痛的发生大多由劳累过度、筋骨失养、外感风寒湿邪，日久气滞血瘀，经络不通所致，应通过促进损伤组织周围的血液循环来减轻疼痛。运用砭石疗法可以使局部毛细血管在外力的刺激下扩张，加速局部血液循环，促进新陈代谢，从而解除痉挛，同时具有消肿散瘀、通络止痛的作用，可以在一定程度上缓解腰痛，减少腰部疼痛的发生频率。

刮腰背部　患者取俯卧位。①刮腰背部正中：用轻刮法从上向下刮拭腰背部正中督脉循行区域，刮拭 10~20 次。身体消瘦、椎体棘突明显者宜用砭石板的边角，由上向下依次点压按揉每一个椎间隙，每个部位点压按揉 3~5 次，以局部有酸胀感为宜。②刮腰背部脊柱两侧：用直线重刮法从上向下刮拭脊柱旁开

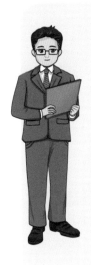

1.5~3寸区域，也可以分别刮拭背部膀胱经的两条侧行线，每侧刮拭20~30次。③刮腰骶部：用直线轻刮法刮拭上髎、次髎、中髎、下髎到会阳，每侧刮拭10~20次。

刮下肢　患者取俯卧位。①刮下肢后侧：用直线刮法刮拭下肢后侧膀胱经循行区域，以膝关节为界分上下两段分别刮拭，先从承扶开始，经过殷门到委中，从委中经过承筋到承山（即下肢后侧正中线），每段刮拭20~30次；委中穴可用点压按揉法，承山穴可用拍法。②刮下肢外侧：用直线刮法，刮拭下肢外侧胆经循行区域，以膝关节为界分上下两段分别刮拭，先从环跳开始，经过风市到膝阳关，然后从阳陵泉刮到悬钟，每一部位刮拭20~30次，环跳可点压按揉。

注意事项　①局部有皮损或疮疤时，不要使用刮法等力度较大的手法；②使用砭具操作前应检查砭具边缘有无破损、裂痕，以免划伤皮肤，不使用不合格的砭具。

（方　泓）

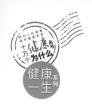
26. 如何利用砭石
调治**上肢偏瘫**

卒中，又称中风，可以引起多部位多形式的功能障碍，上肢偏瘫患者主要表现为上肢运动能力差，屈伸及活动不利，难以完成精细动作。大部分日常生活活动，如吃饭、穿衣、梳洗等离不开上肢的配合，由于生活自理能力以及社会活动能力下降，卒中后有上肢偏瘫后遗症的患者日常生活会受到极大影响。

砭石疗法可以加快血液循环，缓解患侧肌肉痉挛，改善微循环，促进肢体功能恢复，具有操作简单、可重复利用、安全、无痛、患者接受度高等优点。

专家说

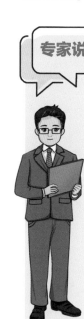

操作方法 选择偏瘫侧上肢肩髃、肩髎、臂臑、曲池、外关、合谷六个穴位，使用砭石持续、柔和、有力地按压，数秒后放松，然后继续点按，以局部有酸胀感为宜。操作时控制手法及施力程度，由轻到重，由浅到深，逐步增加力道，使患者感觉施力处的肌肉产生酸、胀、麻感，或向肌肉区域放射，或有循经感传，即"得气"感。

干预时间与注意事项 每个腧穴按摩3分钟，整个操作可持续约20分钟，每天1次。按摩时注意保暖，力度以患者能够耐受为度。操作过程中随时观察患者的反应，若有不适应及时停止。

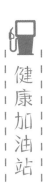

在《黄帝内经》中就有关于砭术的记载，可见砭石疗法在古代中医体系中的重要地位。三国以后，砭石疗法开始沉寂，原因是找不到适合治疗的砭石，只能用铁器替代，致使疗效降低。在诸多学者积极的探索下，直至几十年前泗滨浮石的发现，砭石疗法才开始进入复兴阶段。

（方　泓）

27. 为什么说 "三九药浴补一冬"

民间流传着这样一句谚语"三九药浴补一冬"，冬季寒冷，气候干燥，在三九天进行药浴能加速血液循环、防病治病，对养生很有好处。

专家说

"三九药浴"是药浴的重要组成部分，属中医外治法范畴，可以排寒、排湿。三九天是一年中最冷的阶段，此时阳气敛藏，气血不畅，皮肤干燥，毛孔闭塞，是呼吸系统、消化系统、神经系统疾病的好发期。在三九天药浴能温阳益气，健脾补肾益肺，祛风散寒除湿，调补脏腑经络，起到通经活络、祛病保健的功效。

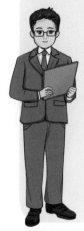

三九药浴可以治疗哪些疾病　慢性气管炎、慢性支气管炎、支气管哮喘；肩周炎、风湿性关节炎、类风湿关节炎、颈腰痛及冻疮；慢性鼻炎、鼻窦炎、咽炎、扁桃体炎；频发感冒、咳喘；虚寒性胃痛、腹痛、慢性腹泻。

此外，体虚怕冷者、"亚健康"人群及慢性病患者亦可采用三九药浴养生保健。

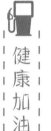

药浴方　通常以平、温、寒性药物为主，遵循辨证论治的原则选药。

疗程　药浴的疗程和使用频率依病情不同而不同。全身性皮肤疾病一般建议浸泡时间达 1 小时以上，且应每隔数日浸洗一次，对于病情较重者可适当延长药浴治疗时间，甚至反复进行，部分疾病可根据病情需要进行 3~4 次药浴。

注意事项　在药浴过程中需要注意以下事项：浴液温度适中，避免烫伤；注意保暖，避免受寒、吹风；饭前、饭后 30 分钟内不宜药浴；高热大汗者，高血压、主动脉瘤、冠心病、心功能不全的患者，有出血倾向者不宜药浴。对于老年人以及患有心脏病、呼吸系统疾病、脑部疾病的人，不宜单独药浴，应有家属在旁帮助，药浴时间不宜过长。

（方　泓）

28. 为什么说**泡温泉**能治病

温泉养生历史悠久，在中医理论看来，泡温泉能够调和五脏、梳理气血、美肤养肌、疏通经络。

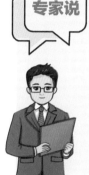

专家说

阴阳、五行是中医理论的核心，中医以五行相生相克关系来说明人体各系统的生理病理关系。依据五行的类象，温泉在五行上总体属水和火，主要调节心和肾，使人体处于平衡状态，故具有较好的养生作用。

不同温度、种类的温泉有其适合治疗的疾病。以最常见的单纯泉（淡泉）为例，40~42℃时对一些慢性风湿性疾病、神经系统疾病等有缓解作用；34~36℃时则对神经症、自主神经紊乱、症状较轻的精神类疾病具有良好的调治效果。

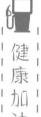

健康加油站

如何科学地泡温泉

一般应注意泡浴的顺序（先温后热）、温度的选择（以 38~40℃ 为佳）、沐浴的时间（每次 15~20 分钟），要及时补充水分，可根据实际情况配饮凉茶或药膳，同时必须遵照中医"三因制宜"的原则（因时、因地、

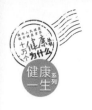

因人而异）泡温泉。

因时　需要有一定的时间积累，如果存在基础疾病，就需要泡更多的时间才能感受到调治效果。泡温泉还应顺应大自然春生、夏长、秋收、冬藏的规律。

因地　根据地理环境、地质因素及温泉中所含矿物质、微量元素的不同，结合自身健康状况选择温泉。

因人　根据不同的体质、年龄、性别、健康状况以及疾病康复的实际需要选择温泉。

注意事项　若存在以下情况则不适合泡温泉。

（1）患有急性发热性疾病、急性传染病、急性感染性疾病、慢性疾病恶化期。

（2）恶性贫血、白血病等病情加重阶段。

（3）患有出血性疾病及具有出血倾向。

（4）代偿不全的心脏病、伴有血管硬化的高血压、动脉硬化症。

（5）严重且控制不佳的精神疾病。

（6）性传播疾病（如梅毒、淋病）。

（7）酒醉、空腹（饭前 30 分钟）及饱食后（60 分钟内）。

（8）女性月经期前后、孕早期和孕晚期。

（方　泓）

29. **中药泡脚**有哪些好处

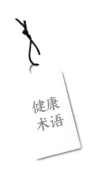

中药泡脚，又称中药足浴，是通过温度和药物作用于局部皮肤、肌肉、关节，改善血液循环，并且通过皮肤对药物的吸收，针对局部及全身疾病进行调理和治疗。中药泡脚能够调和气血，调整脏腑功能，达到预防保健的目的。

健康术语

足浴

是通过水的温热作用，借助药物蒸汽和药液熏洗足部，具有疏通腠理、透达筋骨、理气和血的作用，从而达到改善睡眠、消除疲劳、增强人体抵抗力等一系列保健功效。

专家说

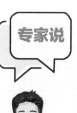

足部被称为人体的"第二心脏"，与人体的五脏六腑关系密切。所谓"中药泡脚"，是将适宜的中药配方熬成药液用来泡脚，中药的有效成分在热力的作用下渗入皮肤，被足部毛细血管吸收，进入人体血液循环，从而达到改善体质、调理身体、治疗疾病的目的。目前有研究表明，中药泡脚可以用于治疗感冒、失眠、痛经、足癣、足跟痛等多种疾病。中药泡脚一般每日一次，每次持续30~40分钟。

治疗感冒　藿香、紫苏、生姜各30克，煮水泡脚。

改善失眠　党参30克、茯苓20克、黄芪30克、远志30克、炙甘草10克、白术30克、当归30克、酸枣仁30克、夜交藤30克，煮水泡脚。

改善痛经　肉桂、丁香、乌药、当归、川芎各15克，干姜、小茴香、吴茱萸各6克，煮水泡脚。

治疗足癣　苦参、黄柏、蛇床子、地肤子、百部、雄黄各30克，煮水泡脚。

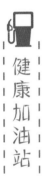

中药泡脚的注意事项

1. 孕期及月经期女性不宜进行中药泡脚。

2. 患有严重出血性疾病，或24小时内局部受伤的患者不宜进行中药泡脚。

3. 恶性肿瘤、肾衰竭、心力衰竭、败血症等危重症患者不宜进行中药泡脚。

4. 急性传染病、外科急症或中毒的患者不宜进行中药泡脚。

5. 处于大怒、大喜、大悲情绪之中的人不宜进行中药泡脚。

6. 身体过度疲劳，精神紧张，或有精神疾患的人不宜进行中药泡脚。

7. 饭前、饭后 30 分钟以内，过饥、过饱，以及醉酒后不宜进行中药泡脚。

8. 足部有开放性软组织损伤、严重感染，以及患有中重度静脉曲张者不宜进行中药泡脚。

（方　泓）

中药泡脚有哪些注意事项

30. 如何进行
中药熏蒸

中药熏蒸疗法是指在中药煎煮后用其热力熏蒸患处，使药物通过皮肤表层吸收，属于中医外治疗法。《黄帝内经》有"其有邪者，渍形以为汗，除其邪则乱气不生"的记载，这里的"渍形"就是熏蒸。

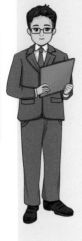

专家说

中药熏蒸疗法以调治慢性疾病为主，包括骨关节炎、肩周炎、颈椎病、落枕和类风湿等；痛经、月经不调等；失眠、头痛、耳鸣等；神经性皮炎、银屑病、荨麻疹、皮肤瘙痒；感冒、咳嗽。中药熏蒸疗法的疗程较长，一般每日 1 次，每次 20~30 分钟，10 天为 1 个疗程，通常需要 3 个疗程。

作用机制

根据中医辨证施治原则，针对不同疾病、同一种疾病的不同分型进行辨证论治，配伍不同的中药。熏蒸时药液蒸汽的药力和热力渗透进皮肤腠理，影响经络、血脉，以达到解表祛邪、调和营卫、化瘀止痛、除湿消肿、平衡阴阳等目的。

操作方法和流程

全身熏蒸法 按病证配制处方，煎煮后将药液倒入较大的容器，容器上放置一木板，让患者赤身坐其上，外罩塑料薄膜或布单，露出头面，进行熏蒸治疗。

局部熏蒸法 将中药加热煮沸，倒入容器中，使药液占容器容积的 1/2 以上。让患者将患部置于容器上方，与药液保持一定距离进行熏蒸，以感觉皮肤温热舒适为宜。根据熏蒸部位的不同可分为头面熏蒸法、手足熏蒸法、眼部熏蒸法、坐浴熏蒸法。

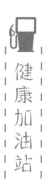

中药熏蒸的注意事项

以下人群应避免进行中药熏蒸：①孕妇及月经期女性；②严重出血者；③心脏病、高血压等严重慢性疾病患者；④结核患者；⑤心力衰竭、肾衰竭患者；⑥动脉瘤患者；⑦温热感觉障碍者。

在中药熏蒸过程中应注意观察患者有无恶心、呕吐、胸闷、气促、心跳加快等不适。严防汗出虚脱或头晕，若有不适应立即停止熏蒸。小儿及年老体弱者熏蒸时间不宜过长，温度不宜过高。施行中药熏蒸疗法的过程中应注意防止烫伤，各种用具须牢固稳妥，应当确保热源的安全。中药熏蒸过程中和结束后应注意休息并补充水分。

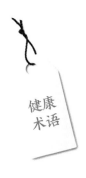

中药熏蒸

中药熏蒸属于中医外治法。广义的中药熏蒸，包括烟熏蒸、蒸汽熏蒸和药物熏蒸三种；狭义的中药熏蒸即药物熏蒸，指在中药煎煮时趁热利用药气进行熏疗，或兼有洗浴。中药熏蒸又可分为熏法和蒸法，熏法是利用药物的气味作用于人体达到治疗目的；蒸法是利用具有一定温度的药物蒸汽作用于人体达到治病目的。

（方　泓）

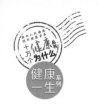

31. 为什么说**泡脚**可以**调节血糖**

泡脚 糖尿病 血糖

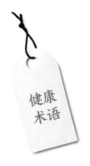

健康术语

消渴

泛指以多饮、多食、多尿、形体消瘦，或尿有甜味为特征的疾病。《黄帝内经》中称为"消瘅"。口渴引饮为上消，善食易饥为中消，饮一溲一为下消，统称为"三消"。消渴相当于现代医学中的糖尿病、尿崩症。

糖尿病是由多种病因引起的以血糖升高为基本特征的内分泌代谢病，需要进行涵盖饮食控制、运动、药物治疗、血糖监测和健康教育的综合性治疗。糖尿病归属于中医"消渴"范畴，中医外治法在糖尿病及其慢性并发症的防治中具有积极作用。泡脚，即足浴，对于糖尿病患者而言是一种很好的养生保健方法。

专家说

糖尿病患者可以泡脚吗 泡脚可促进末梢血液循环，有助于预防足部神经病变和微血管病变，延缓糖尿病周围神经病变等并发症的发生和进展。泡脚还能缓解头部症状，如头痛，提高睡眠质量，睡眠好则有利于控制血糖。因此，如果患者血糖水平控制良好、没有严重的下肢血管与神经病变，则可以通过泡脚来调节血糖、控制并发症。

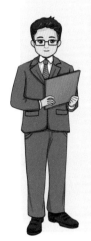

糖尿病患者应该如何泡脚　器具可以选用木桶，泡脚的最佳水位在脚踝上三指左右，可以用单纯的温热水，也可加入盐、生姜、花椒、白酒等介质，还可用中药煎汁泡脚。泡脚后可配合足底按摩（涌泉、然谷和太溪是三个常用的足部保健按摩穴位）。

中药足浴方泡脚可以 10 次为 1 个疗程，总计 5 个疗程。如果只以温热水或加简单泡脚，可以每天进行。

健康加油站

泡脚的注意事项

1. 吃饱后 30 分钟内以及空腹时不宜泡脚。建议 15：00－19：00 泡脚，不宜晚于 22：00，每次以 15~20 分钟为宜。

2. 泡脚水的温度不能过高，泡脚前应测量水温，以 38~40℃为宜。如水温过高，会烫伤足部皮肤。

3. 泡脚前要仔细检查足部皮肤，一旦发现足部皮肤变暗、红肿、干裂、破溃等，则不适合泡脚，应立即就医。

4. 泡脚后做好足部护理，泡脚后用柔软的毛巾擦干足部，皮肤干燥者可涂润肤乳。建议在泡脚后趾甲较软时修剪趾甲，要平剪，不宜剪得太短，防止足部破损感染。

（方　泓）

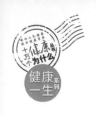

32. **腿浴**能治疗
膝关节疼痛吗

腿浴疗法全称腿式药浴疗法，是一种根据中医辨证论治、辨证配方的理论，通过浸泡小腿来治疗不同疾病的方法。腿浴经皮给药，药效成分以一定的速率通过皮肤经毛细血管吸收进入体循环，从而对全身疾病产生调理作用。

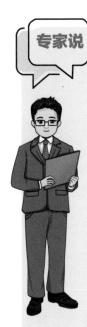

专家说

腿浴的适应证非常广泛，可以像某些内服中药一样治疗全身疾病，也可以治疗局部疾病，如皮肤病、骨关节及软组织不适。局部给药，病灶局部（特别是肢体末端）药物浓度较口服给药更高。腿浴时药液可浸及膝关节皮肤，皮肤吸收药物后有效成分可快速到达膝关节内发挥作用，适用于膝关节及以下部位的疼痛、肿胀、瘀血、麻木、无力、痉挛等症。

针对膝关节疼痛的腿浴

药浴处方　鸡血藤20克，川芎20克，木瓜15克，独活15克，川续断15克，川椒20克，络石藤20克，路路通15克，海桐皮10克，豨莶草15克，伸筋草20克，刘寄奴10克，山茱萸10克，秦艽10克。

用药以活血化瘀、疏经通络为主，祛风除湿为辅，病久则加用益气温阳、强筋壮骨的药物。方中川芎、鸡血藤、络石藤、伸筋草、路路通活血通络，海桐皮、秦艽、豨莶草祛风除湿，木瓜、川续断、独活为下肢引经药。长期劳累久病必虚，配伍山茱萸温阳散寒。

　　使用方法　上药水煎去渣取液 1 000 毫升，分为 2 份，每份再加清水 3 升，倒入长度没过膝盖的药浴袋或大塑料袋中，浸泡双下肢，每次 30 分钟左右，1 天 1 次，1 份药液可用 3 天（天气炎热时药液应妥善保存，每次使用前应煮沸）。每次药浴时宜在药液中加入少量酒（10 毫升左右）及醋（50 毫升左右）。

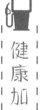

健康加油站

腿浴的注意事项

　　1. 水温不应超过 42℃，过热容易烫伤，温度过低则会影响疗效。

　　2. 腿浴过程中如果浸泡部位有瘙痒等过敏现象应立即停止，必要时去医院就诊。

　　3. 应待药液温度降至常温后将其放入冰箱（冬季可置于室外环境）低温保存，以防药液变质。

　　4. 药浴后注意保暖。

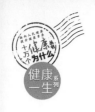

5. 如疾病处于急性期，患者应适当休息，避免过度负重；如疾病处于慢性期，患者应配合功能锻炼，循序渐进，以逐渐恢复关节功能。

（方　泓）

膏膜、贴敷

33. 为什么**穴位贴敷**
能防治疾病

穴位贴敷以中医经络学说为理论依据，中医认为十二经脉内属脏腑、外络肢节，而穴位则是人体脏腑经络气血输注于体表的部位，与脏腑密切相关。将中药贴敷于体表相应的穴位上，药物通过经络传导作用于脏腑，可以达到防治疾病的目的。

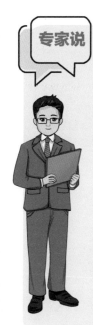

专家说

通过外治给药的方式，将中药贴敷于体表相应穴位上，局部血管会扩张，加速药物在局部的透皮吸收，使药物透过皮毛腠理进入机体，发挥药效。正如清朝吴尚先所说"皮毛隔而毛窍通，不见脏腑恰直达脏腑"。

目前大家都开始逐渐明白"治未病"的重要性，它需要人们改变不健康的生活方式，做好生活起居、饮食、运动、情绪等方面的管理，另外还可以借助穴位贴敷进行调理以改善健康状况，如可根据季节选择"三伏贴""三九贴"等。

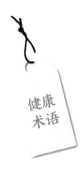

治未病

源自《黄帝内经》，主要强调三个层次，即未病先防、既病防变和病愈防复。

未病先防

根据中医"天人合一"的整体观，人们应该顺应自然规律的变化，调和阴阳，预防疾病的发生。

既病防变

对于已经发生的疾病，应该早诊断、早治疗，采取适当的干预措施，及时控制疾病的进展。

病愈防复

疾病痊愈后需要注意调养，预防疾病复发。

（郭海玲）

34. 为什么"三伏贴""三九贴"的效果好

穴位贴敷是中医常用的外治疗法，根据不同的季节与节气，在特定的时间段内进行穴位贴敷可以起到更好的治疗效果。"冬病夏治，夏病冬防"的说法想必大家都不陌生，在炎热的夏季，三伏天是最热的时段，而在寒冷的冬季，三九天则是最冷的时段，在这两个时间段内进行穴位贴敷，可以帮助人们更好地调理身体，防治疾病。

专家说

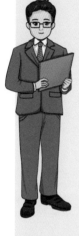

《黄帝内经》提倡"天人相应",认为人与自然是和谐统一的整体,相互联系,又相互影响。穴位贴敷选在三伏天和三九天,与自然界阳气升发规律相适应,是人顺应自然而生存的体现。

"三伏"自二十四节气夏至后第三个庚日起,分为上伏、中伏和末伏,是一年中气温最高的时段。此时自然界中阳气最盛,将一些性温或性热的药物贴敷在相应的穴位上,激发、温补人体阳气,温阳散寒,可以治疗冬季因阴寒过剩或阳气不足遗留的虚寒性疾病,也能对冬季易发病起到预防作用,如胃寒、感冒、慢性支气管炎等。

"三九"为二十四节气冬至后第三个九天,在节令上为大寒,是一年中最冷的时段,此时自然界中阴气最盛,通过一些助阳的药物贴敷于人体相应穴位,能调动人体阳气对抗寒邪,防治疾病。

（郭海玲）

35. 穴位贴敷
治疗消化系统疾病期间
有哪些饮食宜忌

穴位贴敷作为一种中医外治疗法，已经被广泛应用于疾病的辅助治疗。它通过将中草药制剂贴敷于皮肤、孔窍、腧穴及病变局部以治疗疾病。当前，穴位贴敷作为一种安全、疗效确切的治疗方法，受到越来越多人的重视和认可。在治疗消化系统疾病时，需要留意饮食宜忌，因为饮食不当会影响穴位贴敷的效果，甚至会给身体带来不良影响。

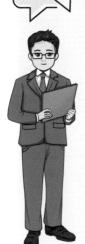

专家说

饮食是机体维持生命活动的基础，古语有云："三分治七分养"，中医认为，饮食对于人体的气血、阴阳等有着重要影响，饮食不当，容易影响人体的气血、精气和体液等，从而影响穴位贴敷的效果。那么，在穴位贴敷期间有哪些饮食宜忌呢？

食物口味宜清淡 穴位贴敷后，身体的相关穴位会处于敏感状态，如果饮食过于油腻，或进食刺激性强的食物，容易导致气滞血瘀或阴虚火旺等病理变化，从而干扰穴位贴敷的调理作用。因此，饮食宜以清淡为主，避免油腻、辛辣食物及烟酒，以免产生不良反应。

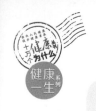

避免饮食不当　饮食摄入过多或不当，容易引起气滞血瘀、湿热蕴结等病理变化。在穴位贴敷期间，脾胃虚弱者应避免进食生冷食物，肝胆湿热者应避免进食辛辣刺激性食物，以免影响调理效果。

健康加油站

在食物的腐熟、受纳、消化、吸收和营养分布过程中，脾胃起到至关重要的作用。脾和胃在五行中属土，居中焦，互为表里，胃受纳、腐熟食物，脾运化水谷精微、摄取营养物质、化生气血津液，维持生命活动。脾胃为后天之本，与各脏腑互促互助，相互补养。

中医认为的脾胃不单是指西医解剖学的脾和胃两个器官，而是包括大小肠、肝、胆、胰及消化系统、内分泌系统的功能。中医认为，脾胃一旦出了问题，不仅会影响食欲、睡眠、情绪，还会连累其他脏腑，使得其他脏腑亏耗，致疾病反复，迁延不愈。

（郭海玲）

36. **穴位贴敷**能治疗**过敏性鼻炎**吗

受环境、气候、体质等多方面因素影响，过敏性鼻炎的患病率呈逐年上升趋势。春季，有些人到了户外便会出现打喷嚏、流清涕、鼻塞、眼痒等不适症状。过敏性鼻炎虽不危及生命，但难以治愈且易复发，严重影响患者的日常生活。

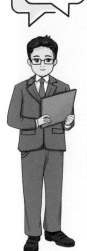

中医治疗过敏性鼻炎历史悠久，且疗法多样。其中，穴位贴敷是较为常用的疗法，将中药外用贴敷在机体的腧穴上，药物可透皮吸收，刺激经络腧穴，从而缓解过敏性鼻炎的症状。这种治疗方法具有简单易行、疗效稳定、无不良反应等特点。

过敏性鼻炎属中医"鼻鼽"范畴，"鼽"始见于西周《礼记》："季秋行夏令，则其国大水，冬藏殃败，民多鼽嚏"。本病多由内外因合而致病，内因为本，主要指正气受损，是发病的基础；外因为标，是指外邪侵袭，正气难以抵御，引起鼻窍受邪以致病。

穴位贴敷经皮给药，药物作用较为稳定、持久，同时药物刺激局部经络穴位能激发全身经气，提高治疗效果。需要注意的是，穴位贴敷并不适用于所有过敏性鼻炎患者。对于那些无法规避过敏原的患者，穴位贴敷的疗效可能十分有限。此外，对于慢

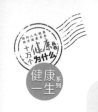

性鼻窦炎、鼻息肉等所致的鼻塞、分泌物增多等症状，穴位贴敷并不适合。

健
康
加
油
站

隋代巢元方在《诸病源候论》中"鼻病诸候"中指出："夫津液涕唾，得热即干燥，得冷则流溢，不能自收。肺气通于鼻，其脏有冷，冷随气入乘于鼻，故使津涕不能自收"。可见，过敏性鼻炎病位在肺。肺为娇藏，位于上焦，又称华盖，主气、司呼吸，主宣发和肃降，主通调水道，开窍于鼻。穴位贴敷治疗过敏性鼻炎，强调整体观念，辨证论治，因人、因地、因时施治，不能一蹴而就，应长期坚持。

（郭海玲）

37. 为什么说**中药膏摩**适用于内外科病症

中医外治疗法是一种在中医理论的指导下，利用药物、手法、器械在体表皮肤或其他部位进行治疗的方法。常见的中医外治疗法包括外用药物，推拿、针灸，刮痧、拔罐等与经络、腧穴相关的治疗方法，还包括以人为整体治疗对象的导引术、音乐疗法等。

中药膏摩疗法是将中医外治疗法中的药物与推拿结合在一起，使两者的作用相互叠加。操作时分为"膏"和"摩"两部分，将适宜的中药制成药膏，涂抹在治疗部位的表面，再运用推拿按摩手法进行治疗。

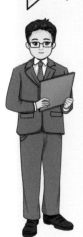

中药膏摩疗法既有中药外涂后的药物作用，又有按摩疗法疏通经脉、调和气血的作用，药物和手法相得益彰，起到疏通经络，促进气血运行，调整脏腑功能、治疗疾病和调节人体免疫力的作用。中药膏摩被广泛应用于临床，效果明显，是一种行之有效的预防和治疗疾病的手段，主要作用如下。

内科病症　卒中、面瘫、习惯性便秘、腹胀等的预防和治疗。

骨伤病症　膝骨性关节炎、陈旧性踝关节扭伤、急性腰扭伤、肩背肌筋膜炎、尺骨鹰嘴滑囊炎、强直性脊柱炎等的预防和治疗。

儿科病症　咳喘、厌食、伤食泄、感冒等的预防和治疗。

美容　一方面使药物直接作用于肌肤，另一方面通过推拿按摩疏通经络，促进气血运行以达到美容养颜的目的。

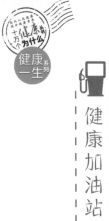

中药膏摩疗法始见于《金匮要略·脏腑经络先后病脉证并治》："若人能养慎，不令邪风干忤经络，适中经络，未流传脏腑，即医治之。四肢才觉重滞，即导引、吐纳、针灸、膏摩，勿令九窍闭塞。"此项操作可以徒手进行，也可以配合砭石完成，同时结合多种操作手法，如点、按、揉、震等，达到更佳的治疗效果。

（郭海玲）

38. 中药膏摩
如何**治疗便秘**

随着人们生活方式的改变，便秘已成为一个较为普遍的健康问题，虽有许多有效的药物，但是可能存在一定的不良反应。相比之下，中药膏摩具有安全方便等特点，通过局部外用中药膏剂，配合按摩促进局部血液循环，调整脏腑功能，刺激肠壁蠕动以达到缓解和治疗便秘的目的。

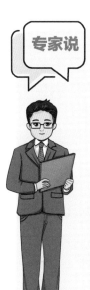
中药膏摩中的膏剂方药应基于辨证论治，根据每个人的身体情况进行选择，由专人配比、制作。摩，是一种按摩疗法，亦应辨证采用，使内脏元气汇聚，气血运行通畅，进而达到"内气强壮"的目的。

根据中医理论，人体内的气血流通受到各种因素的影响，中药膏摩通过刺激关键穴位，促进气血运行，调节肠胃功能，达到缓解便秘的目的。例如，刺激天枢穴、气海穴，能够调节体内的气血循环和内分泌系统，缓解脾胃转运不畅、寒湿凝滞等导致的便秘。

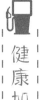
健康加油站

缓解便秘，中药膏摩的操作部位多为腹部，可选取神阙、中脘、气海、关元、双侧天枢等穴位，通过一整套和缓有力的推摩手法进行刺激。中药膏摩调理身体期间，需要注意饮食搭配，进行适当运动，放松心情，保证充足的睡眠，以促进身体功能的恢复，达到阴阳平衡。

中药膏摩可以缓解便秘，但无法将其治愈。对于长期便秘的患者，在进行中药膏摩治疗的同时应积极去医院就诊，明确病因，并采取综合性治疗措施，以达到根治的效果。

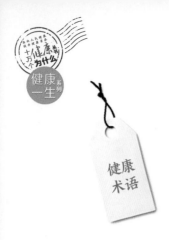

气海

在下腹部，前正中线上，当脐中下 1.5 寸。

中脘

在上腹部，前正中线上，当脐中上 4 寸。

神阙

在腹中部，脐中央，即肚脐处。

天枢

在腹中部，脐中旁开 2 寸。

关元

在下腹部，前正中线上，当脐中下 3 寸。

（郭海玲）

39. 为什么**经期**不能进行**中药膏摩**

　　随着生活节奏的加快，受很多因素的影响，部分女性存在月经不调、痛经等问题。在妇科疾病治疗中，中药膏摩疗法被广泛用于疏通经络、除湿散寒，活血化瘀。一些女性通过中药膏摩调理身体，并取得了较好的治疗效果，但是女性在经期不宜进行中药膏摩，尤其不能配合使用砭石。

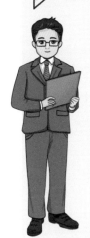

关于经期不宜进行中药膏摩的原因，主要包括以下几个方面。

刺激经量 中药膏摩本身可以推动血液运行，刺激经络循行，配合砭石则效果更显著，如此容易导致血聚胞宫，使得月经量过多，造成虚弱，甚至月经紊乱。

容易受凉 中药膏摩过程中要充分暴露中下腹部，经期女性的免疫功能有所下降，寒凉易侵袭机体，出现打喷嚏、流涕等不适症状，不利于健康。

诱发感染 受激素影响，经期女性的皮肤较为敏感，在中药膏摩过程中可能损伤皮肤或诱发局部皮肤过敏，甚至导致皮肤屏障受损，进而引发感染。

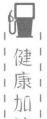

健康加油站

女性的经期调养建议

1. 根据气候和环境变化适当增减衣物，不要过冷过凉，以免外邪侵袭，损伤血气，引起月经疾病。

2. 注意饮食，应定时定量，不宜暴饮暴食或者进食肥甘油腻、生冷寒凉之品，以防损伤脾胃而至生化不足，聚湿生痰或凉血引起月经不调。

3. 保持心情舒畅，避免忧思郁怒，以免损伤肝脾，引起月经疾病。

4. 适当运动，但不宜过度劳累。

（郭海玲）

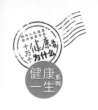

40. 中药膏摩可以减脂吗

中药膏摩 减肥 减脂

肥胖已成为人们普遍需要面对的健康问题，减肥也成为当今的热门话题。对于减肥，中药膏摩疗法因其针对性强、无不良反应且操作简便而备受关注。中药膏摩是通过科学的中药配伍，将药物涂于特定穴位皮肤表面并配合擦拭或按揉，促进中药成分通过经络渗入人体，达到减脂瘦身的目的。

专家说

中医认为，肥胖是由于气滞血瘀、湿浊阻滞等因素导致体内水液代谢失常而形成的一种不健康的状态。减肥不仅要控制饮食，增加运动，还要调理内在的气机和水液代谢。利用中药膏摩来减肥的原理如下。

疏通经络　通过对特定的穴位进行按摩，可以畅通气血，消除淤滞，达到疏通经络的目的。

祛湿化瘀　常采用温热性中草药，通过温热作用促进人体新陈代谢，排出体内多余的水分，消除湿气，使瘀血得以散去，从而达到祛湿化瘀的目的。

活血化瘀　通过按摩加速血液循环，从而激发身体的代谢潜能和细胞修复能力，活血化瘀，降低脂肪的沉积，进而达到减肥的目的。

调节内分泌　对特定穴位的按摩刺激可调节人体的内分泌系统，从而减轻体重。

中药膏摩减肥的注意事项

1. 选择正规医院或医疗机构进行治疗，并由有资质、有经验的医护人员或技师操作。

2. 根据自己的体质情况遵医嘱选择合适的中药方剂，中药膏摩的部位应根据减肥目标辨证选定。

3. 中药膏摩后如有皮肤过敏或其他不良反应，应及时停止使用并咨询医生。

4. 中药膏摩不能单独作为减肥的手段，还要配合适当的运动和饮食调理。

（郭海玲）

41. 为什么**中药膏摩**配合**砭石**效果更佳

中药膏摩利用中药制成膏剂涂抹在体表的特定部位或穴位，配合按摩、推拿等手法，使药物渗入皮肤，达到治疗和保健的目的。在进行中药膏摩时，可以使用砭石增加效果。

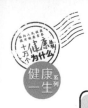

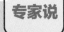

关键词

中药膏摩 砭石

健康加油站

中药膏摩配合砭石可以促进血液循环和新陈代谢，调节免疫功能。在中药膏摩的同时使用砭石对经络上的穴位进行点按、刮拭、揉捻、敲击等操作，根据不同部位和情况选择适当的力度、方向和频率，可以达到补泻调理的效果。因此，中药膏摩配合砭石效果更佳。

应根据身体不同部位选择不同形态和大小的砭具。在操作时应注意力度、速度、方向、频率和时间等。操作过程中应注意以患者舒适为宜，观察皮肤反应，如出现不适应及时处理。操作结束后应擦去皮肤上残留的中药膏剂和污物，并用温水清洗。如需要保留膏剂治疗，可以使用保鲜膜对该部位进行包裹，时间为 1~2 个小时。如果皮肤有不适感，可用护肤油缓解。中药膏摩时还要注意保暖防寒，避免着凉。

（郭海玲）

四

刮痧、拔罐

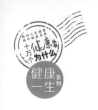

42. 为什么说
"刮痧拔罐，病好一半"

"刮痧拔罐，病好一半"这句话的意思是指这两种中医外治技术祛病强体的效果确切。刮痧和拔罐是较为常见的家庭保健技术，因易于操作，效果明显，自古就被老百姓广为应用。正确应用刮痧、拔罐，一些病不仅能好一半，甚至能治愈。刮痧通常用来治疗感冒、中暑、消化不良、腹胀、腹泻等外感或实证疾病；拔罐多适用于以风寒、虚寒表象为主的疾病。

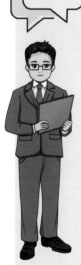

刮痧古称"砭法"，在古代中医治疗六大技法（砭、针、灸、药、按跷、导引）中，砭为第一法，可见其地位之重要，应用之频繁。拔罐古称"角法"，与刮痧作用机制相似，有相辅相成的功效。

刮痧利用边缘光滑的器具，如特制刮痧板、瓷碗边缘、塑料板、小汤匙、硬币等，蘸以油性介质，在体表需要治疗的部位单方向反复刮拭，以皮肤发红甚至出痧为度。拔罐是利用负压罐吸拔需要治疗的部位，一段时间后取下，以局部皮肤紫红为度。

两者治疗后皮肤表面会出现痧和斑，是经络受邪闭塞瘀阻的病理状态。刮痧是向皮肤内施以正压，而拔罐则是向皮肤外施以正压，都可以疏通经络，清热解毒，祛风散寒，行气化瘀，消肿止痛，调节阴阳。

中医认为，"痧"是一种病邪产物，"出痧"意味着"给邪以出路"，从而改善气血平衡。拔罐后的"罐印"与痧类似，同样可以"给邪以出路"。

刮痧与拔罐的不同

刮痧偏于清热，拔罐偏于祛湿。因此，有着"上火刮痧、着凉拔罐"之说。

刮痧有清热解毒、活血化瘀、舒筋通络的作用，若以水牛角刮痧，水牛角清热凉血、解毒，能增强刮痧的清热作用。

拔罐时罐体吸附于腠理使汗孔舒展，同时施术于背部各经络所行之处，能激发脏腑经络阳气，调节内部气血，使内外湿邪从汗孔排出。

（刘长信）

43. 家庭刮痧
有哪些注意事项

刮痧疗法具有操作简单、疗效突出的特点，是日常家庭保健的重要手段。家庭刮痧同样需要注意适应证、禁忌证和操作中的风险问题。

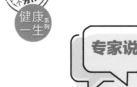

关键词

刮痧 禁忌证

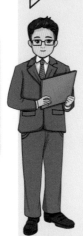

专家说

刮痧的禁忌证

刮痧的适应证非常广泛，涉及内、外、妇、儿多科的疾病，目前认为刮痧具有疏通经络、活血化瘀的作用，与中医血瘀证相关的多数疾病可以运用刮痧调治。需要注意的是，下述情况不宜采用刮痧疗法。

1. 皮损及接触性皮肤传染病，如疖肿、破溃、斑疹及不明原因的包块，禁止刮痧。

2. 眼睛、口唇、舌体、耳孔等官窍，乳头、肚脐、前后二阴等特殊部位禁止刮痧。

3. 对于严重疾病，如心脑血管疾病、肝肾功能不全、急性扭伤、血液系统疾病（如严重贫血、白血病、再生障碍性贫血和血小板减少症）患者禁止刮痧。

4. 过度饥饿、过度疲劳、醉酒、大气大怒的情况禁止刮痧。

5. 大病初愈、年老体弱者禁止刮痧。

6. 月经期及妊娠期女性的下腹部及腰骶部禁止刮痧。

刮痧的操作技术

1. 操作前应选择避风处，尤其避开家里的对流风，以免感受风寒外邪而加重病情或引发感冒。刮痧用具边缘要钝滑，避免划伤皮肤。

2. 刮痧时一定要使用刮痧油或其他润滑剂，以免刮伤皮肤。

3. 操作时宜取单一方向，用力均匀，手法不可忽轻忽重。

4. 刮痧后宜清淡饮食，忌食生冷油腻之品。第 1 次刮痧后 3~5 天，待痧退后再进行第 2 次刮痧。刮痧后 3~4 小时内不宜洗冷水澡，不宜受风。

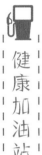

健康加油站

痧的性质与特征

中医认为，机体即将发生疾病时，脏腑功能会减退，代谢产物不能及时排出体外，潴留在体内，形成内邪（如痰湿），刮痧后出痧的过程就是排出体内邪气（又称"毒素"）的过程。所出的痧是渗出于脉管的含有大量代谢废物的离经之血。这种离经之血在消退过程中可刺激机体局部，使血流、淋巴液和组织液运行加速，加速新陈代谢。

刮痧后，皮肤出现潮红或者紫红色，很快便会消失（1~6 日），属于正常现象；如出现皮肤肿胀、疼痛、皮下瘀青久不消退（超过 7 日）等现象，应及时就医。

（刘长信）

44. 如何通过**刮痧**治疗**咳嗽感冒**

中医将感冒与咳嗽统称为外感病，多由外感风、寒、暑、湿、燥、火六种邪气引起。中医外治法对于外感病的诊治具有独特优势，刮痧因其操作简便、疗效好、不良反应小等优点得到较多的运用，尤其适用于家庭保健。

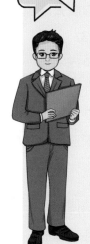

可以采用以下方式治疗咳嗽感冒。

刮大椎　受治者取俯伏坐位（趴坐在椅子上），充分暴露背部大椎区域，用酒精棉球清洁局部皮肤及刮痧板，在大椎区域滴3滴刮痧油，在大椎穴处（在人体背部正中线上，第7颈椎棘突下凹陷处）施以泻法（刮痧板的压力大，刮拭速度快、时间短）。

操作手法：用单手拿住刮痧板，拇指与其余四指分放刮痧板两侧；与体表成45°，刮痧板与皮肤接触1/3，利用腕力重复向同一方向刮拭一定距离。

刮督脉与膀胱经　受治者取端坐位，沿颈部正中位置，倾斜30°~60°，采用直线刮法，从后项发际向下刮颈部正中督脉循行区，沿直线刮背部，力量由轻渐重；然后刮脊柱两侧的足太阳膀胱经循行线区，从上往下刮拭并且提升力度和速度，保证快速出痧，直至患者皮肤潮红，并伴有粟粒状、丘疹样的红色皮下出血点，局部有热感、轻微灼热感即可。此时受治者自觉身体发热、微微出汗。

刮天突穴、大椎穴、肺俞穴、风门穴、膻中穴、中府穴　在刮痧局部涂抹少量刮痧油，将刮痧板的边缘与皮肤成 90° 垂直刮拭，每个穴位刮拭 30~50 次。从上到下，力度适中，以出痧为度。

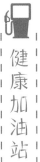

健康加油站

感冒辨证

中医认为感冒是感受外邪引起的病症，表现为发热、恶寒、咳嗽、鼻塞、流涕、喷嚏、头痛等症状。根据外感邪气的性质不同，可以分为风寒感冒、风热感冒和暑湿感冒。

风寒感冒以恶寒、鼻流清涕、肌肉酸痛、咳白痰为主；风热感冒以发热、咽干咽痛、鼻流脓涕、咳黄痰为主；暑湿感冒多伴有脘腹胀痛、呕吐泄泻等胃肠道症状。在治疗上，风寒感冒可以加用列缺、合谷两穴；风热感冒可以加用曲池、少商两穴，并可点刺放血；暑湿感冒可以加用阴陵泉、足三里两穴。

（刘长信）

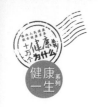

45. 如何通过**刮痧**治疗
咽喉疼痛

关键词

刮痧　咽痛

　　咽喉疼痛是日常生活中很常见的病症，多见于呼吸道感染。中医认为咽痛多由于风热、邪毒引起，刮痧疗法具有泻热排毒的效果，因而对咽喉疼痛有很好的缓解作用。

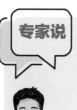
专家说

　　风热外袭所致咽喉疼痛　多表现为咽喉干燥有灼热感，常伴有发热、头痛、鼻塞、咳嗽等症状。

　　取穴：少商、商阳、尺泽、合谷、廉泉、天突。

　　具体方法：采用水牛角刮痧板，在刮痧局部涂抹适量红花油，刮痧的顺序为先刮颈部天突、廉泉，再刮前臂的尺泽，然后刮手部的合谷穴，在少商和商阳穴放痧。

　　肺胃实热所致咽喉疼痛　多表现为咽喉疼痛剧烈、吞咽困难，常伴口渴、腹胀、大便秘结等症状。

　　取穴：内庭、丰隆、少商、支沟、天突。

　　具体方法：采用水牛角刮痧板，在刮痧局部涂抹适量红花油，刮痧顺序为先从颈部天突刮到腹部脐中，再刮前臂支沟，放痧少商、双下肢丰隆，最后刮足部的内庭。

肺肾阴虚、虚火上炎所致咽喉疼痛　多表现为咽喉部微痛、微痒，常伴有干咳无痰、口咽干燥、手足心热等症状。

取穴：大椎、风门、人迎、天突、曲池、合谷、尺泽、鱼际、少商、丰隆、太溪、商阳、陷谷。

具体操作：采用水牛角刮痧板，在刮痧局部涂抹适量红花油，刮痧顺序为先刮背部大椎、风门，然后为颈部人迎、天突，继而刮上肢曲池、合谷、尺泽、鱼际、少商，最后刮下肢丰隆、太溪，放痧手部商阳、足部陷谷穴。

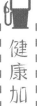

健康加油站

放痧

放痧是通过针具浅刺体表静脉或点刺穴位出血，以达到防病治病的目的，具有通经活络、开窍泻热、调和气血、消肿止痛等作用。

放痧技术主要有穴位放血、刺络放血、痧筋放血，常用于各种实热证以及各种急性疼痛类病症，如感冒、发热、头痛、咽痛、痤疮、静脉曲张等。

操作方法：①刺前可先推、揉、挤、捋被刺穴位及其周围，使局部充血。②一手固定被刺部位，另一手持针，迅速刺入并迅速出针，进出针时针体应保持在同一轴线上，点刺后可放出适量血液或黏液，也可辅以推挤方法增加出血量或出液量。

（刘长信）

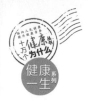

46. 如何通过**刮痧**治疗**失眠**

刮痧是使用牛角、砭石等工具，在皮肤相应部位进行刮拭的一种外治法。刮痧的应用范围广泛，可调治部分内科疾病、皮肤科疾病、儿科疾病、妇科疾病。作为一种简单方便的中医外治法，刮痧还可以用于治疗失眠。

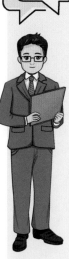

刮痧治疗失眠的作用机制　中医认为，失眠的主要病机是气血阴阳失和，脏腑功能失调，刮痧可以解痉舒筋、祛邪扶正，达到调和营卫、平衡阴阳的治疗作用。

脑为元神之本，可以重点刮拭风池、风府、百会等穴位，醒脑开窍，宁心安神。百会穴有温补督脉、疏通经络的作用，现代医学研究显示，刺激百会穴，对机体的血液循环、新陈代谢有促进作用。

失眠的发生与全身脏腑功能失调有重要关系，故可以刮拭背部的督脉腧穴，起到调节脏腑经气运行的目的，从而改善失眠。

如何通过刮痧改善失眠　在家中，可以使用刮痧板在风池、风府及百会穴进行刮痧以改善失眠。操作时，受治者呈俯卧位，家人持刮痧板，蘸少许植物油或清水，轻轻向下刮动，力量逐渐加重（头项部三穴均有头发覆盖，并非肌肉丰厚之处，刮痧手法不宜过重）。刮痧板应与身体长轴平行，沿同一方向刮拭，力量要均匀，采用腕力，每次刮拭 10~20 次，以出现紫红色斑点或斑块为度。不必每天刮痧，时间间隔应依据皮肤瘀斑消退情况而定。

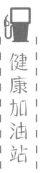

出痧的规律

刮痧主要刺激的部位是孙络，刮后所出现的痧亦出自孙络，出痧后则邪气以孙络为通路消散。若出痧点散在存在，颜色浅淡，说明病情较轻，容易康复；若出痧较多，而且点大成块，甚至有紫色血疱，说明病情较重，不易康复，需要进行多次刮痧。若刮痧时局部疼痛感强烈且立即出现痧迹，宜采用较轻的手法刮拭，使痧慢慢透发出来，以减轻疼痛，简称"透痧"。

（刘长信）

47. 如何通过刮痧治疗腹泻

炎热的夏季，人们常常因为贪凉而吃很多生冷食物，加之高温天气会促使病菌大量繁殖，一不小心就会"病从口入"，出现上吐下泻、头晕、腹痛等不适症状。

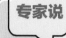

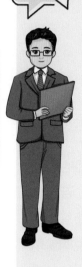

关键词

刮痧 腹泻

中医认为腹泻多与胃肠功能失司相关，主要由外感六淫、内伤饮食、情志不调引起。凡病程较短，腹泻次数较多，泻下腹痛，泻后痛减，多属实证；凡病程长，泄泻次数较少，常伴有面色苍白、气短乏力，多属虚证。无论对于实证腹泻，还是虚证腹泻，刮痧均具有较好的疗效。

1. 刮足太阳膀胱经第 1 侧线，肝俞穴至大肠俞穴的循行线。从背部脊柱正中旁开 1.5 寸，平第 9 胸椎棘突处开始向下刮至骶骨之上，要求出痧。

2. 刮任脉中脘穴至关元穴的循行线。从腹部正中、剑突与肚脐连线中点处开始向下刮至脐下 3 寸关元穴处，注意避开肚脐，手法宜轻，以皮肤微红为度。

3. 刮足阳明胃经天枢穴至水道穴的循行线。从腹部正中旁开 2 寸、平脐下 3 寸处开始向上刮至平脐处，手法宜轻，以皮肤微红为度。

4. 刮手阳明大肠经曲池穴至合谷穴的循行线。从上臂肘横纹外侧端，沿上臂桡侧，刮至合谷穴，以皮肤微红为度。

5. 刮足阳明胃经足三里穴至下巨虚穴的循行线。从下肢足三里穴处，沿小腿胫骨外侧缘处向下刮至下巨虚穴处。

6. 刮足太阴脾经阴陵泉穴至三阴交穴的循行线。从胫骨内侧髁下，沿胫骨内侧缘刮至足踝上 3 寸，手法宜轻，以皮肤微红为度。

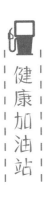

刮痧的补泻操作

刮痧补法是用刮痧板厚边在操作部位上单方向轻柔刮拭，要求刮拭力度小、刺激时间短、出痧点数较少。

刮痧泻法是用刮痧板厚边在操作部位上单方向迅速刮拭，要求刮拭力度大、刺激时间长、出痧点数较多。

（刘长信）

48. 哪些疾病适合**拔罐**治疗

拔罐是以罐为工具，利用燃烧、抽吸、蒸气等方法造成罐内负压，使罐吸附于腧穴或体表一定部位，以产生良性刺激，达到调整机体功能、防治疾病的目的，是中医外治法之一。拔罐因其安全、有效而日益受到大众的青睐。中医认为该疗法具有通经活络、行气活血、消肿止痛、祛风散寒、拔毒泻热等作用，并已在临床得到广泛认可。

拔罐可以治疗多种疾病，一般来说，对于外感风寒邪气引起的感冒、头痛、咳嗽，妇科的痛经，腰背痛、肩周炎、颈椎病、腰肌劳损等肌肉疼痛有较好的疗效。

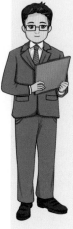

外感风寒　拔罐可以通过负压作用使毛细血管扩张，局部充血，促进气血流通，并且可以开泄毛孔，使体内的病邪从皮毛被吸出体外，从而经络气血得以疏通，达到治病的目的。此外，温热作用可以温养阳气，温散寒邪，达到疏风散寒的目的。

颈、肩、腰、腿疼痛　拔罐可以通过对局部经络、穴位或病变部位产生负压吸引作用，使体表组织充血、瘀血，改善血液循环，使经络气血畅通。气血行则可以濡养组织皮毛，同时通过经络的输送使脏腑器官得到滋养。

痛经　多因肝郁气滞、瘀血阻滞、寒凝经脉或气血两虚，血脉不充、血行不畅，不通则痛，致使下腹部产生痉挛性疼痛甚至全身不适。拔罐可以通过温热作用改善局部血液循环，行气导滞、温阳散寒、通经活血，从而达到顺气解郁、温经止痛的目的。

健康加油站

拔罐的发展历程

拔罐距今已有两千余年的历史，马王堆汉墓中出土的中医古籍《五十二病方》中就有相关记载。最早的罐体材质主要为牛角，后逐步经历了竹罐、陶罐、玻璃罐等拔罐器具的变革，近年来涌现出一些不用燃火的新型拔罐方法，如橡胶罐、抽气罐等，操作更加简便，更适宜家庭保健。

（刘长信）

49. **家庭拔罐**
有哪些注意事项

拔罐是家庭保健中十分常用的操作技术，具有简单方便、疗效突出的特点。拔罐虽然比较安全，基本不会发生风险，但仍有很多需要注意的事项，特别是在家庭保健中。

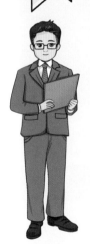

专家说

拔罐的禁忌

禁忌的部位　心尖区、体表大动脉搏动处及静脉曲张处、妊娠女性的腹部、腰骶部、乳房、前后阴部、皮肤破损处，眼、耳、口、鼻等五官孔窍禁止拔罐。

禁忌的人群　高龄老人、婴幼儿以及严重心脏病、严重急性疾病、慢性全身虚弱性疾病、性传播疾病患者禁止拔罐。

禁忌的疾病　出血性疾病，如血小板减少性紫癜、白血病及血友病等，急性外伤性骨折、严重水肿禁止拔罐。

操作注意事项

拔罐前　需要确保拔罐的房间宽敞明亮，空气流通，室温适宜；选择适当体位与罐的规格；充分暴露应拔部位；对于老年、儿童与体质虚弱的患者施罐数量宜少，留罐时间宜短。

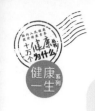

拔罐中　动作手法要轻、快、稳、准，拔罐数量宜少不宜多，罐间距适中；拔罐过程中应注意患者的感受。

起罐中　手法轻柔，切不可硬拉或旋转罐具，否则会引起疼痛，甚至损伤皮肤。

起罐后　可用消毒棉球轻轻拭去罐上的小水珠。

需要特别注意的是：操作者在为患者拔罐前应提前反复练习，掌握基本动作要领，或在有一定操作经验的人员指导下进行。

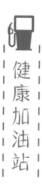

健康加油站

拔罐后皮肤的表现

1. 拔罐后吸拔部位常出现点片状紫红色瘀点、瘀块，或兼微热痛感，通称罐斑或罐印，属正常反应，1~2 日即可自行消失，不用担心，也无须处理。

2. 罐斑或罐印可以反映疾病的性质：如罐斑色深紫，则提示瘀血为患；罐斑无皮色变化，触之不温，多为虚寒证；罐斑微痒或出现皮纹，多系风邪为患；罐斑或血疱色淡，多属虚证。

3. 拔罐后出现轻度皮肤瘙痒，多因罐体压力对皮肤的机械性刺激所致，很快就可以消失，无须担心。

（刘长信）

五

香疗、乐疗

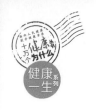

50. **芳香疗法**
如何治疗疾病

　　芳香疗法是利用天然植物香料或从其中提取出的芳香精油，作用于人体，以预防、减轻或治疗疾病的一种方法。芳香疗法最常使用的精油是以自然界中芳香植物的花、叶、茎、根、果实、种子、木质部、皮部及分泌物为原料，提炼萃取的挥发性油状混合物。芳香疗法已有数千年的历史，我国古代以及古埃及、古希腊、古罗马均有关于芳香疗法的记载。

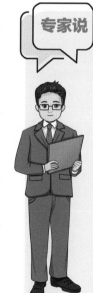

专家说

　　芳香疗法主要通过嗅觉刺激、皮肤吸收、直接口服这三个途径作用于人体，其中以嗅觉刺激和皮肤吸收为常用。香药同源，芳香类药物会产生挥发性气味，这种气味如同药物，进入人体后由血液循环、淋巴循环输送到全身各器官，起到提高免疫力、御邪防病、强身健体、治疗疾病、促进身心平衡的作用。

　　芳香疗法使用的植物精油因其分子小，通过皮肤或嗅吸，几秒钟即可进入人体，4~12小时可被完全代谢，具有方便使用、安全系数高、几乎无不良反应等优点，在世界范围内受到推崇，值得大众尝试。日常生活中常用的芳香疗法如下。

佩戴香囊，嗅吸精油　将适宜的中草药填充于香囊中，佩戴在身上，香囊内的中草药可每周更换一次，保证挥发充足的有效成分；也可在掌心滴 1~2 滴精油，搓热嗅吸。

香薰、熏蒸　于居室内点燃含有植物芳香精油的香薰、蜡烛，香气氤氲缭绕，精油内的芳香物质挥发，进入体内，发挥其功效。

涂抹精油　用精油按摩、沐浴，通过皮肤大面积接触精油，加之按摩，使有效成分迅速透入体内，与药浴有异曲同工之妙。

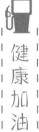

健康加油站

纯露

纯露，又称水精油，是在蒸馏制作精油过程中分离出来的蒸馏原液，是芳香植物蒸馏所得的冷凝水溶液。在制作过程中，植物精油漂浮在上面，溶于水的成分则形成纯露。纯露和精油成分互补，含有精油内没有的矿物质养分，其作用与精油类似。

（提桂香）

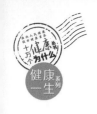

51. **芳香疗法**
有哪些注意事项

关键词

精油　注意事项　禁忌证

芳香疗法主要采用植物精油，通过手法按摩等对人体产生治疗作用。精油一般是植物的花、叶、茎、根或果实，通过水蒸气蒸馏法、挤压法或溶剂提取法提炼萃取挥发性芳香物质，浓度高，挥发性很强，一旦接触空气就会很快挥发。

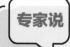

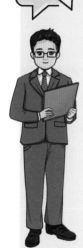

专家说 芳香疗法的注意事项

芳香疗法应该在专业人士的指导下使用，要充分了解精油的成分，避免产生不良反应。使用精油时应注意以下几点。

1. 精油浓度较大，不能直接涂抹，要稀释后使用。

2. 精油用量不宜过大，外涂 2~3 滴即可；若滴入浴盆泡澡，10 滴左右即可。

3. 精油属于天然植物成分，使用时应注意预防过敏；很多精油具有刺激性，不能直接接触眼睛及黏膜。

4. 使用精油沐浴时应注意水温，最佳温度是 38~42℃，且浸泡时间不宜过长，理想时间为 15~20 分钟。

5. 精油要避光保存，放在棕色不透光的密封小瓶子里。精油一般不能口服，要妥善保管，防止儿童误服。

以下情况禁止使用芳香疗法

1. 高血压、青光眼患者、孕妇不能使用具有明显收缩血管作用的精油。

2. 对中枢神经有强烈兴奋或抑制作用的精油在使用时应控制用量，癫痫患者以及存在睡眠问题者禁用。

3. 精油的挥发性很强，呼吸系统疾病者禁用。

4. 皮肤有开放性伤口、感染或有其他皮肤病者禁用。

5. 婴幼儿及 80 岁以上人群禁用。

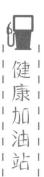
健康加油站

芳香疗法中基础油的选择

调配精油一般是基础油加作用效果油，基础油可选择甜杏仁油、小麦胚芽油、橄榄油、荷荷芭油、葡萄籽油等，也可将其中 1~3 种混合作为基础油。甜杏仁油能柔软肌肤，美白抗皱，愈合瘢痕；小麦胚芽油具有抗氧化作用，可防皱、防老化；橄榄油能有效保持皮肤弹性和润泽，因质地较厚，所以不建议用于面部；荷荷芭油有很好的滋润保湿作用；葡萄籽油是很好的抗氧化油。

（提桂香）

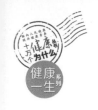

52. 为什么说
"带个香草袋，
不怕五虫害"

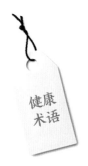

健康术语

疫毒之气

明代吴有性（又称吴又可）的《温疫论》指出："瘟疫之为病，非风、非寒、非暑、非湿，乃天地间别有一种异气所感。"这里"异气"指的就是疫毒之气，具有传染性、流行性等特点。疫毒之气多从口鼻而入，病情变化迅速。

香囊在我国历史悠久，"带个香草袋，不怕五虫害"，充分说明了香囊在日常生活中的保健作用，体现了劳动人民的智慧。香囊之气，越千年而未黯，这一古老传统文化传承至今，依旧饱含生机。香囊大部分是放入一些具有较为浓烈芳香气味的中草药，如白芷、菖蒲、藿香、辛夷、艾叶、苏合香、冰片等。将中药碾碎为末，外包以绣囊，佩戴在身上或悬挂于居室，芳香之气发散缭绕，经口鼻作用于人体，能起到预防疾病的保健作用。

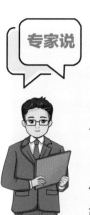

佩戴香囊主要有以下几个方面的好处。

防止蚊虫叮咬 香囊用药以苍术、白芷、菖蒲、川芎、羌活、香附、樟脑为主，可防蚊虫靠近。

辟秽化浊 香囊用药由藿香、佩兰、白芷、砂仁、石菖蒲、苍术、薄荷等组成，这类香囊气味香而不燥，香气持续时间较短，一般 7~10 天更换一次即可。

预防外感或疫毒 香囊用药由苍术、藿香、佩兰、艾叶、荆芥、草果、白芷、冰片等组成，这类香囊气味温香、走窜、深沉、持久，具有预防呼吸系统疾病的作用。

镇静安神，缓解焦虑 香囊用药以石菖蒲、玫瑰花、合欢花、朱砂为主，可以镇静安神，缓解焦虑。

提神醒脑，通经开窍 香囊中可以放入麝香、冰片、石菖蒲、郁金、苏合香、薄荷等，可醒脑通络。

（提桂香）

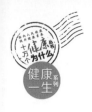

53. 中医香疗
有哪些常用药物

中医香疗是运用芳香类中药促进人体自我平衡，愉悦和舒缓精神，平复和稳定情绪的治疗方法；是芳香疗法与中医中药的融合与共鸣。

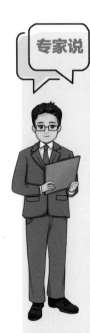

专家说

香疗所用中药分为以下几类：芳香解表类、芳香清热类、芳香安神类、芳香化瘀类、芳香理气类、芳香化湿类、芳香开窍类、芳香温里类。

芳香解表类药物　如细辛、白芷、薄荷、紫苏，用于预防外感，细辛、白芷宣通鼻窍效力较强。

芳香清热类药物　如金银花、青蒿、牡丹皮，可透散虚实之热。

芳香安神类药物　如合欢花、柏子仁、薰衣草，可宁神定志，养心安神。

芳香化瘀类药物　如川芎、乳香、没药、红花、郁金，可缓解瘀血阻滞。

芳香理气类药物　如木香、沉香、檀香、陈皮、青皮、玫瑰，可调理气机，通畅气血。

芳香化湿类药物　如苍术、佩兰、藿香、豆蔻，可温燥化湿，健脾和胃。

芳香开窍类药物　如冰片、麝香、菖蒲、苏合香，可醒神开窍。

芳香温里类药物　如艾叶、肉桂、丁香、吴茱萸，可温里祛寒。

中药香疗遵循《黄帝内经》"寒者热之，热者寒之""结者散之，逸者行之"的治则。失眠、睡眠质量不佳者，可选用芳香安神类药物中的柏子仁、合欢花等；抑郁气滞者，可选用芳香理气类药物中的玫瑰、檀香等；寒凝气滞者，可选用芳香温里类药物中的丁香、艾叶等，温通经络助全身气机运行；身体疼痛属"不通则痛"者，可选芳香化瘀类药物中的郁金、乳香等通畅气机，另加薰衣草可缓急止痛；预防外感，可选芳香解表类药物中的白芷、薄荷等。

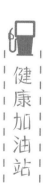

健康加油站

中医香疗与其他中医特色疗法，如五音疗法、耳穴压豆等结合，通过嗅觉、听觉、触觉的多重感官刺激，可减轻疼痛，舒缓焦虑、抑郁等不良情绪，改善睡眠，提高生活质量。

（提桂香）

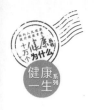

54. **音乐疗法**如何治病

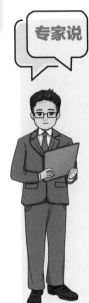

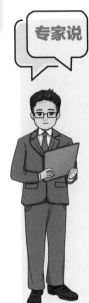

关键词

音乐疗法 五音疗疾 以乐为药

音乐疗法是通过音乐对情志的影响来调整人体的健康状况，属心理治疗范畴。中国音乐疗法历史悠久，两千多年前的中医经典名著《黄帝内经》中就提出了"五音疗疾"的观点。

专家说

很多疾病与情志有关，音乐疗法长于调节情志。《黄帝内经》认为"人有五脏化五气，以生喜怒悲忧恐"；五音即角、徵、宫、商、羽，对应五行（木、火、土、金、水），与人的五脏和五种情志相应。

宫调乐曲，如"土"般宽宏敦厚，沉静、庄重、舒缓，可入脾；商调乐曲，高亢有力，激昂悲壮、雄伟肃杀，具有"金"之特性，可入肺；角调乐曲，条达舒畅，生机勃勃，具有"木"之特性，可入肝；徵调乐曲，明亮欢快、活泼热烈，具有"火"之特性，可入心；羽调乐曲，如行云流水，凄切柔美，婉转濡润，具有"水"之特性，可入肾。

肝胆疾病，如心情抑郁，惊恐胆怯时，选用具有条达生发活力的角调音乐，舒畅一身之气，可助胆气生发；心脏疾病，如冠心病，可选用具有热烈明快、活泼轻松特性的徵调音乐，使心神安宁；消化系统疾病，选用具有醇厚悠扬特性的宫调音乐，可提高脾胃的消化功能；呼吸系统疾病，如咳嗽、喘憋、胸闷等，选用商调音乐，其高亢悲壮、铿锵激昂的特性，可助肺气宣发肃降；耳鸣、高血压或泌尿系统疾病，选用羽调音乐，其苍凉柔润的特性，在五脏应肾，有补益肾阴的作用。

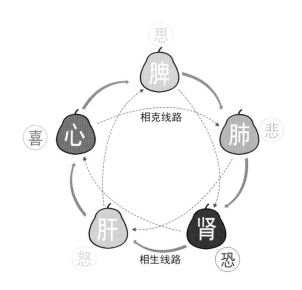

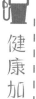

以乐为药

中医认为"乐药同源"，音乐和药物一样，是可以治疗疾病的。"以乐为药"就是根据五种调式音乐的特性与五脏、五行的对应关系，选择合适的曲目，调畅情志，调理脏腑，使得人体阴平阳秘，五脏相安，达到与服药相同的效果。

（提桂香）

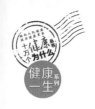

55. 情绪**抑郁**的人 如何进行**音乐治疗**

关键词

情志抑郁 五音疗法 调畅气机

随着社会经济的飞速发展，工作和生活压力的增加，越来越多的人表现为情绪抑郁，甚至出现失眠、多梦、食欲下降等。可以选用合适的音乐对情绪抑郁者进行干预治疗。中医五音疗法是在脏腑辨证的基础上，依据五音属五行、应五脏、动五志的理论，选取不同调式的乐曲调整情志，达到治愈疾病的目的。

专家说

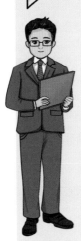

中医认为抑郁情绪发作的主要原因是三焦气机郁结或失调，肝胆升发、疏泄和脾胃升降枢机功能紊乱在抑郁的形成中起关键作用；日久五脏气血阴阳虚损、脾肾元气虚衰，最终发展为心身疾病。

和解枢机、调和阴阳是抑郁情绪的治疗法则，应以疏肝、健脾为主要治疗方向。音乐疗法和普通药物疗法一样，同样立足于辨证，法从证立，方从法出，曲由方生。肝属木，疏肝采用同属木的角调音乐，角调音乐生机勃勃，条达向上，对人体有积极舒畅的暗示作用，代表乐曲为《胡笳十八拍》《蓝色多瑙河》；健脾则采用同属土的醇厚悠扬的宫调音乐，宫调音乐具有舒缓的特性，有如大地母亲般胸怀宽厚，对抑郁情绪具有积极的疏解作用，代表乐曲为《梅花三弄》《高山》《春江花月夜》；由于心主神志，心与情志的关系十分紧密，徵调音乐与心同属火，对情绪抑郁人群亦有积极暗示作用，代表乐曲为《紫竹调》《百鸟朝凤》等。

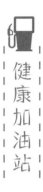

健康加油站

《金匮要略》有言"大气一转，其气乃散"，人体气机顺畅，就不会郁滞生病。人体之气贵在通畅，气机周转的枢纽在于中焦脾胃，脾气主升，胃气主降，两者同居中焦，一升一降助全身气机通畅。肝和肺是另外一对协调人体气机的脏腑，肝主升发，肺主肃降；肝木居下，阴极一阳生，从左路上升，肺为华盖，居于高位，阳极一阴生，其气主肃降，左升右降。脾胃和肝肺共同保障人体的气机调畅。

（提桂香）

56. 情绪亢奋的人如何进行音乐治疗

情绪亢奋是指大脑处于过分活跃状态，多表现为情绪持续高涨，或易激惹，思维奔逸和运动性兴奋。情绪高涨时心情愉快，兴高采烈，觉得整个世界都很美好；但当情绪不稳定时，可能会因为一点儿小事而发怒；情绪亢奋者常说话滔滔不绝、好动；虽然每日睡眠时间短暂，但丝毫不觉困倦，精力异常旺盛。若时时处于这种状态，则要考虑是否为轻度躁狂，需要及时就医。

关键词

情绪亢奋 五音乐方

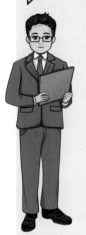

专家说

《黄帝内经》记载五脏与五音相应。五音分别为宫、商、角、徵、羽，不同的乐曲根据其主调可以确定其五音属性及对应的脏腑，可以通过欣赏乐曲调整情绪，使人体阴阳平衡。

情绪过度兴奋躁动，在五行中属火，根据五脏生克关系，则应该用水来克制。对于情绪亢奋者的治疗，中医认为需要安神镇静，通过补肝肾之阴达到滋水涵木、宁心降火的目的。

中医五音疗法中，羽调音乐对应的五脏为肾，此类乐曲属水主藏，苍凉、淡然，能缓和、制约兴奋浮躁的情绪，调畅全身气机，收敛过于向上向外发散的心神，如《二泉映月》《汉宫秋月》，具有舒缓、轻柔、婉转的特点，可以收敛神气，安定心神。最佳欣赏时间是在上午 7 点到 11 点，此时段天地阳气上升，心阳易动，羽调音乐入肾强水，有助肾阴制心火，鼓动肾水上升以涵养心神，抑制过度兴奋躁动的心神，回归安静平和的状态。

五音乐方

目前，已经有专业的中医医院研制中医五音疗法，采用"五音乐方"进行治疗。五音乐方是首先进行辨证、处方，根据处方药物的君、臣、佐、使，确定乐曲的调式，以药物的剂量确定乐曲的节拍，由音乐家进行作曲、演奏、合成，制成电子芯片，根据五脏的五行属性及方位，由播放器进行播放，通过听觉及身体经络的震动共鸣，对人体脏腑功能进行调理，达到五脏安和的健康状态。

（提桂香）

57. 如何通过
琴棋书画来养生

琴棋书画也能养生吗？答案是肯定的。琴棋书画自带雅韵，是一种高雅的兴趣，通过这些富有情趣、轻松愉快的活动，可以陶冶情操，舒畅情志，怡养心神，增加智慧，增强体质，达到养神健形、益寿延年的目的，称为雅趣养生。

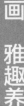

关键词

琴棋书画 雅趣养生

专家说

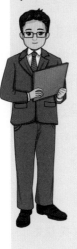

　　琴棋书画养生包括音乐养生、弈棋养生、书画养生。

　　音乐养生　主要是通过弹奏乐器或欣赏音乐，使自己心境愉悦，气血运行平稳通畅。音乐养生可与中医的五音疗法结合，根据乐曲调式与五脏相应的关系选取音乐。养心宜选用徵调音乐，如《紫竹调》；养肝宜选用角调音乐，如《胡笳十八拍》；健脾宜选用宫调音乐，如《春江花月夜》；益肺宜选用商调音乐，如《阳春白雪》；补肾宜选用羽调音乐，如《二泉映月》。

　　弈棋养生　分为简单类与复杂类，简单的如五子棋、跳棋，带给我们的是愉悦的心情；复杂的如中国象棋、围棋，更多的是思维锻炼，能避免大脑早衰、认知退化。弈棋养生要注意游戏性及思维锻炼性，输赢无妨，不可急功近利，心气浮躁。

　　书画养生　书法绘画可以让人凝神定志，排除杂念，心情平静，形神合一。作画练字时要注意姿势正确，心态平静，中国字画讲究"意""气""神"，即意境、气势、神韵，要精力集中，排除杂念。另外，反复书写名人华章，仔细品味其意境，可以净化心灵，畅达情绪，达到修身养性的目的。

雅趣养生还包括种花、养鸟、品茗等。可利用住所空间，规划种植花草、树木、蔬菜等以愉悦心情；或是养鱼逗鸟，可以净化心灵，使人淡然平静。

品茗，即品茶，用茶分为黑茶、红茶、绿茶、白茶，其中黑茶为后发酵茶，性较为温和，有清头目、除烦渴的功效，其中的茶多糖有调节血糖和血脂的作用。红茶为全发酵茶，性温，有养胃的功效；绿茶为不发酵茶，性偏寒，刺激性稍强，比较适合年轻人在夏天饮用；白茶轻微发酵，性偏凉，有退热降火之功效，适合热性体质的人饮用。

（提桂香）

健康
云课堂

常见穴位示意图

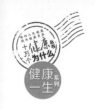

十万个健康丛书为什么

人物关系介绍

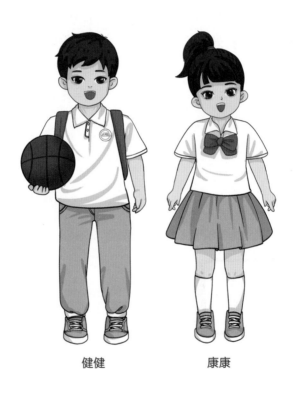

健健　　　　　康康

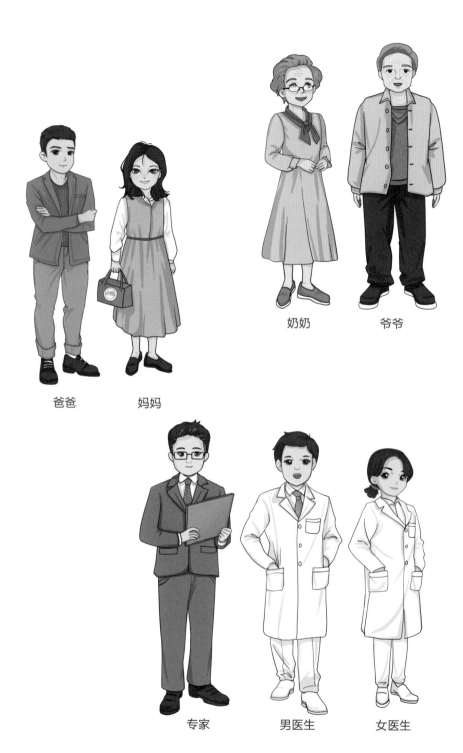

爸爸　　　妈妈

奶奶　　　爷爷

专家　　　男医生　　　女医生

图书在版编目（CIP）数据

中医养生智慧 / 王耀献主编 . —北京：人民卫生
出版社，2023.8（2024.7重印）
（十万个健康为什么丛书）
ISBN 978-7-117-35085-3

Ⅰ. ①中…　Ⅱ. ①王…　Ⅲ. ①养生（中医）– 普及读物
Ⅳ. ①R212-49

中国国家版本馆 CIP 数据核字（2023）第 138216 号

| 人卫智网 | www.ipmph.com | 医学教育、学术、考试、健康，购书智慧智能综合服务平台 |
| 人卫官网 | www.pmph.com | 人卫官方资讯发布平台 |

十万个健康为什么丛书
中医养生智慧
Shi Wan Ge Jiankang Weishenme Congshu
Zhongyi Yangsheng Zhihui
经少年儿童出版社授权使用"十万个为什么"标识

主　　编：王耀献
出版发行：人民卫生出版社（中继线 010-59780011）
地　　址：北京市朝阳区潘家园南里 19 号
邮　　编：100021
E - mail：pmph @ pmph.com
购书热线：010-59787592　010-59787584　010-65264830
印　　刷：北京盛通印刷股份有限公司
经　　销：新华书店
开　　本：710×1000　1/16　印张：27.5　字数：356 千字
版　　次：2023 年 8 月第 1 版
印　　次：2024 年 7 月第 2 次印刷
标准书号：ISBN 978-7-117-35085-3
定　　价：70.00 元
打击盗版举报电话：010-59787491　E-mail：WQ @ pmph.com
质量问题联系电话：010-59787234　E-mail：zhiliang @ pmph.com
数字融合服务电话：4001118166　E-mail：zengzhi @ pmph.com

52检